V&R

Jens Förster

Mit Seilen Grenzen setzen, achten, fühlen

33 Aufstellungsmethoden für Therapie, Coaching und Supervision

VANDENHOECK & RUPRECHT

Die anderen sind das weite Meer,
Du aber bist der Hafen

Für Manfred

Bibliografische Information der Deutschen Nationalbibliothek:
Die Deutsche Nationalbibliothek verzeichnet diese Publikation in der Deutschen Nationalbibliografie; detaillierte bibliografische Daten sind im Internet über https://dnb.de abrufbar.

(Koninklijke Brill BV, Leiden, Niederlande; Brill USA Inc., Boston MA, USA; Brill Asia Pte Ltd, Singapore; Brill Deutschland GmbH, Paderborn, Deutschland; Brill Österreich GmbH, Wien, Österreich)
Koninklijke Brill BV umfasst die Imprints Brill, Brill Nijhoff, Brill Schöningh, Brill Fink, Brill mentis, Brill Wageningen Academic, Vandenhoeck & Ruprecht, Böhlau und V&R unipress.

Umschlagabbildung und Illustrationen: Wiebke Lückert

Satz: SchwabScantechnik, Göttingen
Druck und Bindung: Elanders Waiblingen, Waiblingen
Printed in the EU

Vandenhoeck & Ruprecht Verlage | www.vandenhoeck-ruprecht-verlage.com
E-Mail: info@v-r.de

ISBN 978-3-525-45341-4 (print)
ISBN 978-3-647-45341-5 (digital) | 978-3-666-45341-0 (eLibrary)

INHALT

HINTERGRUND Theorie, Haltung und ein Fallbeispiel

PRAXIS Methodisches, Rahmung und die Übungen

33 ÜBUNGEN

HINTERGRUND THEORIE, HALTUNG UND EIN FALLBEISPIEL

Intro

Ich habe sie immer dabei: Seile. Ich nutze sie in meinen Therapien, bei Coachings, in Familienberatungen. Ich nehme sie mit zu Organisationsentwicklungen, Supervisionen und zu meinen Seminaren. Seile sind meine dritte Hand geworden. Sie helfen mir bei meinem Handwerk.

Mit Seilen legen meine Klient:innen[1] Grenzen. Ich gebe ihnen ein Seil in die Hand und sie legen damit auf dem Boden Ichgrenzen, Systemgrenzen, Wertegrenzen, alle Arten von Grenzen, die für sie von Bedeutung sind. Sie legen Schutzmäntel um sich herum, markieren damit sichere und unsichere Räume, legen Plätze für Gefühle, Gedanken und Verhaltensweisen. Sie legen mit Seilen Orte für ihre Ressourcen und Stärken, sie legen damit Schwellen in Übergangsphasen, sie legen sich im Bezug zu anderen, sie legen ihre vielen Anteile oder Bedürfnisse in den Raum. Sie formen damit Grundrisse ihrer Talente. Sie legen Räume für ihr inneres Kind und die Erwachsene, sie legen mit Seilen eine Form ihrer Chefinnenrolle und legen mit Seilen ein Bild, das sie als Vater darstellen soll.

Im systemischen Sinn definieren Klient:innen damit Unterschiede. Sie erkennen dadurch Unterschiede, die ihnen vorher nicht bewusst waren. Es entstehen neue, inte-

1 Ich habe mich entschieden, in diesem Buch zu gendern. Schon vor über dreißig Jahren zeigte sich in wissenschaftlichen Experimenten, dass Frauen eher gedanklich mit einbezogen werden, wenn das generische Maskulinum durch eine gegenderte Form ersetzt wird (Förster, 1993). Frauen werden demnach nicht automatisch »mitgedacht«, wenn von »Therapeuten« die Rede ist. Seitdem versuche ich, durch eine differenzierte Sprache Ungerechtigkeit und Diskriminierung entgegenzuwirken. Es gibt verschiedene Versionen, um zu markieren, dass alle Geschlechter gemeint sind. Ich habe mich für den Doppelpunkt »:« entschieden, weil er am ehesten barrierefrei ist, das heißt, bei einer automatisierten akustischen Übersetzung verständlich gesprochen wird. Wenn ich das Gefühl hatte, dass der Lesefluss stark eingeschränkt war, habe ich, vor allem wenn ich Beispiele schildere, »gelost«. Das bedeutet, ich spreche in manchen Abschnitten von einer Klientin, in anderen von einem Klienten und manchmal von einer Therapeutin oder von einem Therapeuten. Dadurch sollte der Anteil von männlichen und weiblichen Beispielen ausgeglichen sein. Durch das Losen ergab sich zufällig ein viel größerer Anteil von weiblichen Personen (mehr Therapeutinnen, Coachinnen und Klientinnen als Therapeuten, Coaches und Klienten).

ressante Impulse. Unterschiede, so einer der wichtigsten Grundgedanken von Gregory Batesons Kommunikationstheorie (Bateson, 1979/2014), liefern Information – häufig *neue* Information für die Klient:innen und im Idealfall *hilfreiche* Information. Sobald ein Seil im Raum liegt, gibt es ein Hier und ein Da. Ein Drinnen und ein Draußen. Inklusion und Exklusion. Drinsein und Draußensein. Ein Diesseits und ein Jenseits. Dieses Ufer und das andere Ufer. Diesen Raum und den anderen Raum. Diesen Anteil in mir und den anderen, womöglich widersprüchlichen. Diese Lösung und die andere Lösung. Die negative Seite und die positive Seite. Nutzen und Kosten. Ein Seil scheidet optisch das Eine von dem Anderen. Das Ich vom Anderen. Das Innen vom Außen. Das Wohlgefühl von Angst und Unsicherheit. Das Neue und das Alte, die Zukunft und die Vergangenheit, das Vertraute und das Unvertraute. Die eine Entscheidungsoption von der anderen. Jedweder Unterschied wird durch Seile sichtbar.

»Unterschiede produzieren« bedeutet, den *Raum der Möglichkeiten* zu öffnen. Neue Erwägungen über Handlungsoptionen finden Platz, verrückte Ideen dürfen erdacht, gedacht, überdacht werden. Verrückt sind dabei nicht etwa Ideen, die für mich tabu sind, sondern schlichtweg jene, über die ich nie nachgedacht habe, obwohl sie – anders betrachtet – vielleicht naheliegend wären. Verrückt sind meine neuen Konstrukte, weil ich sie vom Außen ins Innen geholt habe. Ich habe diese Ideen so »verrückt«, habe sie an mich herangerückt, dass sie mir plötzlich naheliegend scheinen. Das könnte hilfreich sein!

Entgrenzte Systeme: Wo Seilearbeit nützlich werden kann

In unsere Kölner Praxis kommen viele stark belastete Menschen. Wir bieten Therapie, Supervision, Coaching und Organisationsentwicklung an und in allen Bereichen hören wir von Stress, Überbelastung und dem Gefühl von Ausgebranntsein. Von einer Metaebene aus betrachtet, sehe ich viele Situationen, in denen Systemgrenzen nicht beachtet werden, in denen Grenzen nicht geschützt werden, in denen Menschen ihre eigenen Grenzen überschreiten – ich sehe viele Situationen von *Entgrenzung*.

Therapie

Viele Menschen berichten von multiplen Anforderungen. Die Familie braucht sie genauso wie die Arbeitsstelle und der Verein. Das Kind muss in den Kindergarten gebracht werden, der wegen Personalmangel zwei Stunden später öffnet, das Auto muss wieder einmal in die Werkstatt. Das Pendeln, weil ein Haus im Grünen gekauft wurde, stresst auf die Dauer und im Job werden immer mehr Überstunden gefordert aufgrund des Fachkräftemangels. Der Tag hat 24 Stunden und allein die tägliche Organisation raubt immer mehr Energie. *Mental Load* ist das neue Wort für die alltägliche Belastung. Priorisierung steht an, Neinsagen wäre jetzt gut, und tief im Innern weiß jede:r, dass auch Auszeiten nötig sind, um die Batterie wieder aufzuladen. Me-Time. In meiner Sprache handelt es sich bei den meisten hier umrissenen Problemen um das Niederreißen von Systemgrenzen. Mein Ichsystem, das Grenzen hat hinsichtlich körperlicher wie psychischer Energie, Motivation, Konzentration, Lust, wird nicht mehr geschützt.

Wenn wir in der Therapie mit einzelnen Personen arbeiten, kann es darum gehen, diese Grenzen wieder bewusst zu machen und sie zu stärken. Das bedeutet häufig, den Blick auf die Veränderungskapazitäten und -fähigkeiten der Klient:innen zu richten: »Wir können die Leute nicht verändern, die nicht hier im Raum sind – nur Sie können sich verändern. Wie können Sie das tun?« Wir könnten es auch so ausdrücken: »Wie können Sie Ihre Grenzen verteidigen?«, »Was brauchen Sie, um priorisieren zu können?«, »Wie können Sie Nein sagen?«, »Was brauchen Sie zum Neinsagen? Was zum Jasagen?«, »Wozu ist es gut, dass Sie nicht Nein sagen können?«, »Wie halten Sie das aus, ständig gefordert zu sein?«

Im ersten Schritt erfordert ein solcher Prozess die Bestätigung, dass eigene Grenzen okay sind. Sie haben einen Sinn. Es ist okay, wenn du nicht immer ans Telefon gehst; es ist okay einzufordern, dass Teamsitzungen nicht immer am Freitagnachmittag stattfinden; es ist okay, dich krank zu melden, wenn du stark erkältet bist (obwohl sonst deine Einrichtung geschlossen werden muss); es ist okay, wenn du am Wochenende in ein Retreat fährst; es ist okay, dass du nicht allein für das Auto, den Haushalt, die Kinder verantwortlich bist, sondern dein:e Partner:in gleichermaßen; es ist auch okay, deinen Kindern, deinen Chef:innen, deinen Freund:innen und deiner Familie Grenzen zu setzen; es ist okay, dass du dich scheiden lässt; es ist okay, den Kontakt zu deinen Eltern abzubrechen; es ist okay zu kündigen; es ist okay, dass du Nein sagst, wann immer dir etwas nicht gut tut. Du bist wichtig. Deine Grenzen haben einen Sinn. Sie schützen dich, sie sind deine Form, sie halten dich, sind Teil deiner Haltung. Sie sind dein Wertebereich, deine Identität, deine Selbstfürsorge. Sie sind sogar dein Selbstwert. Wenn unsere Grenzen überschritten werden, wenn wir sie nicht verteidigen, so ist meine Beobachtung, verlieren wir nicht nur den Respekt vor jenen, die uns gegenüber übergriffig werden. Wir verlieren auch den Respekt vor uns selbst.

In meiner Sprache, aus der Metaebene heraus, handelt es sich häufig um das Bedürfnis nach Kontrolle, das durch Grenzüberschreitungen verletzt wird. Menschen haben den Eindruck, dass sie hilflos dabei zuschauen müssen, wenn ihre Grenzen eingerissen werden. Und da Kontrolle bei den meisten psychischen Probleme die Hauptrolle spielt (sogenannte Depression, Angst- und Zwangsstörungen oder Suchtverhalten, um nur einige Beispiele zu nennen), bietet sich in der Therapie ein Bewusstmachen und Reaktivieren von Ichgrenzen an.

Und manchmal halten wir es auch einfach aus, dass Grenzen missachtet werden. Vor einer Prüfung, wenn uns die Zeit schon längst davongelaufen ist, entscheiden wir uns dafür, die Durststrecke auszuhalten. Manche von uns bleiben in grenzverletzenden Beziehungen, weil sie keine Alternativen sehen. Wieder andere können sich nicht vorstellen, einen ätzenden Beruf zu wechseln, weil er nun einmal die Ernährung der Familie sichert. Hier werden Ichgrenzen dauernd übertreten, niedergerissen. Menschen erleben ständig Grenzüberschreitungen; sie leben mit ihnen, haben sich damit abgefunden. Auch das ist okay. Und auch hier kann es hilfreich sein, die Grenzen zu beleuchten, die überschritten werden. Entscheidet sich ein Klient oder eine Klientin dafür, nichts zu ändern, können wir die Leistung, den Energieaufwand, die Disziplin, die Stärke auch gemeinsam würdigen.

Es ist in meiner therapeutischen Erfahrung ein Unterschied, ob es jemandem schlecht geht, ohne dass sie weiß, warum, oder ob sich jemand bewusst macht, warum es ihr so schlecht geht, und sich dann für dasselbe Leben entscheidet, nachdem Kosten und Nutzen besprochen wurden. Wie sich ein Mensch entscheidet, ist nach dem systemischen Gebot der Veränderungsneutralität nicht das Business der Therapeut:innen. Es liegt auch schlichtweg nicht in unserer Hand. Unsere Aufgabe kann es aber sein, die Grenzen und die Grenzverletzungen zu besprechen, damit sie bewusst werden. Hierbei können die Seileübungen helfen.

Zudem können mir meine eigenen Systemgrenzen zu schaffen machen. Vielleicht sehe ich bei *mir selbst* Grenzen, wo keine sind? Vielleicht haben ungünstige Glaubenssätze dazu geführt, dass ich mich begrenze und daher mein Potenzial nicht ausschöpfe? Vielleicht fehlt mir dadurch Mut zur Veränderung, vielleicht sehe ich dadurch Hindernisse auf dem Weg zu Zielen stärker als andere und habe einen toten Winkel, wenn es um meine Ressourcen und Stärken geht. Vielleicht fällt es mir schwerer, einen Changeprozess anzugehen oder eine Schwelle zu überschreiten. Auch hier geht es um (fehlende) Kontrolle, die Betrachtung von Grenzen und Übergängen. Mit den Seileübungen können sich die Therapeutin und ihr Klient anschauen, ob Grenzen verlegt werden können, ob sie durchlässiger gestaltet werden können oder verstärkt werden müssen.

Zu guter Letzt lohnt es sich, im Einzelsetting zu fragen, welche Menschen Teil des Problemsystems sind und was sie dazu sagen würden, wenn wir mit uns Dinge machen lassen, die uns nicht guttun. Familie, Freund:innen, Bekannte, Kolleg:innen sind häufig Teil von oder sogar verantwortlich für Grenzüberschreitungen. Ihre Betrachtungsweisen relevanter Situationen können hilfreich sein. Und obwohl wir sie nicht ändern können, so können wir doch mit Klient:innen Kommunikation vorbesprechen oder üben, wenn es darum geht, Entgrenzungen zu kommunizieren oder aktiv Nein zu sagen, ohne damit Bindung zu riskieren. Zirkuläre Fragen (zum Beispiel »Was würde Ihre Partnerin sagen, wenn sie uns jetzt hören würde, wenn Sie den nächsten Urlaub allein planen wollen?«) bieten sich hier an.

Coaching und Einzelsupervision

Fachkräftemangel, Personalmangel und (drohende) Insolvenzen setzen viele Berufstätige unter Druck. Zudem scheinen die wirtschaftlichen Prognosen nicht rosig zu sein. Der derzeitige US-amerikanische Präsident Donald Trump wird unserer Wirtschaft zu schaffen machen, viele wichtige deutsche Industriezweige sind in der Krise, durch das Wachsen der AfD wandern internationale Unternehmen ab, durch den drohenden Rechtsruck sind viele Stellen nicht nur im sozialen Bereich bedroht, die laufende Klimakatastrophe kostet immer mehr Geld …[2] Diese Unsicherheiten können dazu führen, dass viele von uns sich für ein Durchhalten im Job entscheiden, obwohl dort Grenzen überschritten werden. Wie können wir das aushalten? Was können wir vielleicht doch ändern?

Neben den Krisen auf Makroebene sind auf Mesoebene Changeprozesse zu beobachten, die (erst einmal) Probleme bereiten können: Neue Software, KI, Umwandlung der Teamstrukturen (Stichwort »agile Teams«), wechselnde Führungsstile der Übergeordneten, neue Normen und Regeln im Betrieb und auch die Kommunikationsstruktur können eigene Grenzen in Frage stellen, sie verletzen oder stärken. Da fordern die neuen Mitarbeitenden mehr Kontakt mit den Klient:innen und das würde bedeuten, in der Freizeit zur Verfügung zu stehen. Da wird plötzlich beschlossen, dass niemand im Betrieb mehr gendern darf, was die Werte von einigen stark berührt. Da überfordert das neue E-Mail-System einen Mitarbeiter und er traut sich nicht, das anzusprechen – er zieht sich lieber zurück. Da fragt eine Chefin eine Verwaltungskraft nach ihrem Privatleben, weil sie gern »auf Augenhöhe« führt. Da erzählt mir eine Kollegin, was ich ihrer Meinung nach nicht kann. Und da schreibt mir eine Klientin eine Fähigkeit zu, die ich nicht habe. Schaue ich genauer hin, entdecke ich auch hier viele Entgrenzungen.

Wie in der Therapie hören wir im Coaching von Kontrollverlusten: »Was (kann ich denn schon) tun, wenn meine Grenzen im Job überschritten werden?« Da beim Beruf für viele Menschen die wirtschaftliche Versorgung im Fokus steht, ist es relativ häufig der Fall, dass ungünstige, sogar krankmachende Situationen ausgehalten werden: »Bevor ich den Job verliere, halte ich die Demütigungen, das Mobbing, die Überforderungen aus.« Hier kann ein Coaching das Für und Wider für ein Beibehalten der jetzigen Situation fokussieren. Sollten Veränderungsprozesse in Gang gesetzt werden, können wir helfen, Menschen bei der Kommunikation der Abgrenzung, beim bevorstehenden Konflikt

---

2 Nein, ich bin nicht verdrossen – ich habe einen großen Anteil gesunden Optimismus. Allerdings können wir an Entwicklungen nicht vorbeisehen, die relativ wahrscheinlich sind. Obendrein sind dies Sichtweisen, die mir in meiner Praxis von Klient:innenseite häufig präsentiert werden. Und so liegen Hoffnung und Verzweiflung nahe beieinander.

oder dem Ausarbeiten von Alternativen zu helfen. Wir können auch eruieren, inwiefern das Aushalten einen Menschen krank macht oder schädigen kann, und dies ansprechen.

Neben Kontrolle und wirtschaftlicher Versorgung geht es beim Grenzensetzen aber auch häufig um das Risiko, Bindung zu verlieren. Teams, Firmen, Vereine sind Systeme, die ebenfalls Grenzen haben. Kurz: Entweder du gehörst dazu, bist innerhalb der Grenzen im System, fühlst dich da beheimatet und als Teil des Ganzen oder du bist draußen. Lege ich mich mit meinem Team an, weil ich eine Bemerkung für rassistisch halte, bitte ich meinem Chef, dass der bitte anklopfen soll, wenn er zu mir ins Büro kommt, sage ich meinen Mitarbeitenden, dass sie bitte nicht bauchfrei mit Klient:innen in Kontakt gehen sollen, setze ich Grenzen und riskiere damit letztendlich Beziehung, Bindung. Vielleicht mögen sie mich danach nicht mehr, vielleicht schmeißen sie mich aus dem Team, aus der Firma, vielleicht bin ich dann bei der Chefin nicht mehr Nummer eins, vielleicht kündigen meine Mitarbeitenden dann oder ich verliere Kooperationspartner:innen. Berühre ich die Grenzen meiner Gruppe oder meines Teams, drohen Konflikt, Stress, Verlust meiner Position oder im schlimmsten Fall vielleicht Exklusion, Kündigung, Trennung – in schlimmen Fällen Mobbing.

Im Coaching und in der Einzelsupervision sind solche Katastrophenszenarien Teil der Beratung. Wir beratenden Systeme können sowohl das Schlimmste als auch das Beste Szenario in der Zukunft imaginieren. Wir können Klient:innen auf die verschiedenen Konsequenzen ihrer Entscheidungen vorbereiten und sie motivieren, informierte Entscheidungen zu treffen. Wir diskutieren mit ihnen Pros und Kontras sowohl von Autonomie- als auch von Bindungsbedürfnissen. Zur Autonomie gehören Neinsagen, Meinungvertreten, Selbstbehauptung und der Mut, in den Konflikt zu gehen. Zur Bindung gehört Beziehungsarbeit, Anerkennung von Unterschiedlichkeit, Aushalten von unterschiedlichen Meinungen und Kompromisseeingehen. Von Seiten der Coachin oder des Supervisors kann freilich nicht entschieden werden, welche Entscheidung richtig oder falsch für das Klient:innensystem wäre. Beide Bedürfnisse, Autonomie wie Bindung, sind wichtig und wir können oftmals gemeinsam aus dem Entweder-oder ein Sowohl-als-auch erarbeiten. Mit Seilen als Metaphern können solche Prozesse verbildlicht werden. Sie können greifbar und erfahrbar werden. Mit ihnen kann ein neuer, frischer Blick out-of-the-box gelingen, der tote Winkel beleuchten kann.

Mehrpersonensettings, Teams und Organisationen

War bisher von Einzelsettings die Rede, in denen die Kontexte und Systeme natürlich auch immer eine Rolle spielen, können wir Grenzen auch mit mehreren Personen besprechen. Mehrpersonensettings werden in den Übungen in diesem Buch nicht vorgestellt; jede geübte Coachin könnte aber aus den 33 Übungen unzählige Methoden für Gruppen herleiten.

Systemgrenzen betreffen Teams, Organisationen und Gruppen: Welche Gemeinsamkeiten formen die Identität von Teams und Gruppen – wo ist die Systemgrenze? Wer ist drinnen, wer ist draußen? Wer von draußen darf rein? Ist es okay, wenn ein Kirchenmitglied einer Freikirche nach dem Auffliegen einer Affäre aus seiner Kirche ausgeschlossen wird? Sollen Tätowierungen von Polizist:innen durch Kleidung abgedeckt werden? Darf ein Streit zwischen zwei Gesellschafterinnen nach außen ausgetragen werden? Was fordert ein Unternehmen – was sind die Erwartungen, damit er oder sie dazugehört, und was sind No-Gos? Was sind die Tabus? Wie viele Fehler darf er machen, was passiert mit einer Person, die andere mobbt? In diesen Settings und in den Beratungsprozessen geht es häufig um den kleinsten gemeinsamen Nenner, die Identität von Gruppen und Organisationen, die durch eine Grenze symbolisiert wird. Wie diese aussehen soll, kann in Seileübungen erarbeitet werden.

Im folgenden Fallbeispiel möchte ich eine Sitzung mit meinem Klienten Khalid vorstellen. Hier habe ich zwei Seile genutzt, um mit dem Klienten einen Unterschied zwischen einem Selbstkonzept im Hier und Jetzt und einem Wunschselbst zu erarbeiten.

Dann folgt ein Kapitel Theorie, in dem ich die theoretischen Grundlagen meines Vorgehens darlegen möchte. Und schließlich beschreibe ich im zweiten Hauptteil 33 Methoden, die zu unterschiedlichen Anliegen angewandt werden können. Sie finden sich auch auf den downloadbaren Arbeitskarten wieder, die Sie im Verlagswebshop beim Buchtitel abrufen können. Am Ende des Buches finden Sie das Passwort für das Downloadmaterial.

Sie dürfen die Karten ausdrucken und in der Hand halten, wenn Sie mit Klient:innen arbeiten oder mit Ihren Peergroups die Methoden üben wollen.

Fallbeispiel Khalid[3]

Khalid möchte gern seine »Komfortzone« verlassen. Der junge Mann (23 Jahre) kam vor einem Jahr mit der Diagnose »Depression« zu mir. Ich begleitete ihn zunächst intensiver; seit einem Jahr kommt er etwa alle sechs bis acht Wochen zu mir.

Khalid studierte BWL, als er sich bei mir vorstellte, fühlte sich dabei miserabel. Ich sehe ihn noch vor mir – vollgepumpt mit Antidepressiva, 20 Kilo schwerer als heute – wie er zusammengesackt auf seinem Stuhl vor mir sitzt und seine Geschichte erzählt. Er sei ein sehr guter Student, schreibe eine Eins nach der anderen, habe ein Auslandsstipendium in L.A. verbringen dürfen. Aber der Preis sei sehr hoch. Zu hoch: Bauchschmerzen, Bandscheibenvorfall und, wie er sagt, »immer mehr depressive Verstimmungen«. In einer Therapie habe er sein Problem besprochen; er habe dort aber keinen Zugang zu seinen Gefühlen gefunden. Er komme zu mir, weil ich einem Freund geholfen hätte, in sich hineinzufühlen. Da ich seinen Freund geduzt hatte, biete ich ihm das Du an.

Khalids Anliegen ist zunächst vage: Er möchte insgesamt gern sein Leben »auf links drehen«. Etwas konkreter wird es, wenn es um seine beruflichen Wünsche geht. Sein Wunschtraum ist es, Schauspieler zu werden. Aber das kann er seiner Familie nicht antun. Sein Vater kam im Alter von zwanzig Jahren aus einem anderen Land nach Deutschland. Er hat einen Kiosk und ist stolz auf seinen Sohn. Der soll es einmal besser haben. Khalids Mutter hat drei Jobs, damit er in Ruhe studieren kann. Sie war in ihrem Heimatland Tierärztin gewesen, aber ihre Qualifikationen wurden in Deutschland nicht anerkannt.

Nach einer längeren Stabilisierungsphase, in der ich vor allem mit ihm an seinem Selbstwert gearbeitet habe, verbessert sich seine Stimmung. Er nimmt ohne spezifizierte Diät ab, treibt Sport und interessiert sich zunehmend mehr für andere Menschen. Seine Medikamente hat er, nach Gesprächen mit seiner Ärztin, abgesetzt. Danach stockt der Prozess. Es geht ihm nicht schlechter, aber seit drei Sitzungen verbessert sich auch nichts.

3 Alle Fallbeispiele beruhen auf echten Fällen, wobei einige Sachverhalte, einschließlich Namen und Orten, so verändert wurden, dass die Klient:innen nicht erkannt werden könnten. Etwaige Ähnlichkeiten sind also rein zufällig.

In der hier geschilderten Sitzung kommt er mit einem konkreteren Anliegen. Khalid möchte sein Studium abbrechen und Schauspiel studieren.

»Aber ich könnte das Studium auch einfach abschließen, und Ruhe ist«, sagt er. Auf die Frage, was ihn davon abhalte, wird er direkt: »Das weißt du doch. Darüber hast du schon geschrieben. Dass Veränderungen Mut brauchen. Dass das vertraute Unglück einem lieber ist als das unvertraute Glück. Das ist ja Pop-Psychologie, das lernen wir ja heute schon in der Schule. Vom Kopf her ist das doch alles klar. Aber ich kann (*stampft auf*) nicht einfach sagen: ›Mama, Papa, ich werde jetzt Schauspieler.‹ »Warum nicht?« »Warum nicht? Warum nicht? Das bringt sie um. Ach, Quatsch. Aber trotzdem. Das kann ich ihnen nicht antun. Das ist ein Gefühl.« Er schaut vor sich hin: »Ich muss dir was sagen. Ich habe ja eben gesagt, ich wüsste noch nichts über die Schauspielprüfung, aber das stimmt nicht. Ich habe bestanden. Ich kann da zum Wintersemester anfangen. So, jetzt ist es raus.« Ich gratuliere ihm. Er nimmt meine Hand, schaut dabei auf den Boden. »Hab es noch keinem erzählt.« Ich bedanke mich für das Vertrauen und frage ihn, wie sich das anfühlt. Er meint: »Kein Gefühl.« Ich lade ihn ein, im Raum zu arbeiten, und er nimmt die Einladung an. Khalid schaut ein wenig verwundert. Ich erzähle ihm, dass ich mit seinem Freund, einem jungen Profisportler, viel im Stehen gearbeitet habe. Mit Khalid saß ich viel, weil er durch sein Übergewicht schnell außer Atem kam. Jetzt, so scheint mir, ist die Zeit gekommen, den Fall in Bewegung zu bringen. Er schaut etwas irritiert, nickt dann dazu und steht auf. Ich gebe ihm ein Bündel Seile.

THERAPEUT: Was ist deine Lieblingsfarbe? Wenn du eine Farbe wärest, Khalid … ich meine, welche Farbe bist du?

KHALID: Orange. Das Orange hier. Das hellere Orange.

THERAPEUT: Wie wäre es, wenn du das Seil einmal um dich auf den Boden legst? Als vertraute Zone. Als das, was du kennst und bist, jetzt gerade. Außerhalb der Grenze ist das, was du nicht kennst.

KHALID: *Er legt das Seil vorsichtig um sich herum und lässt eine kleine Öffnung.*

THERAPEUT: Ich sehe, dass du ein Seil um dich gelegt hast und dass da eine kleine Öffnung ist. Ich habe den Eindruck, aber das bin ja nur ich, dass du dabei nachdenkst, und irgendwie kommt mir das ganze langsam vor, aber ich kenne dich ja noch nicht gut. Jetzt habe ich viele Beobachtungen geteilt – wie ist das für dich?

KHALID: Stimmt alles. Das ist mächtig grad.

THERAPEUT: Mächtig?

KHALID: Das ist wie eine Komfortzone und gleichzeitig zieht sich was zu. Nimmt mir den Atem. Da muss ein Ausgang sein. Das ist das Loch da.

THERAPEUT: Stell dich doch mal rein, in den Kreis.

KHALID: *Stellt sich in die Mitte und schließt sofort die Augen.*

THERAPEUT: Was passiert gerade?

KHALID: Fühlt sich eng an.

THERAPEUT: Ist das auszuhalten? Sollen wir weitermachen?

KHALID: Ja.

THERAPEUT: Wie genau fühlst du dich hier? Du mit dir? Bei dir?

KHALID: Irgendwie vertraut, irgendwie gar nicht so schlecht. Steigt so warm hoch am Körper. Und irgendwie eng.

THERAPEUT: Wie ist hier dein Stand?

KHALID: Ich stehe hier erstaunlich fest. Irgendwie sicher.

THERAPEUT: Was fühlst du?

KHALID: Wärme. Ich sehe meine Mutter, wie sie mir Suppe einschenkt. Linsensuppe. Orangene Linsensuppe. Komisch. Warm. Und gleichzeitig traurig.

THERAPEUT: Wie ist deine Energie?

KHALID: Nicht so gut. Ich fühle mich träge.

THERAPEUT: Auf einer Skala von 1 bis 10, 1 = keine Energie, 10 = sehr, sehr viel Energie?

KHALID: 3. Das ist wenig.

THERAPEUT: Wo im Körper tut sich was?

KHALID: Halsgegend. Da schnürt sich was zu, immer mehr. Brust. Da drückt was drauf. Magen, Bauch zieht sich zusammen. Haut wird straff und es wird langsam kälter.

THERAPEUT: Wie fühlt sich das an?

KHALID: Bedrohlich.

THERAPEUT: Auszuhalten?

KHALID: Ja, spannend, das alles zu fühlen. Krasse Nummer.

THERAPEUT: Ich frag mal was Komisches, du musst nicht antworten. Wie schmeckt das?

KHALID: Wie Suppe.

THERAPEUT: Wie hört sich das an?

KHALID: Wie ein trauriges Lied. Irgendwas, was Papa hört. Heimatlieder. Jault so.

THERAPEUT: Wie riecht das?

KHALID: Irgendwie nach zu Hause.

THERAPEUT: Gibt es Bilder, die hier entstehen?

KHALID: Mein Vater, wie er morgens um 5 in seinen Kiosk geht. Und er sieht traurig aus.

THERAPEUT: Was würdest du jetzt gerne tun?

KHALID: Ihm einen Tee kochen und ihm sagen: Papa, mir geht es auch nicht gut. Aber nee, das geht so eben nicht.

THERAPEUT: Du musst das ja nicht alles tun, was wir uns hier ausdenken, wir können ja trotzdem mal darüber reden, okay?

KHALID: Ja, okay. Ehrlich gesagt, ich möchte mal hier raus, aus dem Kreis. Das ist mir alles vertraut, aber es wird langsam eng.

THERAPEUT: Okay, du bestimmst. Das ist wie im Leben, du kannst dich selbst beschützen. Und doch juckt mich was – darf ich? Tritt doch mal auf die Grenze, oder geh einen Schritt vor in die Lücke, die du gelassen hast. Bevor du ganz rausgehst.

KHALID: *Tritt auf die Grenze.* Krass. Echt krank. Unnormal.

THERAPEUT: Was passiert?

KHALID: Wird wackelig. Meine Beine.

THERAPEUT: Was fühlst du?

KHALID: Angst. Das ist geisteskrank.

THERAPEUT: Was ist das für dich, geisteskrank?

KHALID: Das sagt man heute so.

THERAPEUT: Okay. Wie ist deine Energie?

KHALID: Geht nach unten, so auf einen Wert von 2.

THERAPEUT: Wo im Körper tut sich was? Wie fühlt sich das an?

KHALID: Das fühlt sich komischerweise leichter an. Der Druck ist weg, Magen besser …

THERAPEUT: Wir sind schnell.

KHALID: Das mag ich an dir. Voll die krassen Verschaltungen. Wie bei mir.

THERAPEUT: Gibt es Bilder, die hier entstehen?

KHALID: Ja, wie ich damals beim Krippenspiel den Josef gespielt habe. Und mein Papa stolz auf mich war, weil ich so schön gesungen habe. Obwohl er Muslim ist.

THERAPEUT: Wie schmeckt das?

KHALID: Irgendwie wie Kardamom. Das riecht auch so.

THERAPEUT: Wie hört sich das an?

KHALID: Wie das Lied damals, das ich gesungen habe.

THERAPEUT: Khalid, ich sehe dich hier und nach meinem Gefühl passiert was, was hilfreich sein könnte, aber es kann ja sein, dass du was anderes machen möchtest. Sind wir noch on track? Ist das hier gut für dich?

KHALID: Absolut. Gut. Krass.

THERAPEUT: Was denn?

Khalid: Das Reinfühlen ist cool und was so in mir abgeht und… da ist so viel und ich muss nicht alles sagen…

Therapeut: Nein, musst du nicht, lass es wirken. Dann machen wir weiter. Lass wirken. … *nach einer Pause…* Was würdest du jetzt gerne tun?

Khalid: Noch einen Schritt weiter gehen. Oder einen Schritt zurück. *Geht einen Schritt zurück, in die Mitte des Kreises.*

Therapeut: Khalid, du stehst jetzt wieder in dem inneren Kreis, deinem Kreis mit deinen dir vertrauten Grenzen. Was verbindet dich mit dem inneren Kreis? Mit deinem System?

Khalid: Loyalität. Familie. Wir gehen echt durch dick und dünn. Als meine Schwester Magersucht hatte, da sind wir zu der Klinik, alle Mann. Da hatte die Klinik gar nicht genug Platz zwischen den Betten. Und alle haben was bezahlt, ich sogar mein Taschengeld, damit die gut behandelt wird. Haben ihr Bücher gekauft, eine Playstation, Essen ohne Ende, Snickers, Kleider in allen Größen, haben den Krankenschwestern Blumen gekauft und Schnapspralinen und so…

Therapeut: Welche Ressourcen, Talente und Stärken hast du hier drinnen?

Khalid: Familie. Verbundenheit. Beziehung. Bindung. All das.

Therapeut: Und in dir?

Khalid: Meinen Dickkopf. *Lacht, denkt nach.* Und meine Gefühle, die ich ausdrücken will. Ich habe der Welt was zu erzählen. Eine Geschichte. *Weint. Er geht zur Fensterbank und braucht ein paar Minuten für sich.*

Therapeut: Khalid, hier darf alles sein. Alles ist gut. Das ist dein safe space… Du hast der Welt eine Geschichte zu erzählen, und da ist dein Dickkopf, die Familie, Beziehung, Bindung. Was passiert grad?

Khalid: Ja. Ich habe auch meine Intelligenz und meine Kreativität. Und die Intelligenz hilft mir halt nicht immer. Mit einem Einser-Abitur wird man eben nicht Schauspieler.

Therapeut: Du hast die Schauspielprüfung bestanden. Eine schwierige Prüfung, Respekt, Mann!

Khalid: Ja, aber nicht in meiner Familie, aus deren Sicht bin ich durchs Leben durchgefallen. Da gilt so was nicht. Schauspieler. Da wird man sowas nicht. Da schmeißt man doch kein Einser-Abi auf so eine Bühne. Da wird man doch Arzt, mindestens.

Therapeut: Irgendwie sind in dem Kreis du, aber auch andere Menschen, wenn ich das richtig verstehe. Gibt es Menschen, die hier, in deinen Ichgrenzen gut sein können? Und die dir guttun?

Khalid: Meine Schwester. Die lässt mich sein, wie ich bin. Und meine Tante. Die ist verrückt.

Therapeut: Khalid, was davon macht dich hier stark?

Khalid: Ich kann unglaublich tough sein, kann viel aushalten. Diskriminierung und so. Und wenn mich Leute abwerten. Und mein Vater mich nicht versteht und meine Mutter. Meine Schwester macht mich stark. Die Kleine. Nein, meine Familie macht mich stark.

THERAPEUT: Und wo sind Schwachstellen?

KHALID: Auch meine Familie. Mein Bedürfnis nach Bindung. Meine Intelligenz ist manchmal ein fucking Hindernis. Und ich bin körperlich eher schwach. Kann mich nicht wehren. Und mein Vater kann schon manchmal ganz schön egoistisch sein. Und meine Mutter ist eine echte Drama Queen. Überall Gefahren, überall Arschlöcher, da draußen. Die traut niemandem. Und das ist eng. Und diese ganze Scheißdisziplin, dieses Immer-den-Arsch-Zusammenkneifen. Und das Spießige. Die tun mir hier drin nicht immer gut.

THERAPEUT: Wie ist dein Atem?

KHALID: Hast du gemerkt, wie mir die Kehle zugedrückt wird? Muss richtig Luft holen, um ein bisschen Luft zu kriegen. Richtig anstrengend. Und ich kann die nicht einfach rausschmeißen aus meinem Kreis. Die sind bei mir. Das sind meine Eltern.

THERAPEUT: Wozu könnten sie gut sein?

KHALID: *Denkt lange nach.* Ich bin ein guter Mensch geworden durch meine Eltern.

THERAPEUT: Das bist du. Willst du mal auf die Grenze?

KHALID: Ja. *Stellt sich auf die Grenze.*

THERAPEUT: Wie ist es jetzt?

KHALID: Besser als eben.

THERAPEUT: Irgendeine Idee, warum?

KHALID: Ich nehme ja alles, was ich so kann, mit mir. Mit mir mit, wenn ich hier auf der Grenze stehe. Meinen Dickkopf, meine Intelligenz, meine Schwester wird auch bei mir sein.

THERAPEUT: Und wenn du einen Fuß über die Grenze setzt?

KHALID: Ich gehe gleich mal ganz raus, okay? *Geht zwei Meter über die Grenze hinaus, reckt die Arme erst in die Luft, legt dann die Hände in den Nacken.* Aaah. *Stöhnt.*

THERAPEUT: Was passiert?

KHALID: Klasse. Das ist richtig wild.

THERAPEUT: Was genau?

KHALID: Ich rieche frische Luft, es schmeckt nach Luft wie im Wald, so fresh, ich atme richtig tief und ohne Anstrengung. Ich höre Vögel, es ist einfach anders. Ich spüre etwas wie Joy, Freude. Ich möchte mir andere Klamotten anziehen, so eine Samthose. Ich stehe auch gar nicht, so wie da drüben, ich tanze, ich tanze, Mann, und mein Magen fühlt sich warm an. *Dann verfinstert sich sein Gesicht.*

THERAPEUT: Und jetzt?

KHALID: Jetzt kapiere ich gerade, dass das ein Spiel ist und nicht das Leben. Mein Vater schaut über die Grenze. Die ist wie ein Zaun, über den meine Eltern schauen. Meine Mutter weint, weil ich so ein schlechter Sohn bin. Da kommt eine Depression hoch.

THERAPEUT: Eine Depression, was ist das denn für dich?

KHALID: Und jetzt denke ich, ich nehme doch alles mit, ich nehme doch meine Schwester mit, meine Intelligenz, meine Kreativität ...

THERAPEUT: Deinen Dickkopf ... Und deine Mutter steht da am Zaun ...

KHALID: Ja, und da ist auch was, was da hinten nicht ist. Lebensfreude. Joy. Happiness. Mein Auslandssemester in Santa Barbara und L.A. Und da ist auch eine eigene Energie. Aus mir kommt alles selbst heraus, es fühlt sich leicht an.

THERAPEUT: Es fühlt sich leicht an, aus deinem Kreis herauszutreten?

KHALID: Krass, und ich fühle was, was neben der Happiness steht – sowas wie Scham. Ich schäme mich irgendwie. Und wenn du jetzt denkst, das ist furchtbar, sich zu schämen, dann wäre das falsch. Das ist wichtig grad: Ich schäme mich. Das ist ein wichtiges Gefühl, denn ich muss mich doch gar nicht schämen. Macht das Sinn? Ich schäme mich und das tut weh, aber es ist wichtig, dass ich die Scham gerade spüre?

THERAPEUT: Du bist gerade ein besserer Therapeut, als ich es je mit dir sein werde.

KHALID: Du traust mir viel zu.

THERAPEUT: Ja. Absolut. Ich traue dir alles zu. Du hast eine Schwester, ein Einser-Abitur, eine Schauspielprüfung bestanden. Du bist gut im BWL-Studium, warst ein Semester in Santa Barbara.

KHALID: Entschuldigung, darf ich dich unterbrechen?

THERAPEUT: Gerne.

KHALID: Ich würde meine Depression jetzt lieber Scham nennen. Ich würde mich gerne nicht mehr schämen. Oder ich weiß nicht. Ich möchte hier draußen ich sein und irgendwie neu.

THERAPEUT: Welches Seil möchtest du haben für dich als neuer Khalid? Vielleicht legst du einen Kreis? Ich meine, du bist da draußen, wenn du dein System verlässt, ja nicht ohne Grenzen. Ein Kreis für den Khalid, der der Khalid ist, und gleichzeitig neu?

KHALID: Ich nehme das dunklere Orange, das Rotorange. *Legt es um sich mit einer großen Öffnung. Es liegt ca. zwei Meter weit weg vom anderen System. Er stellt sich breitbeinig in den Kreis.* Hier kann ich meine Geschichte erzählen.

THERAPEUT: Rotorange. Wer bist du da?

KHALID: *Laut und mit fester Stimme:* Ich bin fertig mit der Schauspielschule und werde dann Regisseur. Das Seil um mich herum ist gut. Es ist wie ein Zaun. Es festigt mich noch mehr. Ich sehe meinen Vater dahinten und meine Mutter weint hinter dem Zaun und ich stehe fest. Meine Schwester kommt dann sicher zu den beiden. Sie läuft zwischen mir und ihnen hin und her. Sie vermittelt. Sie kann das. Ich stehe fest, ich stehe hier und sie vermittelt.

THERAPEUT: Sorry, Khalid, du musst mir gerade mal helfen, ich komme so schnell nicht mit: Was ist der Unterschied?

Khalid: Ich muss einfach hinter dem stehen, was ich machen will. Es ist nicht mein Vater oder meine Mutter, die mich behindern. Es ist meine Scham. Und irgendwie alles. Ich möchte mir gerade erlauben, es nicht in ein Wort zu fassen. Angst, Vorsicht, Migrationshintergrund, you name it. Das alles labert mir dauernd rein, dass ich Sachen nicht kann, nicht sollte, dass ich bestimmte Dinge machen muss. Ich will es mal so sagen: Es kann gut sein, dass meine Eltern mich verstehen, wenn ich es ihnen einfach sehr bestimmt sage. Mama, ich breche mein Studium ab. Papa, ich breche mein Studium ab. Ich studiere Schauspiel. Sie werden mich nicht rausschmeißen. Ich selbst muss fest in mir stehen.

Therapeut: Dann mach das doch mal … zeig mal, wie das geht, fest stehen.

Khalid: *Stellt sich breitbeinig hin und beschreibt Stand, Atem, Gefühle als positiv.*

Therapeut: Und sag das, was du zu den Eltern gesagt hast, einmal in deiner Sprache. Laut, bitte. *Er tut es, weint und bittet um eine kleine Pause. Wiederholt es und gibt mir einen Daumen hoch als Zeichen.*

Therapeut: Möchtest du noch einmal in dein altes System zurück, um den Weg zum neuen zu gehen?

Khalid: *Geht zurück in sein altes System und geht über die Grenze zum neuen System.*

Therapeut: Wie ist es? Was hast du beobachtet? Was ist der Unterschied?

Khalid: Es gibt noch mehr zu tun. Ich muss das auch mit meinen Freunden verhandeln.

Therapeut: Verhandeln?

Khalid: Ich merke gerade, dass das nicht allein meine Eltern sind, die mich daran hindern. Es sind auch Freunde, Cousins, Buddies.

Therapeut: Was ist mit denen?

Khalid: Es ist – die halten mich auch zurück. Die sehen mich auch als Kaufmann und nicht als Schauspieler. Es hat was mit meiner Kultur zu tun und das sind größere Kreise als meine Eltern – und wenn ich mich so reden höre, ist das auch zu pauschal. Es gibt Leute, die werden besser verstehen als andere. Manche … *Er geht wieder zum Fensterbrett und lächelt nach draußen, streicht sich übers Kinn* … Es klingt gerade … irgendwie machbar.

Therapeut: Was ist machbar?

Khalid: Weißt du was? Ich habe das unbewusst genommen, das Rotorange. Das neue Ich ist ja ein bisschen kräftiger als das Hellorange, das alte ich. Und weißt du – ich muss mich nicht auf Blau oder Grün oder so ändern, sondern nur von Hellorange auf Rotorange. Das kriege ich hin. Also vielleicht mache ich nicht so viel Sinn, aber es geht grad mächtig was ab in mir. Also, ich werde es ihnen erklären müssen. Ich fange mit Vong an, der wird es am ehesten cool finden … Ich denke gerade noch etwas anderes: Ich mache das Semester noch zu Ende. Dann habe ich meinen fucking Bachelor. Im Winter geht das Semester an der Schauspielschule los. Bis dahin habe ich mit allen gesprochen.

Therapeut: Das klingt so fest – so überzeugt – für mich, irgendwie klingt deine Stimme so fest gerade – aber das ist ja nur meine Beobachtung?

KHALID: Ich bin sehr überzeugt. Ich merke gerade, dass ich ein Mensch bin, der in vielen Kulturen zu Hause ist und irgendwie auch in keiner. Mein Heimatland, Köln und sogar L.A. waren für ein halbes Jahr irgendwie meins – ich bin Khalid. Ich kann es niemandem recht machen. Und ich muss mich nicht dafür schämen. Ich meine, wenn ich schwul wäre, wäre ich auch schwul und würde mich nicht schämen, oder? Ich kann mich nur schämen, wenn ich denke, ich hätte etwas falsch gemacht, aber das habe ich nicht. Ich mache etwas, was mich ernähren kann, etwas, in dem ich gut sein kann. Ich mache ein rotoranges Feld. Ich mache Khalid. *Khalids Augen werden feucht. Nach einer Weile sagt er:* Ich sehe meine Mutter. Sie winkt. Sie sagt nichts. Sie ist traurig, ein wenig. Und sie lächelt. Sie kann mit ihren Augen sprechen: Du bist ja doch mein Sohn, sagt sie. Und ich bleibe es, egal, was du sagst, sage ich.

THERAPEUT: Wie geht es dir jetzt?

KHALID: Gut. Es ist gut jetzt. Ich weiß, was ich zu tun habe. Darf ich das Seil mitnehmen?

THERAPEUT: Gerne. Beide? *Khalid nickt.*

THERAPEUT: Eines möchte ich noch fragen, Khalid. Haben wir jetzt dein Leben auf links gedreht? Das wolltest du doch.

KHALID: Ja. *Er zieht seinen Sweater aus, zieht ihn auf links an.* Damit ich es nicht vergesse.

THERAPEUT: Um dich muss ich mir keine Sorgen machen. *Beide lachen.*

Theorie

Nichts ist praktischer als eine gute Theorie.
(Lewin, 1951)

Der Ausschnitt aus der Fallgeschichte von Khalid beschreibt ein Beispiel unserer Seilearbeit (s. a. Förster u. Nußbaum, 2025/in Vorb.), in denen wir Klient:innen unter anderem das Erleben und Erfühlen von Grenzen und Grenzüberschreitungen ermöglichen. Mit Seilen legen sie Ichgrenzen, Komfort- und Gefahrenzonen, Kommunikationsgrenzen, Schwellen und Übergänge, Phasen und vieles mehr. Im Allgemeinen trennen sie damit das Eine vom Anderen, das heißt, *sie bilden einen Unterschied* zwischen verschiedenen sozialen, zeitlichen oder räumlichen Systemen. Sie markieren oder definieren damit häufig ein Innen und ein Außen. Im weitesten Sinn können wir das als »Grenzen« oder »Übergänge« bezeichnen. Seile begrenzen unterschiedliche Systeme wie Wertesysteme, Schwellen, Zeitphasen, Energien, Gruppen, Teams, Familien, Anteile ihrer Persönlichkeit, alle Arten von Systemen, die für Klient:innen von Bedeutung sind.

Die Entwicklung dieser Seilearbeit fußt auf verschiedenen Aspekten, Axiomen und Prämissen systemischer und sozialpsychologischer Theorien, die sich in unserer Praxis als wirksam erwiesen haben. Dazu gehören vor allem die *strukturellen Theorien* (z. B. Minuchin, 1997) und die *narrativen Modelle* (s. White, Epston u. Balkenhol, 1990; Carr, 1998), aus der die Metaphern von »Systemen« und »Grenzen« hervorgegangen sind. Die Idee, dass Grenzen zu Unterschieden führen, verbinden wir zudem mit *Kommunikationstheorien* von Gregory Bateson (1979/2014; 1972), Paul Watzlawick (s. Watzlawick, Beavin u. Jackson, 2016) und Niklas Luhmann (s. Luhmann u. Luhmann, 1981). Durch die körperliche Arbeit werden Prozesse angeregt, die in sozial-kognitiven Prozessmodellen wie GLOMO^{sys} (Förster u. Dannenberg, 2010a; 2010b) und *Cognitive Tuning* von Friedman und Förster (2010) beschrieben werden. Affektives Erleben wird in Forschungsprojekten zum *Embodiment* wie bei Förster und Strack (1996) und mit *motorischen und emotionalen Gedächtnismodellen* von Bucci (2002) oder Damasio (2011) untersucht. Insgesamt ist unser Arbeiten aus einer systemischen Haltung der *Kybernetik 2. Ordnung* im Sinne der *Systemtheorie* von Luhmann (1984) zu verstehen.

Strukturelle Theorien

Eine intensive Auseinandersetzung mit Systemgrenzen fand vor allem innerhalb der strukturellen Bewegungen der systemischen Theorieentwicklung statt (Minuchin, 1997). Deren Thema war die Konzeptualisierung von Systemen: Was zeichnet soziale Systeme eigentlich aus? Für die Beratung äußerst hilfreich war die Beobachtung, dass ein System erst dann entsteht, wenn ein Unterschied zu einem anderen System beobachtet werden kann. Systeme gibt es nicht an sich, sondern sie werden als Systeme *im Unterschied zu anderen gesehen* – oder nicht. Um ein Beispiel zu geben, so kann ich im deutschen Bundestag zum Beispiel zwei Systeme von »Männern im Bundestag« und »Frauen im Bundestag« erkennen. Eine andere Beobachterin würde aber vielleicht die AfD-Abgeordneten im Gegensatz zu »allen anderen demokratischen Parteien« sehen – für sie wäre die Geschlechtsunterscheidung weniger relevant. »Unterschiede machen« ist ein konstruktiver Prozess, der von der Perspektive abhängt – wo schaue ich hin, sodass ein Unterschied entsteht?

An sich sind Systeme Ansichtssache. In der therapeutischen Arbeit sind solche definitorischen Spitzfindigkeiten nicht trivial. Wenn ich als Therapeutin beispielsweise bestimme, dass für ein bestimmtes Problem Mutter und Vater mitverantwortlich sind, dann ist das nicht *wirklich* so, sondern ich habe das so entschieden. Ein anderer Therapeut kann das Problemsystem anders beschreiben, er kann etwa die Großeltern mit hineinziehen. Beide haben das Problemsystem unterschiedlich wahrgenommen und beschrieben. In unserer Arbeit ist es meist interessanter, wie unsere Klientin ihr Problem sieht. Wer gehört zu ihrem Problemsystem? Für Frau Müller kann ihr familiäres belastendes System zum Beispiel aus Mann, Sohn, Hund und Nachbarin bestehen. Und für ihren Mann kann das System aus Frau Müller, Sohn *und* Tochter sowie den Schwiegereltern bestehen. Frau Müllers berufliches Problem hat vielleicht aus ihrer Betrachtung heraus sowieso ganz andere Mitspieler:innen. Das, was »im« Problem ist, also relevant ist, und was irrelevant, liegt im Auge der Betrachterin.

Wer entscheidet, welches die »richtige« Wahrnehmung ist? In der systemischen Arbeit steht unsere Beobachtung lediglich *neben* der Beobachtung der Klient:innen. Vielmehr glauben wir, dass sie selbst die Expert:innen für ihr Leben sind. Daher ist unsere Wahrnehmung, wer zum System gehört, vielleicht sogar sekundär. Fragen wir doch einfach nach, wie unsere Kund:innen das Thema und das zugrundeliegende System wahrnehmen!

Das Wirkliche wird wirklich nur beobachtet. Jetzt werden vielleicht einige erwidern: Von wegen, es gibt doch auch so etwas wie Struktur. Und die ist doch objektiv gegeben! Wenn zum Beispiel die Chefetage im 10. Stock – im teuren Penthouse – residiert und die »niederen« Mitarbeitenden im Keller, dann ist das doch ein objektiver Zustand und nicht nur eine Beobachtung.

Wir würden sagen, dass Struktur uns Wahrnehmungsfolien vorgibt, die bestimmte Systeme unterscheidbarer machen als andere. Wenn so deutliche Unterschiede strukturell geschaffen werden, ist es klar, dass viele hier einen Unterschied sehen würden, zwischen Chefinnen, Chefs und Angestellten. Aber auch in diesem Fall kann es immer noch sein, dass etwas anderes mehr Aufmerksamkeit erhält. Ein Gesundheitsmanager im Unternehmen würde vielleicht die Firma eher danach beurteilen, wie viel Alkohol die Personen am Tag trinken oder wie gesund oder ungesund der Blutdruck der Leute ist – ob sie oben oder unten arbeiten, wäre aus seiner Problembeschreibung heraus irrelevant.

Auch hier erscheint es müßig, zu entscheiden, welche Beobachtungen wichtig oder unwichtig oder gar richtig oder falsch sind – es könnte ja sein, dass jemand dem Gesundheitsmanager vorwirft, dass er die Struktur Reich–Arm vernachlässigt. Das wäre tatsächlich ein »toter Winkel«, in den er gerade nicht schaut oder schauen kann. Derjenigen aber, die ihre Aufmerksamkeit auf den Unterschied Reich–Arm richtet, könnte man ebenso vorwerfen, dass sie übersieht, dass sich beispielsweise Alkoholismus durch alle Etagen zieht. Ebenso ein toter Winkel. Tatsächlich geben unser Wahrnehmungssystem und unsere Aufmerksamkeitsspanne uns viele Möglichkeiten, die Welt wahrzunehmen – und das erlaubt uns, sehr vieles nicht zu sehen. Das nennen wir Fokussierung oder Konzentration. Es wird immer Ecken und Nischen geben, in die wir nicht hineinsehen, weil wir uns auf etwas Bestimmtes konzentrieren.

Sehenden Auges tote Winkel. Gemäß der sozialen Kognitionsforschung können Menschen nur mit einer *selektiven* Aufmerksamkeit durch die Welt gehen – Menschen erfassen niemals alles. Die komplexe Welt wird durch uns reduziert. Selbst wenn wir die Aufgabe hätten, alles gesamtheitlich zu erfassen, schafften wir das nicht. Wir alle müssen mit einer eingeschränkten Sicht leben, mit ziemlich vielen toten Winkeln sogar, denn vermutlich kann alles aus tausenden Blickwinkeln gesehen werden – und wenn wir nur eine Perspektive in einer Situation zur Verfügung haben, entstehen haufenweise dunkle Stellen. Die Idee von »blinden Flecken«[4], wie es manche Kolleg:innen nennen, wird dann ad absurdum geführt, wenn wir den kleinen beschränkten Ausschnitt, den wir sehen, »sehend« nennen und all das, was wir ausblenden, weil es nicht hilfreich ist, alles zu erfassen, »blind«.

Ganzheitlich betrachtet beschreiben diese Beispiele die menschliche Gabe, sich auf bestimmte Dinge konzentrieren zu können. Sich im Dschungel der Dinge einen Weg zu bahnen. Zielgerichtet nach etwas zu suchen. Hungrige Menschen etwa entdecken

---

4 Den Ausdruck »blinder Fleck« verwende ich nicht mehr, da er rein negative, ableistische Bewertungen in sich trägt und weil auch Menschen mit visuellen Beeinträchtigungen als »blind« bezeichnet werden. Menschen mit Sehbehinderungen sollten nicht auf dieses Attribut reduziert werden und ihre Fähigkeiten im visuellen Bereich oder allen anderen Bereichen sollten nicht bewertet werden.

Restaurants und Nahrungsmittel eher als satte – sie können sogar Wörter wie »Brot« oder »Gemüse« schneller lesen. Anderes wird dabei ausgeblendet – hungrige Menschen sehen Autos später und können Wörter wie »Schule« oder »Kreisel« langsamer lesen (s. Förster u. Liberman, 2007[5]). Wir sehen also keinen Blödsinn, wir sehen gut – weil wir nämlich fokussieren können und damit immer lediglich einen Ausschnitt der Welt sehen. Mensch, finde dich einfach damit ab! Du siehst, was *du* siehst. Willst du über andere Perspektiven etwas erfahren, frage die anderen um dich herum.

Ichundich und all die anderen in mir. Auch als Person bin ich ein System und habe Teile in mir, also viele andere Systeme. In der Sozialpsychologie spricht man vom »Selbstkonzept« (Sedikides u. Spencer, 2011). Dabei geht es darum, was ich als Selbst, als »mein« System beschreibe. Ich, mein System, ist mir näher, vertrauter oder relevanter (nicht unbedingt angenehmer) als das Konzept, das ich von anderen Menschen oder Systemen habe. Ich werde im Folgenden das Wort *Selbstsystem*[6] benutzen und wenn ich mit Klient:innen arbeite, nenne ich dasselbe *Ichsystem*, weil es anschlussfähiger ist. Das Selbstsystem ist ein Teileselbst (Satir, Banmen u. Gerber, 1995). Es besteht vielleicht aus einem sportlichen Ich, einem künstlerischen, einem Bruder-Ich, einem Helfer-Ich, einem aggressiven Anteil etc. Die Teile können widersprüchlich sein und die Widersprüche ergeben sich meist durch unterschiedliche Rollen oder Kontexte. Ich kann im Auto fluchen wie ein Ochse und im Chor mit sanfter Stimme Koloraturen singen – ich kann als Chef dominant sein und als Ehemann hingebungsvoll, ich kann sportlich mit meinem Hund und unsportlich im Vergleich mit meinen Kolleginnen sein. Häufig bestimmt der Kontext, wann ich was bin – so kann ich am Arbeitsplatz ordentlich sein, zu Hause aber schlampig.

In meinem Selbstsystem liegen unter anderem meine von anderen unterscheidbaren Werte, Regeln, Normen, Muster, Präferenzen, Probleme, Einstellungen, Eigenschaften, Gefühle, Kommunikationsspiele, Spannungen und Konflikte, um nur einige zu nennen. Auch die können widersprüchlich sein. Da trinke ich im Urlaub aus einem Plastikbecher Aperol und plädiere als Gesellschafter meines Instituts für veganes Essen. Wie beim Begriff »blinder Fleck« oben stellt sich die Frage, wozu das Wort »Widerspruch« eigentlich gebraucht wird – wozu ist es gut? Es ist nicht nur natürlich, sondern auch recht funktional, dass ich mich als intelligentes Wesen flexibel Rollenerwartungen anpasse und mich an Kontexten ausrichte.

---

5 Wir haben das »preparedness« oder »perceptual readiness« genannt. Wir sind durch unsere Bedürfnisse und Ziele vorbereitet auf zielrelevante Reize.

6 Das Selbstsystem ist meiner Meinung nach komplexer als das Selbstkonzept der klassischen Sozialpsychologie. Es umfasst alle als zur Person zugehörend erlebten Bedürfnisse, impliziten Motive, Emotionen sowie alle im Gedächtnis abgespeicherten Rollenerwartungen und -zuschreibungen. Das Selbstsystem umfasst das episodische, semantische, emotionale und motorische Gedächtnis.

Natürlich kann ich in mein System auch andere Menschen mit einbeziehen, also »Wir« in meinem System verankern. Da gehören vielleicht meine Freund:innen mit hinein und (Teile meiner?) Familie. Wenn ich es so konstruiere, dann ist es so. Wir wissen zum Beispiel aus kollektivistischen Gesellschaften, die man etwa in Asien, Südamerika oder im Süden Europas findet, dass Selbstbeschreibungen häufig andere mit einbeziehen. Auf die Frage »wer bist du?« antworten sechsjährige Kinder in sogenannten individualistischen Ländern wie zum Beispiel Nordamerika und Deutschland Dinge wie »ich bin Rollschuhfahrerin« oder »ich liebe Pferde«, während in kollektivistischen Gesellschaften Kinder so etwas sagen wie »ich bin die Tochter von Kim« oder »ich bin ein Kind aus dem Dorf Xiang«. Das Selbstkonzept, so das Verständnis vieler Sozialpsycholog:innen, ist auch eine gesellschaftlich gefärbte Konstruktion (s. Kashima et al., 1995).

Halten wir fest: Das Selbst oder das Wir können als Systeme bezeichnet werden, genauso wie Systeme, die außerhalb meines Selbst liegen. Darum geht es vor allem in der Seilearbeit: Was gehört zu meinem System und was passiert, wenn ich mein System verlasse? Bei Khalid war eine Frage zentral: Gehören meine Eltern zu meiner jetzigen Gegenwart? Was mache ich damit, wenn sie nicht mehr dazugehören? Wie bleiben wir im Kontakt? Systemgrenzen haben ihm erlaubt, neu über seine Themen nachzudenken. Grenzen dienen auch dem Schutz – ein System will überleben und sich nicht auflösen. Daher haben Systemiker:innen sich mit der Frage beschäftigt, wie Systeme leben oder überleben.

Systemtheorie

Gemäß der *Systemtheorie* (Luhmann, 1984) wollen Systeme unbedingt überleben. Gehören wir zu einem System, verteidigen wir es und unsere Grenzen.[7] Mein Selbstsystem verteidige ich gleichermaßen. Mein System mit seinen Grenzen kann durchaus durchlässig sein, sodass ich in manchen Kontexten einen Zugang für bestimmte Menschen, Informationen oder Systeme schaffe. Dies liegt jedoch in einer Entscheidung des Systems. Zunächst einmal schützt es sich. Mein System kommuniziert mit anderen, allerdings ist durch die Systemgrenze ein vollständiges Eindringen in andere Gedankensysteme, und damit ein vollständiges »Verstehen«, unmöglich. Vollständiges Verstehen würde vollständige Kontrolle von außen bedeuten und diese wie auch andere

7 In der Systemtheorie ist die Hauptmaxime, dass sich Systeme erhalten wollen. Dies kann sogar bedeuten, dass ich mich für mein System, zum Beispiel meine Familie, einsetze, selbst wenn mir das persönlich schadet. Dadurch entstehen Symptomträger:innen, die durch Störungen das System erhalten. Diese Symptomträgerschaft ist aber meistens unbewusst und kann in Therapien erörtert werden.

Bedrohungen möchte mein System abwehren. Dies kann ich im sprachlichen Modus (etwa durch Neinsagen, Nichtzuhören, Regeln- oder Verboteaufstellen) oder im körperlichen Modus tun (etwa die Tür zu meinem Zimmer zusperren oder auf Abstand gehen).

Zur Illustration einmal eine Hypothese bezüglich des elterlichen Verhaltens im Fall Khalid: Der Berufswunsch des Sohnes, Schauspieler zu werden, könnte bei den Eltern eine existenzielle Angst auslösen, insofern, dass die Werte des Familiensystems so berührt werden, dass der Zusammenhalt und die Unterstützung durch andere Familienmitglieder gefährdet wird.

»Was, wenn er so eingebildet wird, dass er mit uns nichts mehr zu tun haben will?«, »Was, wenn er sich als Schauspieler so benimmt, dass unsere Verwandten nicht mehr mit uns sprechen?«, »Was wenn er uns abhandenkommt und noch seine geliebte Schwester mitzieht?«

Mit Seilearbeiten können wir individuelle Abgrenzungen und Verteidigungsstrategien mit Klient:innen erörtern und sichtbar machen.[8] Wir können erfragen, wie sinnvoll die Beibehaltung der Grenzen ist und was für ihre Auflösung sprechen könnte. Wir können in die Systeme neue Werte aufnehmen oder sie an der Grenze zurückschicken. Wir können die Systemgrenzen durchlässig gestalten, sie einreißen, Türen hineinbauen oder sie verstärken und anderes mehr.

Narrative Theorien

Seilearbeit beinhaltet den Gebrauch von Externalisierungen und – mit Seilen gelegten – Bildern und Metaphern, wie sie in der *narrativen Therapie* verwendet werden (White, Epson u. Balkenhol, 1990): »Als *Externalisierung* wird in der Psychologie die Verlagerung oder Symbolisierung ›innerer‹ Zustände wie Befindlichkeiten, Gedanken, Pläne, Motive, Themen etc. nach außen bezeichnet (White, 2011). Wir können es auch einfach beschreiben als einen Prozess, der vom Innen ins Äußere, in eine Veräußerung geht. Wenn ein Taschentuch meine Trauer symbolisiert, wenn eine Ecke für mich ›der Lösungsraum‹ wird oder der umgeworfene Papierkorb mein ›Chaos im Leben‹ darstellt, dann sind das alles Externalisierungen. Auf theoretischer Ebene wird damit eine bestehende Narration auf eine andere erzählerische Ebene gebracht, um einen neuen Zugang zum alten Problem zu ermöglichen« (Förster, 2024c).

Bei der Seilearbeit nutzen wir die Metaphern der Systeme und der Grenzen vor allem, um zu überprüfen, welche eigenen Werte, Regeln, Muster, Themen zu mir, zu meinem

---

8 Theoretisch könnten es auch Angriffsstrategien sein, wobei dieser Fall in der Praxis seltener vorkommt.

Selbst gehören, welche ich behalten, modifizieren, bearbeiten oder loswerden möchte. Wir nutzen sie, um zu erfühlen, was es heißt, Übergänge zu gestalten, über Schwellen zu gehen. Und wir können sie gebrauchen, um die Nähe zu ihnen zu erfahren – sind wir nah an unserem inneren Kern, weit entfernt davon, oder haben wir uns so weit von uns entfernt, dass wir uns außerhalb unserer Selbst, außerhalb unserer Ichgrenzen fühlen?

Oftmals ergibt sich neben einer Bewusstwerdung oder Sortierung ein Veränderungs- oder Lösungsimpuls. Daraus entsteht manchmal der Wunsch, etwas Neues zu versuchen, oder, um im Bild zu bleiben, Altes nach außen zu verlagern und Neues nach innen zu holen. Manchmal geht es auch darum, den Schritt nach außen zu wagen zu etwas Neuem, Bedeutsamen hin (s. Förster u. Nußbaum, 2025/in Vorb.). Dann verlassen wir das bisherige System, manchmal um ein neues Leben zu beginnen, sei es, indem ich mein Selbstsystem ändere oder neu entwerfe oder mein Familien-, Berufs- oder Freundessystem etc. verlasse. Metaphern verbildlichen innere Zustände und machen sie greifbar, anfassbar. Menschen nutzen sie ganz natürlich, wie Khalid sehr schön gezeigt hat. Er drehte seinen Pullover auf links als Erinnerungshilfe, als *Anker* für das, was in der Sitzung geschehen war. Und er nahm die Einladung, einen Seilkreis als vertraute Zone zu erleben, ohne zu zögern an. Er bezeichnete die Grenze dann als »Zaun«.

Unsere Sprache beruht auf vielen Metaphern, sie sind anschlussfähig. Manche Sprachwissenschaftler:innen wie Lakoff und Johnson (1980/2008) behaupten gar, dass die Entwicklung der menschlichen Sprache auf räumlichen Metaphern beruht. Ein Hinweis darauf sind Ausdrücke wie »die Zukunft liegt vor uns, die Vergangenheit hinter uns«, »du bist mir so nah« oder »das liegt mir ganz fern«. Mit unserer therapeutischen Arbeit bringen wir die Sprache also wieder dahin, wo sie herkommt – aus dem körperlichen Erfahren.

Seilkreise kann ich auch nutzen, um Unerprobtes auszuprobieren. Meist erfordert Veränderung Mut – Menschen scheinen eine angeborene *Neophobie* zu haben, eine übertriebene Angst vor Neuem (Förster, Marguc u. Gillebaart, 2010). Eine Neudefinition des eigenen Verhaltensrepertoires ist normalerweise von Unsicherheit geprägt und auch eine neue Sicht auf das Bestehende wird von Angst und Sorge begleitet. Wenn sich zum Beispiel jemand entscheidet, mit dem Rauchen aufzuhören, dann wird damit vielleicht eine einfache Möglichkeit aufgegeben, sich zu entspannen. Eine neue Alternative, wie zum Beispiel Sport zu treiben, ist nicht selten von Sorgen begleitet wie: »Kann ich das, bin ich nicht viel zu schlapp für Sport?«, »Entspannt mich das wirklich so wie das Rauchen?«, »Was denken dann meine rauchenden Freundinnen?«

Mit Seilen kann ich im sicheren Raum einer Beratung experimentieren, wie sich Grenzüberschreitungen anfühlen. Was es bedeutet, meine Komfortzone zu verlassen oder etwas Neues in mein System reinzulassen. Ich kann Situationen simulieren, ähnlich wie eine Pilotin am Flugsimulator. Dabei kann ich das Unvertraute, das ich ja nie gesehen habe, einmal »greifen«, »begehen«, »von außen anschauen« oder »von innen erfühlen«. Ich kann beispielsweise einen Seilkreis legen lassen, der mein zukünftiges, nicht-rauchendes Selbstsystem darstellt, und mich einmal da hineinstellen. So wird diese neue Situation manchmal konkreter, »handhabbar«. In vielen Fällen führt dies auch zu einem Abnehmen der Angst.

Im nächsten Schritt kann ich die Vor- und Nachteile der Veränderung oder des Bewahrens konkret besprechen. Ich kann, um ein Beispiel zu geben, die Vor- und Nachteile des Rauchens einmal auf Karten aufschreiben (wie »Entspannung« und »Krebsgefahr«) und nacheinander die jeweilige Wichtigkeit der einzelnen Aspekte bewerten lassen. Durch ein sorgfältiges Diskutieren auch negativer Aspekte einer Veränderung verhindere ich ein allzu naives Drauflosgehen. Es geht ja nicht darum, Menschen immer zur Veränderung zu motivieren – manchmal ist es gut, sich *nicht* zu verändern, sondern das zu bewahren, was ist. Diese Diskussion kann aber entzerrt von Neophobie, sozusagen mit kühlerem Kopf, geführt werden – und das ist oft hilfreich (Förster, 2012; Förster et al., 2010).

In der Praxis kann ich, so wie im Fall von Khalid, Zukunft erfühlen lassen: »Wie ist das, wenn du dich so entschieden hast?«, »Wie fühlt sich das an?« Menschen, die sich vorher nur gedanklich in zukünftige, neue Situationen hineingedacht haben, sind oftmals überrascht, wie ihr Körper reagiert. Mal fühlt sich Veränderung angenehm an, manchmal aber auch gar nicht gut. Seilearbeit ermöglicht den emotionalen Zugang zu Handlungs- und Entscheidungsoptionen.

Embodiment

Klient:innen legen Seile im Raum, sie stellen sich hinein und bewegen sich rein und raus. Sie können die Grenzen und Systeme mit Fingern oder Füßen ertasten. Seilearbeit ermöglicht dadurch körperliche Aktivierungen im Sinne von *Embodiment* (Förster u. Strack, 1996). Mein Team und ich entdeckten (Förster, 2000), dass Emotionsmuster Vermeidungs- und Annäherungsreaktionen beinhalten, die körperlich spontan und innerhalb von Millisekunden erfühlbar werden. Unsere Emotionen und Körperempfindungen, die zunächst einmal unwillentlich entstehen, können vom Selbstsystem »erkannt« werden.

Bei der Seilearbeit werden für Klient:innen relevante Situationen erlebt statt, nur gedanklich im Gespräch durchgespielt zu werden. Das ganzheitliche Erleben erlaubt es, positive oder negative körperliche, emotionale und gedankliche Reaktionen zu beobachten – alles zur gleichen Zeit! So wird die Aufmerksamkeit auf Informationen verteilt, die sonst unberücksichtigt bleiben: Wie fühlt es sich an, was macht mein Magen, mein Herz, meine Haut, wenn ich etwas Neues versuche oder im Alten bleibe? Während der Kopf, der beim Reden in der Psychotherapie gefragt ist, vielleicht sagt: »Das kann ich nicht!«, fühlt sich der Körper vielleicht erstaunlich leicht an, wenn er die Situation einmal simuliert. Oder ich denke: »Das müsste ich eigentlich können«, und merke, wie mir während der Seilearbeit die Knie zittern. Manchmal ist der Körper mindestens so weise wie der Kopf.

Die neuropsychologische Theorie von Wilma Bucci (2002) untermauert die Embodiment-Forschung und hebt einen Vorteil der therapeutischen Arbeit in Bewegung hervor. Demnach erlaubt körperliches Arbeiten Zugänge zum Unbewussten, wie vergessene Muster, Bilder, Ressourcen und Lösungen, die über rein sprachliche (digitale) Kommunikation nicht aufgedeckt werden können. Somatische Marker, die im motorischen Gedächtnissystemen gespeichert werden (Damasio, 2011), werden aktiviert und ermöglichen damit ein ganzheitliches Arbeiten (Förster, 2024c) auf einer »analogen«, das heißt nonverbalen Ebene. Ebenso können Sinneseindrücke wie Geschmack, Geruch, das Ertasten von Material Bilder, Ideen und Erinnerungen hochkommen lassen, die sonst unbewusst geblieben wären. Eine Kniebewegung kann Erinnerungen an Fahrradfahren aktivieren oder eine Anspannung in den Schultern Episoden einer unruhigen Nacht ins Gedächtnis rufen. Unsere Körperempfindungen sind auch mit traumatischen Ereignissen assoziiert. Hat uns ein Lehrer im Kindergarten beschimpft, als wir im dreckigen Sandkasten knieten, kann jede Aktivierung der Kniemuskulatur schlimme Erinnerungen wach werden lassen. Bei Khalid wurden Erinnerungen an Gerüche, Lieder, Bilder geweckt, die möglicherweise etwas mit wichtigen emotionalen Zuständen zu tun hatten. Zugleich schlummerten darin eigene Lösungsimpulse. Mit diesen Sinneseindrücken, Bildern und Metaphern haben wir auch in weiteren Sitzungen weitergearbeitet – sie lieferten viele Ressourcen, die für andere Probleme nützlich waren.

GLOMO^sys und Cognitive Tuning

Gemäß *GLOMO^sys* und der *Cognitive-Tuning-Theorie* kann durch den Einbezug von motorischen Gedächtnissystemen Problemlösungsdenken (Förster u. Dannenberg, 2010a; 2010b) und damit Kreativität befördert werden (Friedman u. Förster, 2010). Körperliches Annäherungsverhalten und positive Emotionen bewirken kreatives Denken, wie zahlreiche Studien zeigten. Diese Erkenntnisse werden auch in der Aufwärtsspirale von Barbara Fredrickson (2004), der derzeitig prominentesten Vertreterin der Positiven Psychologie, vertreten.[9]

---

9 Es sei hier auch vermerkt, dass sie die meistzitierte lebende Psychologin ist, mit einem Citation Score von 159613 (google scholar, 25.07.2025).

Vermeidungsverhalten und negative Emotionen sind aber keinesfalls dysfunktional – sie unterstützen analytisches Denken (Friedman u. Förster, 2000; 2005). Beide Denkmodi, analytisch und kreativ, sind essenziell, wenn Menschen ihre eigenen Probleme lösen oder auf Suche nach neuen Impulsen gehen.

Beim kreativen Denken gibt es zudem häufig einen Unterschied zwischen Entwickeln und Tun. Es ist durchaus lustvoll, sich kreative Lösungen auszudenken wie beispielsweise den Job im Finanzamt aufzugeben und als Straßenschauspieler durch die Welt zu tingeln. Die meisten Menschen können sich so etwas vorstellen – setzen es aber aus Angst vor dem Unvertrauten nicht um. In der Praxis können die Machbarkeit von kreativen oder gar verrückt klingenden Ideen erörtert und der Realitätsbezug diskutiert werden; etwaige Hindernisse, die ein Experimentieren und Ausprobieren sabotieren, können angegangen werden. Wie oben angedeutet, können wir Menschen bei der Verwirklichung ihrer Ziele begleiten. Wenn erwünschte Zustände sich bei der Seilearbeit positiv anfühlen und wenn es Klient:innen zudem als realistisch erscheint, die Ziele anzugehen und sie zu erreichen, können wir sie dazu ermutigen, sie zu verfolgen. Sollte ein Klient tatsächlich Neues in Angriff nehmen wollen, können daraufhin Strategien und Pläne entworfen werden, die die Umsetzung erleichtern (s. Förster, 2012).

Durch das analoge affektive Verarbeiten (Fühlen in Aufstellungen, Bildern, Metaphern etc.) und das verbale kognitive Durchdenken von Unterschieden (Analysieren, Vor- und Nachteile aufzeigen logisches Durcharbeiten etc.) werden rechte und linke Gehirnhälfte im Wechsel aktiviert, was ein ganzheitliches therapeutisches Arbeiten ermöglicht (Friedman u. Förster, 2005; 2010): »Was fühlt sich im Neuen gut an, was im Alten?« Positive körperliche und emotionale Empfindungen etwa können die rechte Gehirnhälfte mit ihren Arbeitsbereichen kreatives, ganzheitliches Denken und globales Gestalt-Wahrnehmen aktivieren, während negative körperliche und emotionale Empfindungen die linke Gehirnhälfte mit ihren Arbeitsbereichen analytisches, konkretes, detailorientiertes und lokales Wahrnehmen aktivieren.[10] Neuere Forschung zeigt, dass der Wechsel allein, also das ständige Springen zwischen Denkmodalitäten und Gehirnhälften, eine Dynamik bewirkt, die autopoietische Prozesse unterstützt (s. Youtube-Lehrvideo Förster, 2021).

---

10 Es wird noch gestritten, welche Gehirnhälfte für positive und welche für negative Emotionsverarbeitung zuständig ist, unstrittig ist aber, dass es zwei voneinander unterscheidbare Verarbeitungssysteme gibt: »kreativ, global, ganzheitlich, positiv« und »analytisch, Detailwahrnehmung, konkret, negativ«. Sie werden wohl in unterschiedlichen Hirnzentren verarbeitet (Friedman u. Förster, 2005). Vermutlich ist unser Hirn aber so vernetzt, dass die Unterscheidung rechts/links irgendwann ohne Bedeutung sein wird. Die Funktion unterschiedlicher Verarbeitungsmodi ist dagegen durch hunderte Studien belegt (Friedman u. Förster, 2005).

Letztlich hilft das therapeutische Arbeiten mit unterschiedlichen Körper- und Wahrnehmungszuständen, Unterschiede zu produzieren: Wie fühlt sich eine körperliche Position *im Unterschied zu einer anderen* an? Welche Bewegung zeigt sich im Innenkreis *im Unterschied zum Außenkreis?* Welche Gedanken kommen mir, wenn ich mich mit dem Vertrauten verbinde, im Unterschied dazu, wenn ich das Neue einmal versuche? Wie verändert sich meine Wahrnehmung, wenn ich meine körperliche Position wechsele? Unterschiedsbildung, so Bateson (1979/2014), schafft Information und ist gleichzeitig eine weitere Quelle menschlicher Selbstorganisation (s. Förster, 2018). Im Fall Khalids wurde mir deutlich, wie wenig wir oft von außen beisteuern müssen, um die Selbstorganisation von Klient:innen anzuregen. Sie spüren Grenzen intensiv und sie wissen selbst am besten, was es bedeutet, sie zu übertreten.

Kybernetik 2. Ordnung

Seilearbeit regt Selbstorganisation und co-kreative Prozesse an. Sie minimiert auch Bewertungen und Übergriffe durch die beratenden Systeme. Die Idee der Kybernetik 2. Ordnung, dass wir als Therapeut:innen durch Fragen und Voreingenommenheiten Probleme mit schaffen und in ungünstige Richtungen lenken, wird hier minimiert. Ich habe in meinen Weiterbildungen erlebt, dass Kolleg:innen, die sehr von sich überzeugt waren, plötzlich demütig wurden, wenn die Klient:innen bei Seileübungen selbstbewusst beschrieben, was sie möchten, und die Bemerkungen von außen, vom Therapeuten, kaum noch eine Rolle spielten. Manche haben es versucht, indem sie so etwas sagten wie »Frau Müller, Sie stehen da jetzt so gerade, ich sehe ja förmlich, wie stolz Sie sich jetzt dort fühlen!« und Frau Müller aber darauf antwortete: »Herr Doktor Schweigkötter, wie ich mich fühle, das weiß ich schon selbst«.

Das intensive Fühlen der Klient:innen führt dazu, dass sie sich mehr mit sich selbst beschäftigen als mit uns (s. Förster u. Nußbaum, 2018). Aspekte der Selbstdarstellung (»Wie muss ich sprechen, dass die Frau Therapeutin mich gut findet?«) und die Fokussierung auf den Therapeuten treten häufig in den Hintergrund, wenn die Innenbeleuchtung einmal eingeschaltet ist.

Klient:innen sollen ihr Innen und Außen selbst entdecken und entwickeln – die dafür wichtige Zurückhaltung fällt Berater:innen normalerweise leichter, wenn ihre Klient:innen im Spiel mit sich selbst beschäftigt sind. Wenn sie im Raum in ihren Seilkreisen stehen, Grenzen überschreiten oder über Schwellen springen. Im Tun entstehen häufig überraschende Assoziationsketten. Das für beide Seiten Unvorhersehbare erinnert die Beratenden an einen Hauptsatz der Luhmann'schen Systemtheorie (1984), dass wir nicht in die Köpfe anderer schauen können, dass Menschen geschlossene Systeme sind, die sich nicht verstehen können und die sich nicht kontrollieren können. Seilearbeiten haben mich immer wieder überrascht – immer wieder wird mir klar, dass wir absolut gar nichts über andere Menschen wissen. Vieles, was wir im anderen sehen, hat mehr mit uns als mit ihm zu tun. Allein durch die Externalisierung wird mein Blick fast automatisch auf den zu beratenden Menschen gerichtet und was er so legt, stellt oder baut. Oft habe ich überhaupt keine Ahnung, was da passiert. Und kann nur staunend erfragen, was gerade in ihm passiert. Khalid hat in dem Beispiel freie Hand gehabt, all das in sein System und außerhalb seines Systems zu legen, was er wollte. Ich habe ihn darin nicht beeinflusst – und es hätte auch vermutlich komisch gewirkt, hätte ich so etwas gesagt wie: »Mensch Khalid, jetzt leg doch mal deine Intelligenz und deinen Teamgeist da in deinen Kreis.« Das hätte, so die Logik der intrinsischen Motivation (s. Ryan u. Deci, 2000), auch wenig gebracht, sondern eher zum Gegenteil geführt im Sinne von: »Ach, so doof bin ich, dass Jens mir noch sagen muss, was ich alles kann.« Eine therapeutische Haltung des neugierigen Staunens, so meine Erfahrung, ist nützlich, um Autopoiese wirken zu lassen – auf diese Haltung gehe ich im folgenden Kapitel ein.

Da diese Arbeiten auch als Black-Box-Methoden angewendet werden können, werden Einflussnahmen durch Therapeut:innen zusätzlich minimiert: Wenn ich nicht genau weiß, mit welchem Problem die Klientin zu mir kommt oder was gerade in ihr passiert, kann ich sie auch nicht beeinflussen (Förster, 2024c).

Haltung

Wenn ich im Folgenden 33 Methoden oder Einsatzmöglichkeiten beschreibe, könnte der Eindruck entstehen, dass es bestimmte Anzeichen für eine »Störung« oder ein »Problem« geben müsste, bevor eine bestimmte Übung zum Einsatz kommen sollte. Zudem könnte der Eindruck erweckt werden, dass die Methoden Schritt für Schritt genauso durchgeführt werden müssten wie beschrieben. Als dürfe man nicht davon abweichen, müsse alle Fragen genauso stellen. Beides ist ausdrücklich nicht der Fall. Die vorgestellten Übungen sollen sehr gern auf die Klient:innen individuell angepasst werden. Aus meiner systemisch geschulten Haltung heraus gibt es kein »Wenn-Dann« im Sinne von: »*Wenn* Frau Müller ein Problem damit hat, ihren Mann zu verlassen, *dann* mache Übung 4b.«

Im systemischen Arbeiten, wie ich es sehe, ist es wichtig, im Kontakt mit der Klientin oder dem Klienten *gemeinsam* einen hilfreichen Prozess zu gestalten. Wenn es für den Prozess förderlich ist, wird von vorgefertigten Plänen und Vorgängen abgewichen. Es handelt sich also hier nicht um eine Art »Manual«, wo es ein »richtig« oder »falsch« bei der Anwendung gäbe. Wichtiger erscheint mir ein Erwägen der *Viabilität* oder *Nütz-*

lichkeit (z.B. von Foerster, 1993): Was gibt der Klientin momentan wichtige Impulse? Welche Fragen sind gerade für den Klienten anschlussfähig und welche nicht?

Das bedeutet konkret, dass nicht alle Fragen genauso gestellt werden müssen, dass die Reihenfolge anders sein kann und dass im Idealfall die Klientin die Regie über das Geschehen übernimmt. Woraus sich meist ganz andere Fragen und Bewegungen im Raum ergeben.

Ich habe Khalids Wünsche, wo immer es ging, ernst genommen. Ich habe darauf geachtet, dass er, wenn er will und wann er will, aus dem Kreis heraustreten darf und wieder herein. Dass er zum Beispiel ein Loch in den Kreis einbauen darf, auch wenn mich das irritiert hat, weil ich das bei anderen Klient:innen nicht beobachtet hatte. Dass er entscheiden darf, ob er etwas auf Karten schreibt oder malt oder ob er überhaupt mit Karten arbeiten möchte.

Insgesamt helfen mir folgende Bilder und Metaphern für die Zusammenarbeit zwischen Therapeut:in und Klient:in, um mich in meine Haltung zu finden (Förster, 2024):

Neugieriges Staunen. In der systemischen Haltung des neugierigen Staunens lassen wir uns immer wieder überraschen, wie die Klientin zu eigenen Lösungen kommt, wie sie unsere Fragen versteht, welchen Sinn sie sich aus unseren Einladungen und Instruktionen macht und wie sie die Übung für sich entdeckt und mitgestaltet. Wenn sie das Seil aufhebt und auf das Fensterbrett legt, wenn sie es verknoten sollte, wenn sie schon direkt am Anfang nicht im Kreis stehen möchte, sondern auf der Grenze balanciert – dann werten wir das nicht als »Scheitern der Methode«, sondern als Geschenk. Hier findet Selbstregulation statt, in dem Sinne, dass die Klientin selbst versucht, eine eigene Lösung zu finden. Die Klientin ist ein geschlossenes System, das ich nicht verstehen kann. Sie hat die Kraft zur Selbstregulation. Ich staune darüber und lasse es geschehen.

Im Prinzip produzieren Klient:innen Unterschiede: Sie selbst stellen Positionen, Konfigurationen, Situationen her, die sie beim Suchen nach einer Lösung oder Verbesserung unterstützen. Wir lassen sie gewähren und fragen sie, was diese Unterschiede für sie bedeuten (könnten). Wir nutzen das, was sie anbieten, und sind dabei hochflexibel. Daher profitieren diese Methoden von einer systemischen Ausbildung, in der solche Haltungsgesichtspunkte über mehrere Monate eingeübt werden. In der wir lernen können, sichere Rahmen für Selbstorganisation zu gestalten, ohne zu steuern, zu manipulieren oder zu bewerten.

Für Anfänger:innen mag es genügen, Folgendes zu berücksichtigen: Die Übung sollte immer *freiwillig* erfolgen. Sollte die Klientin sie, aus welchem Grund auch immer, ablehnen, führen wir sie nicht durch. Die Klientin wird uns *Resonanz* geben, welche Fragen anschlussfähig sind und welche nicht. Wir versuchen Fragen zu stellen, die nützlich sind. Wenn Klient:innen Fragen nicht beantworten wollen, ist das ihr Recht. Wir lassen sie gewähren. Wir sind in ständiger *Rückkopplung* mit der Klientin. Wir fragen sie immer mal wieder, wie es ihr geht, welche Unterschiede sie erlebt, was sie tun möchte. Wenn wir den Eindruck haben, dass sie die Übung nicht gern macht, fragen wir nach und brechen gegebenenfalls ab. Wenn wir starke emotionale Regungen bemerken sollten, fragen wir sie, ob das zumutbar ist, und hören auf, wenn sie aufhören möchte. Wir können zwischendrin immer wieder fragen, was ihr etwas bringt und was nicht. Wir beide sind ein *gemeinsam lernendes System,* wir lernen voneinander, und im Laufe der Sitzung weiß die Klientin immer besser, was sie erwarten kann, erfragen kann – was sie möchte. Wir staunen darüber und begleiten sie auf ihrem Weg.

Die Klientin als Regisseurin ihres Lebens. Die Metapher der Regie nutze ich ebenfalls gern. Die Klientin ist die Expertin für ihr Problem und ihre Lösung. Wenn sie Ideen hat, die nicht in der Methodenbeschreibung vorkommen, lassen wir uns darauf ein. Es geht nicht darum, eine Methode durchzupeitschen, sondern die Methode ist eine Impulsgeberin für eigene Problemlösungsprozesse. Wir deuten nicht und analysieren nicht, sondern beobachten und lassen die Klientin ihr eigenes Drehbuch schreiben. Wenn sich die Klientin zum Beispiel 3 Meter Abstand zum Seil sucht, dann bewerten wir das nicht, sondern bemerken dies sachlich, zum Beispiel: »Ich sehe, du stehst ca. 3 Meter weiter weg vom Seil.« Wir deuten nicht, sondern fragen sie, was das für sie bedeutet. Wir beobachten Veränderungen in der Gestik, beim Atmen, im Gesichtsausdruck und beschreiben, was wir beobachten, ohne es zu bewerten. Immer mit Ichbezug und gern in Frageform: »Mir kommt es so vor, dass du mehr lächelst als vorher, aber das bin ja nur ich – wie ist das für dich, wenn ich das so beschreibe? Wie würdest du das beschreiben? Ist das hilfreich oder was brauchst du gerade?«

Um die Rolle der Regie klarzumachen, ermuntere ich Klient:innen oft mit diesen Worten: »Sie dürfen hier gern auch die Regie über die Sitzung übernehmen. Fühlen Sie sich frei mitzugestalten. Sie dürfen Sachen ausprobieren, dürfen experimentieren – tatsächlich geht es gar nicht um Dürfen: Das ist Ihre Sitzung – ich begleite Sie und bin mir sicher, dass in Ihnen eine Idee schlummert, wie Sie in Zukunft einen kleinen Schritt[11] vorankommen können.

Dienstleistung. Last but not least hilft es mir, in meine Haltung zu kommen, wenn ich mich als Dienstleistenden verstehe. Nehmen wir einen Juwelier und einen Kunden. Nehmen wir an, ich wäre der Juwelier und ein Kunde käme herein, der einen Rubin

---

11 Ich arbeite gerne mit einer Idee der »kleinen Schritte«, um Erwartungen nicht zu hoch wachsen zu lassen und letztendlich Enttäuschungen vorzubeugen. Es kann immer sein, dass in der Sitzung schon ein Riesensprung nach vorn geschafft wird. Manchmal kommt es sogar zu »der« Lösung. Oftmals ist es aber so, dass anfangs kleine Schritte nach vorn gemacht werden und der große Sprung später erfolgt. Und manchmal geht es sogar einen Schritt zurück. Wir können Veränderungsprozesse nicht kontrollieren. Daher ist es meiner Meinung nach auch fair zu vermitteln, was Klient:innen erwarten können und was nicht.

kaufen wollte. Nehmen wir an, ich denke, Rubine passen nicht zu seiner Haarfarbe. Würde ich ihm einen Smaragd aufschwatzen, den er ausdrücklich nicht will? Als Systemiker würde ich erstens vermuten, dass er den gar nicht kaufen würde. Ich kann andere Systeme nicht kontrollieren. Ich kann es versuchen, aber es wäre vermutlich nicht besonders erfolgreich. Zweitens würde ich vermuten, dass, sollte er ihn doch kaufen, er ihn nach einer Woche wieder zurückbringen würde. Menschen machen, was sie wollen. Ich würde mich drittens auch fragen, was denn eigentlich mit mir los ist, wenn ich anderen meinen Willen aufzwingen möchte. Wo habe ich gelernt, dass ich es besser weiß als mein Patient oder meine Klientin? Wenn ich meine Wahrnehmungen und meine Verhaltensmuster, die ich sicherlich irgendwann gelernt habe und die vielleicht irgendwann auch zielführend waren überprüfe, sind sie dann tatsächlich noch zeitgemäß? Sind sie wirklich »richtig«? Oder überschätze ich mich nicht genauso wie die meisten Menschen? Forschung zum Selbstüberschätzungseffekt (Overconfidence Bias) zeigt, dass die meisten von uns sich ständig überschätzen, um den eigenen Selbstwert zu stabilisieren … Ich sympathisiere sehr mit Virginia Satirs Idee, dass ein niedriger Selbstwert dazu motiviert, mich größer zu sehen als ich bin und andere zu bevormunden. Falls ich den Eindruck hätte, ich weiß es besser als meine Klient:innen würde ich zu einer Supervisorin gehen und mir einmal zusammen mit ihr meinen Selbstwert anschauen.

In Therapie, Coaching und Supervision werden viele meiner Steuerungs- oder Beeinflussungsversuche sowieso nicht funktionieren. Menschliche Systeme sind nicht instruierbar (Luhmann, 1984). Und wenn ich jemandem etwas verordnen würde, dem er zustimmt, heißt das noch lange nicht, dass er das dann auch umsetzt. Therapie, Coaching und Supervision finden im Setting einer demokratischen, partizipativen Gesellschaft statt und die Grundgesetze werden im Praxisraum oder im Stuhlkreis keineswegs aufgehoben (s. Diskussion zu Patient:innenrechten: Förster, 2024a, 2024b). Ich kann weder eine Person zwingen, eine Übung zu machen, noch sie dazu überreden, nicht hier und nicht heute. Und wenn ich etwas verordnen sollte, werden die Klient:innen immer noch selbst entscheiden, ob sie mir folgen. *Compliance* heißt dieser Faktor gemeinhin in der Psychotherapieforschung, was so viel bedeutet wie »die Klient:innen tun das, was ich ihnen verordne« oder die »Bereitschaft eines Patienten zur aktiven Mitwirkung an therapeutischen Maßnahmen«.

Ich erlebe die Freiheit der Entscheidung etwa, wenn Klient:innen mit mir über Gewichtsabnahme sprechen und ich ihnen, oft viel zu schnell, erzähle, dass bei mir Intervallfasten geholfen hat. Ich esse zwischen 20:00 Uhr und 12:00 Uhr nichts und es funktioniert wunderbar. Sage ich das meinen Klient:innen, nicken sie meist artig und sagen: »Das muss ich auch mal versuchen!« und kommen zur nächsten Sitzung und erzählen mir, dass sie es doch nicht probiert haben.

Ich nutze das Diätbeispiel gern, weil es verschiedene Aspekte exemplarisch ans Licht bringt: Klient:innen sehen uns sehr schnell als Expert:innen. Nicht selten sind wir in ihrer Wahrnehmung so etwas wie »Heilsbringer«, auch wenn wir noch so sehr versuchen, eine Augenhöhe herzustellen. Die Nähe der Psychotherapie zur Medizin ist in der westlichen Welt in unserem assoziativen Gedächtnis abgespeichert, das heißt, es ist oftmals nicht zu vermeiden, dass Klient:innen uns Therapierende oder Beratende in einer ähnlichen Hierarchie wahrnehmen (Förster u. Nußbaum, 2022). Die Rolle von Coach:innen und Supervisor:innen wird nicht selten mit etwas Guruhaftem in Verbindung gebracht. Viele Kund:innen haben deshalb die Erwartung, dass wir Empfehlungen geben. Was passiert aber bei der Ärztin? Viele von uns stecken das Rezept erst einmal in die Hosentasche. Zu Hause angekommen, überlegen wir dann, ob wir die Pille wirklich schlucken sollen. Einige von uns entscheiden sich schließlich, sie nicht zu schlucken, und kaufen das Medikament gar nicht erst in der Apotheke. Die Mediziner:innen klagen dann über »mangelnde Compliance«. Das passiert uns auch, wenn wir zu forsch etwas vorschlagen, ohne die Klient:innen mitzunehmen, ohne sie zu fragen, welche Vor- und Nachteile sie darin sehen und ob die entsprechende Maßnahme auch umsetzbar ist.

Tatsächlich wäre ein »Nein« auf einen von mir geäußerten Vorschlag oder eine Idee für mich als Systemiker ein Indiz dafür, dass ich systemisch arbeite – spricht es doch für eine gewisse Augenhöhe und möglicherweise für Selbstermächtigung. Selbst zu sich zu stehen, einen Selbstwert zu entwickeln, selbstständig und in Freiheit Entscheidungen zu treffen ist in der Systemik ein allgemeines Ziel, ich würde es *Metaziel* nennen. Ich würde daher ein Nein als Kompliment für meine Arbeit betrachten – die Klientin und ich haben es geschafft, auf Augenhöhe zu sein, und so wird sie wahrscheinlich auch beim nächsten Mal, wenn ihr etwas nicht passt, ihren Mund aufmachen. So können wir arbeiten, so können wir gemeinsam auf Lösungssuche gehen! Noch mehr würde ich allerdings an meiner Impulskontrolle arbeiten, mit dem Ziel, möglichst wenig vorzuschlagen oder zu empfehlen, also so wenig wie möglich von außen reinzugeben. Die Herausforderung wäre stattdessen, einen therapeutischen Rahmen zu bauen, innerhalb dessen die Klientin selbst auf Ideen für Verhaltensänderungen kommt. So könnte eine *intrinsische* Motivierung entstehen, die, wie zahlreiche Forschung zeigt, viel wirksamer ist als eine *extrinsische* (Förster, 2012; Ryan u. Deci, 2000). Compliance wäre dann weniger ein Problem. Die Übungen in diesem Buch sollen Klient:innen dabei helfen, selbst neue Impulse oder gar Lösungen zu entwickeln.

Ich finde es interessant, was Klient:innen so sagen, wenn sie etwa meiner Einladung, es einmal mit Intervallfasten zu versuchen, nicht nachgekommen sind: »Ich habe es ja probiert, Herr Förster, aber wissen Sie, mein Mann und ich, wir frühstücken so furchtbar gerne. Das Fasten würde etwas sehr Schönes aus unserer Beziehung nehmen.« Oder: »Wenn ich dann morgens die Brote für die Kinder schmiere, strömt mir der Geruch in die Nase und – schwupps habe ich selbst eins verputzt.« Oder: »Ich kriege Kopfschmerzen, wenn ich nicht esse.« Oder, oder, oder. Man könnte sagen: Das ist einfach eine unpassende Strategie oder Maßnahme für viele. Sie passt nicht auf jeden persönlichen Fall. Wenn ich in meiner Kraft bin, gebe ich deshalb solche Empfehlungen nicht. Ich erarbeite stattdessen Lösungen mit dem Klienten.

Zudem sehe ich als Systemiker einmal wieder, wie einflussreich Systeme sind, in denen wir leben. Sie bestimmen mit, was umsetzbar ist und was nicht. Wenn Bindung beim Frühstücken entsteht, dann wird ein Klient vermutlich gute Gründe haben, das Frühstück dem Abnehmen vorzuziehen. Wenn Eltern ihren Kindern Frühstück machen (wer sollte das sonst tun, würden sie sagen), können sie die Verführungen weniger kontrollieren. Das Nichtumsetzen einer Idee oder Intervention beinhaltet häufig wichtige Informationen über die Kontexte der Klient:innen. Kontexte, die hinderlich oder förderlich sein können. Wir sollten also nachfragen und hinhören, in welchen Systemen Menschen leben – so ergeben sich höchst individuelle Lösungen, die in keinem Lehrbuch abgebildet werden können. Bleiben wir an der Klientin dran, vertrauen auf die Selbstorganisation und schaffen einen Rahmen dafür, dann zeigen sich diese ungewöhnlichen, eigenen Lösungsimpulse. Die wir neugierig bestaunen dürfen.

PRAXIS METHODISCHES, RAHMUNG UND DIE ÜBUNGEN

Im Folgenden präsentiere ich 33 Übungen. Sie werden in ihrem Ablauf beschrieben und einzelne Schritte werden in Bildern illustriert. Im weitesten Sinne geht es darum, mit Hilfe von Seilen *innere Zustände* oder *Dynamiken* darzustellen. Oftmals wird die Klientin gebeten, aus einem Seil einen Kreis zu legen, der ihr Ich darstellt. Ihr *Ichkreis.* In diesem Kreis liegt alles, was zu ihr gehört. Dann kann ich sie einladen, sich einmal darein und daraus zu stellen und sich einzufühlen. Ich schlage in jeder Übung auch Fragen vor, die wir als beratende Systeme stellen können – diese Fragen sind jedoch lediglich Anhaltspunkte. Sie sollen ein natürliches Gespräch fördern, nicht hemmen oder unterbrechen. Im Idealfall motivieren systemische Methoden Kommunikation und Anschlusskommunikation. Wie die Gespräche verlaufen, ist unkontrollierbar und kann hier nicht beschrieben werden. Ich werde auch einige generelle Fragekategorien vorstellen, die ich in meiner Arbeit als Orientierung nutze. Ich nenne sie hier *Impulsfragen,* die Sie sich auch als Downloadmaterial[12] herunterladen und als Spickzettel beim Arbeiten nutzen können. Teilnehmer:innen unserer Weiterbildung berichteten mir, dass ihnen solche Impulsfragen anfangs bei der Arbeit geholfen haben.

12 Abrufbar im Verlagswebshop beim Buchtitel. Am Ende des Buches finden Sie das Passwort für das Downloadmaterial.

Die ABC-Impulsfragen

Wenn Sie schon sehr vertraut mit dem systemischen Arbeiten sind und wenn Sie viel mit Seilen arbeiten, werden diese Impulsfragen vermutlich bald die einzigen sein, die Sie sich zu Seileübungen auf den Schirm holen. Als Erinnerungshilfe ist die auch downloadbare Karte »ABC-Impulsfragen« gedacht.[13] Diese Karte fasst *Möglichkeiten* für Fragen zusammen. Es ist nicht problematisch, wenn Sie Fragen nicht stellen oder vergessen. Manchmal ist gar weniger mehr. Wenn wir merken, dass ein Klient durch unsere Art zu fragen überfordert ist, wenn Ruhe und Langsamkeit für den Prozess vielleicht nützlicher erscheinen oder wenn bestimmte Fragen gar nicht beantwortet werden (können), dann ist es sinnvoll zu kürzen. Es versteht sich auch, dass natürlich Fragen hinzugefügt werden können.

Auch für den Fall, dass etwas Besonderes beobachtbar ist, wie ein sich stark verändernder Atem, eine Handbewegung, eine Anspannung, stehen auf der Karte viel zu viele Fragen. Im Sinne der Prozessorientierung ist es dann vielleicht nützlicher, spezielle Fragen bezogen auf das zu stellen, was sich gerade anbietet. Manchmal ergeben sich durch die Beobachtung auch andere Fragen, die vielleicht sogar nützlicher sind. Es ist erwünscht, dass Sie sehr im Kontakt mit den Klient:innen sind und sich Reihenfolge und Fragenauswahl aus der Interaktion ergeben. Mir ist es sehr wichtig, dass Sie die Fragen und die Karten, die Sie herunterladen können, nicht als Manual wahrnehmen, das sklavisch abgearbeitet werden müsste.

Falls Sie die eine oder andere Frage daraus stellen, erscheint es mir im Sinne der Unterschiedsbildung (Bateson, 1979/2014, S. 123) sinnvoll, dieselbe Frage auf unterschiedlichen Positionen zu stellen. Wenn etwa die Klientin einen Kreis von innen erlebt und ihn sich dann von außen anschaut oder wenn sie auf der Grenze steht, stelle ich ihr auf *jeder* Position gern *dieselbe* Frage. Unterschiede sind informativ. Um ein Beispiel zu geben: Ich erfrage, wo sich etwas im Körper bemerkbar macht, sowohl wenn ein Klient

13 Abrufbar im Verlagswebshop beim Buchtitel. Am Ende des Buches finden Sie das Passwort für das Downloadmaterial.

mitten auf seinem Problem steht, wenn er darübergeht als auch wenn er es aus der Ferne betrachtet – dieselbe Frage an verschiedenen Positionen führt zu Unterschieden und das ist eine wichtige Information für Klient:innen und uns.

Die ABC-Impulsfragen spiegeln die drei psychologischen Säulen *Emotion, Kognition* und *Verhalten* wider, die ich mir mit Hilfe der Eselsbrücke ABC gut merken kann (Förster, 2018). Es geht um das Erfragen von:

> **A**ffect: Emotionen, Stimmungen, Gefühle, emotionale Bilder, der Selbstwert, Sinnesempfindungen, Energie
> **B**ehavior: Verhalten, Körper, Stand, Atem, Hände, Haut, Motivation, Bilder
> **C**ognition: Gedanken, Assoziationen, Bewertungen, Metakognitionen (zirkuläre Fragen)

Unter B verstehe ich neben sichtbarem Verhalten auch inneres, körperliches Empfinden. Interessanterweise werden Bilder auch in Hirnzentren verarbeitet, in denen Körperempfindungen gespeichert sind. Vor dem Hintergrund meiner Embodiment-Forschung sehe ich einen engen Zusammenhang zwischen somatischen Markern, Empfindungen und Handlung (Förster, 2024c).

Ganzheitliches therapeutisches Arbeiten sollte alle drei Ebenen berühren. Meine Beobachtung ist, dass im klassischen therapeutischen Arbeiten der Kopf (C), also das Gespräch, sehr viel Gewicht bekommt, während Herz (A) und Hand (B) weniger berücksichtigt werden. Alle drei Quellen des Menschseins liefern aber wertvolle Informationen über problematische Situationen und über Ressourcen und Stärken – genauso, wie auf allen drei Ebenen Lösungsansätze gewonnen werden können. In meiner Seilearbeit haben sich diese drei Ebenen ebenfalls bewährt. Geht es um Grenzen, bieten sich bei den Fragen um körperliches Empfinden (B) Fragen zur Haut und anderen Organen an, die metaphorisch als »Grenzorgane« beschrieben werden können wie der Mund, die Ohren, die Nase etc. Auch auf die Sprache (C) können wir achten: Hat da jemand »wenig Raum«, ist es gerade »eng«, ist jemand »übergriffig geworden« oder geht jemand »über meine Grenzen«, zeigen auch diese verbalen Metaphern Grenzen und ihre Überschreitungen, auf die wir Bezug nehmen können. Und auch bestimmte Gefühle (A) wie »Enge«, »Angst«, »Alleinsein« deuten auf Grenzen von Ichsystemen hin.

ABC-IMPULSFRAGEN

A WIE AFFEKT, GEFÜHLE, EMOTIONEN

Wie geht es Ihnen hier? ... im Unterschied zu vorher?

Was fühlen Sie?

Wie ist Ihre Energie?

(Möglich: Wie schmeckt das, wie hört sich das an, was hören Sie, wie riecht das, wie fühlt sich das an?)

(Möglich: Wie steht es um Ihren Selbstwert?)

Skalierungen sind manchmal hilfreich: Auf einer Skala von 1 = sehr schlecht bis 10 = sehr gut – wie geht es Ihnen? Ist das viel oder wenig? Was müsste passieren, dass Sie einen Punkt höher kommen?

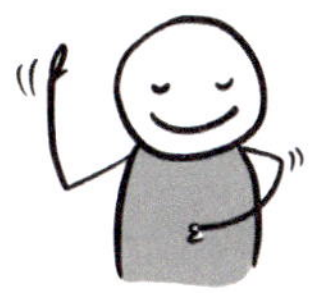

B WIE BEHAVIOR, BILDER, VERHALTEN, KÖRPER

Wo im Körper tut sich was? Was tun Sie gerade, wenn Sie sich einmal beobachten. Wie fühlt sich das an? (Im Unterschied zu vorher?)

Was fühlt sich gut an?

Wie ist Ihr Stand hier?

Wie ist Ihr Atem?

Was machen Ihre Hände? Wo wollen Ihre Füße hin?

Wie fühlt sich Ihre Haut an?

Welche Bilder entstehen gerade vor Ihrem inneren Auge? Welche Metaphern?

Was brauchen Sie, um es hier gut auszuhalten?

Gesetzt den Fall, Sie müssten etwas akzeptieren: Was wäre das?

Was müssen Sie nicht akzeptieren?

Was tun Sie normalerweise in ähnlichen Situationen? Was würden Sie jetzt gern tun?

(Möglich: Woher kennen Sie das?)

C WIE COGNITION, GEDANKEN, INTERPRETATION

Was denken Sie gerade?

Welche Assoziationen kommen Ihnen?

Was ist der Unterschied zu vorher?

Wenn Sie das hier bewerten würden, wie sähe das aus?

Wenn Sie Ihre beste Freundin oder Ihr bester Freund hier sehen würde, was würde er oder sie sagen?
Was macht das mit Ihnen?
Wenn wir uns einmal von oben betrachten würden, was würden wir dann beobachten?
Welche Absicht kommt Ihnen?
(Möglich: Wenn Sie als 85-Jährige:r von außen auf das Ganze schauen würden, was würden Sie sagen? Was würden Sie sich raten?)

Unter Kolleg:innen: Die Fragen können in deiner Reihenfolge und in deinem Wortlaut gestellt werden. Finde deinen Stil! Und warte, was der Klient oder die Klientin dir anbietet. Lass dich auch von ihr oder ihm leiten.
Frage immer wieder nach Unterschieden zu vorherigen Positionen.
Paraphrasiere, was der Klient oder die Klientin gesagt hat.
Beschreibe Veränderungen der Mimik, der Sprache, des Tonfalls, der Aktivität, ohne zu bewerten.

Rahmung, Struktur und Aufmerksamkeiten beim systemischen Arbeiten

Ich kann die Instruktionen in den angebotenen Übungen befolgen, ich kann sie abarbeiten, die Anweisungen ablesen und das könnte und wird in dem einen oder anderen Fall schon erfolgreich sein. Für mich wäre das jedoch immer noch kein systemisches Arbeiten und unsere Potenziale als beratende Systeme wären so keineswegs ausgeschöpft.

Im Folgenden möchte ich einige Gesichtspunkte der Rahmung von systemischen Sitzungen erläutern, damit wir Klient:innen individuell, auf Augenhöhe und mit der für mich zentralen Wertschätzung begleiten können (s. a. das Kapitel »Haltung«, S. 38 ff.). Zu meiner Arbeitshaltung gehören klassische Instrumente wie die Auftragsklärung, das Bilden von Unterschieden und Hypothesen, das Einziehen von Metaebenen und das Berücksichtigen der Kontexte, zum Beispiel durch zirkuläres Fragen. Ich möchte auch dazu einladen, verdeckt, also im Sinne von Black-Box-Verfahren, zu arbeiten (Förster, 2024c).

Kontakt, Anliegen und Auftrag

Kontaktaufnahme. Vor jeder Methode kommt der *Kontakt.* Ohne Beziehungsaufnahme kann ich als Systemiker nicht arbeiten. Small Talk, Joining, Beziehungsaufnahme, Sich-Einschwingen auf das Gegenüber sind die Basis von Beratungsarbeit. Ohne dies kann ich kaum mit einer therapeutischen, beraterischen oder supervisorischen Arbeit beginnen. Dazu kann ein Kaffee oder Tee gehören, eine schön oder anregend gestaltete Praxis, eine einladende Aktivierungsübung zum Beginn, eine Befindlichkeitsrunde (z. B. in der Supervision oder anderen Mehrpersonensettings), ein bisschen Small Talk über das Wetter, die Politik oder den Personennahverkehr, eine Achtsamkeitsübung oder anderes. In meinen Seminaren, so mein Eindruck, unterschätzen Teilnehmende häufig diese essenziell wichtige erste Phase des Beratungsgeschehens. Das fühlt sich für sie nicht wie Arbeit an und sie haben den Eindruck »das kann ich doch schon«. Ich empfehle, dieser Phase viel Raum, Zeit und Energie zu widmen. Gesa Jürgens hat diese Phase sehr schön »den Boden bereiten« genannt (s. Hennecke, 2022). Ohne Boden keine Keimlinge, keine Pflanzen, keine Ernte.

Was es meines Erachtens braucht, ist eine Atmosphäre von Vertrauen, eine Beziehungsgestaltung auf Augenhöhe und eine Sicherheit, sich gemeinsam auf etwas und sich aufeinander einzulassen. Mein persönliches Ziel ist es, Beziehung so zu gestalten, dass Klient:innen »Ja« und »Nein« sagen können zu allem, was in den Sitzungen passiert. All das ist nicht trivial und oftmals nicht in zwei Minuten zu haben. Joining professionell zu gestalten, beruht auf Übung und jahrelanger Erfahrung. Forschung zeigt, dass Beziehungsgestaltung einer der wichtigsten Faktoren für eine erfolgreiche Therapie ist (z. B. Norcross u. Lambert, 2018).

Anliegen- und Auftragsorientierung. Bevor wir mit irgendeiner Übung beginnen, sollte eine Auftragsklärung stattgefunden haben: »Wozu sind Sie hier und wie kann ich Sie dabei unterstützen?« Systemiker:innen lesen keine Themen oder Ziele oder Anliegen in die Klient:innen hinein – sie hören zu, welche Anliegen die Klient:innen mitbringen. Häufig sind Anliegen und Aufträge nicht glasklar, sondern eher vage. Das ist okay so. Oftmals bietet es sich eher an, von einer *Auftragsorientierung* zu sprechen. Die Haltung, die dahintersteckt, ermöglicht uns auch, demütig einzusehen, dass wir vermutlich nur die Hälfte dessen verstehen, was eine Klientin von uns will. Und sie hilft uns anzuerkennen, dass sich ein Auftrag immer wieder ändern kann. Das ist nach meiner Erfahrung häufig der Fall und »normal«. Aufträge können sich zwischen Sitzungen und auch innerhalb einer Sitzung dynamisch verändern.

Genauso wenig nötigen wir Klient:innen Interventionen auf, die sie nicht durchführen wollen. Ich habe es erlebt, dass Klient:innen sich nicht im Raum bewegen wollen, dass sie lieber reden und sitzen bleiben. Ich nehme diese Wünsche ernst: Wenn jemand meine schön erdachten Methoden nicht möchte, hat er oder sie recht. Es kommt auch vor, dass die Klient:innen eine Übung im Raum beginnen und sie währenddessen merken, dass dies nicht passt. Dann hören wir auf und machen etwas anderes. Systemiker:innen sind zum flexiblen Denken verdammt. Im Allgemeinen aber nehmen meine Klient:innen meine Einladungen zu »kleinen Experimenten« gern an.

Klassische Fragen der Anliegen- und Auftragsorientierung, um überhaupt den Rahmen abzustecken, sind: »Was sollte bestenfalls bei unserer Arbeit herauskommen?«, um mich zu vergewissern, ob ich die Ziele der Klientin für realisierbar halte oder nicht. Wenn ich so etwas höre wie: »Ich kann mich nicht abgrenzen«, »Ich weiß grad nicht, wer ich bin«, »Ich möchte einmal was Neues versuchen«, »Ich fühle mich gerade so eingeengt«, »Ich möchte meine Gedanken sortieren« (andere Anliegen finden sich in den Titeln der 33 Karten) – dann ist für mich naheliegend, eine Seileübung vorzuschlagen. Da es keine Wenn-dann-Relationen im individuellen Arbeiten gibt, ist es aber auch bei weniger naheliegenden Anliegen durchaus einmal einen Versuch wert, eine Seileübung zu beginnen.

Bei der Auftragsorientierung helfen mir zudem folgende klassische Fragen: »Wozu sind wir hier zusammengekommen?«, »Was müssten wir tun, dass Sie am Ende der Sitzung gut rausgehen?«, »Was müssten wir tun, damit Sie am Ende der Sitzung enttäuscht sind oder schlechter gestimmt als jetzt?«, »Was wünschen Sie sich und was sollte hier nicht passieren?«

Wenn ich zu einer Seileübung einlade, sage ich so etwas wie: »Wie wäre das, wenn wir einmal etwas anderes versuchen? Wenn wir uns einmal hier im Raum bewegen, statt zu sitzen? Wir können das jederzeit abbrechen, aber ich habe gerade die Idee, dass Ihnen das gut tun würde, um einen Schritt weiterzukommen!«

Manchmal kommen Menschen zu mir, die sagen, dass sie wenig Zugang zu ihren Gefühlen hätten. Hier sage ich so etwas wie: »Ich kann Ihnen nicht versprechen, ob ich Ihnen einen Zugang zu Ihren Gefühlen eröffnen kann. Wir können es aber einmal versuchen, indem wir ein wenig in Bewegung kommen. Wie wäre es, wenn wir einmal aufstehen und im Stehen arbeiten? Ich habe da eine Methode, die Klient:innen sehr gern machen.«

Ich habe mir dabei angewöhnt, dies im Aufstehen zu sagen. Das motiviert eher, in Bewegung zu kommen, als im Sessel einzementiert zu murmeln: »Wie wäre es denn, wenn wir mal …« Meine Erfahrung mit ungewöhnlichen Methoden ist, dass sie nicht zu zaghaft eingeführt sein sollten. Wenn wir selbst unsicher oder zögernd auftreten, dann ist das nicht sehr einladend.

Eine eher allgemeine Instruktion wäre: »Wir können einmal etwas versuchen. Sie müssen nicht mitmachen, wenn Sie nicht wollen. Und wenn Sie die Übung abbrechen wollen, dann hören wir damit auf, okay? Sie müssen das auch nicht begründen, wir können auch einfach reden, wenn Ihnen das besser gefällt. Falls wir im Raum arbeiten, werde ich Ihnen dabei auch Fragen stellen. Sie müssen die nicht beantworten. Und falls Sie sich fragen, warum ich sie gestellt habe, fragen Sie ruhig. Ich kann Ihnen dann gern Antwort geben. Hier ist alles transparent. Ich habe keine Hintergedanken, Sie können immer fragen. Sie können alles von mir wissen.«

Für mich gehört dazu, dass sich Klient:innen die Farbe des Seils und die Farbe der Moderationskarten, falls involviert, aussuchen können. Da sie in vielen Fällen ihr Selbstsystem, also nichts Geringeres als sich selbst als Person abbilden, ist es wichtig, hier Entscheidungsoptionen anzubieten. Menschliche Identität lässt sich nicht in ein vorbereitetes Schema einordnen und sie ist nicht vorbestimmt. Menschsein ist eine Entscheidung. Ichsein ist eine Entscheidung. Die Seile sollten selbstverständlich auch ästhetisch sein, das heißt sauber und nicht etwa zerfasert. Ich arbeite mit Seilen, die ca. 260 cm lang sind und als Springseile im Handel zu haben sind. Sie sollten flexibel sein, nicht allzu störrisch. In meiner Arbeit biete ich Klient:innen Seile in unterschiedlichen Farben an.[14]

Während des Prozesses: Paraphrasieren, Spiegeln, Beobachtungen mitteilen

Wenn wir mit einer Kient:in im Raum arbeiten, bieten sich immer mal wieder *Paraphrasierungen* an, das heißt, ich wiederhole das, was ich gehört habe, in eigenen Worten. Eine Alternative ist das *Spiegeln,* das heißt, ich versuche möglichst nahe am Wortlaut zu bleiben (auch scherzhaft als »papageienhaftes Nachplappern« bezeichnet) und die emotionale Qualität der Nachricht wiederzugeben (s. Rogers, 1942/1972). Wenn wir das tun, können wir aus einer Haltung der Augenhöhe auch um Erlaubnis bitten. Ich sollte allerdings auch aushalten können, wenn mir ein Nein entgegenkommt. In diesem Fall richte ich mich nach den Wünschen der Klient:innen.

- *Paraphrasieren:* »Darf ich versuchen zusammenzufassen, was Sie gesagt haben? Ich versuche es einmal, in meinen eigenen Worten zu sagen, okay?« Und anschließend: »Und wie hört sich das an, wenn ich das in meinen eigenen Worten sage?« Beispiel: Der Klient sagt: »Ich fühle mich hilflos.« Therapeut: »In meinen eigenen Worten wäre das: ›Ich habe keine Kontrolle.‹ Wie klingt das für Sie?«
- *Spiegeln:* »Darf ich einmal versuchen zusammenzufassen, was Sie gesagt haben? Ich versuche einmal, Ihre eigenen Worte zu nutzen.« Und anschließend: »Und trifft es das inhaltlich wie emotional, wenn ich das so zusammenfasse?« Beispiel: Der Klient sagt: »Ich fühle mich hilflos.« Therapeut: »Sie fühlen sich also hilflos. Habe ich das richtig wiedergegeben? Was macht das mit Ihnen?«
- *Beobachtungen:* Zudem kann ich immer wieder Beobachtungen anbieten. Sie sollten wie subjektive Wahrnehmungen klingen, das heißt im Ichbezug, im Konjunktiv oder als Frage formuliert sein. Auch hier ist eine Autorisierung nützlich, das heißt, ich kann um Erlaubnis fragen, ob das angenehm ist: »Darf ich Ihnen im Laufe der Sitzung auch meine Beobachtung bezüglich Ihrer Gestik und Körperhaltung mitteilen? Es kommt mir so vor, als ob Sie in Ihrem Ichkreis gerader gestanden hätten als jetzt in dem zweiten Kreis … Was macht das mit Ihnen, wenn ich das so sage?«

---

14 Abschleppseile eignen sich zum Beispiel deshalb nicht, weil sie zu starr sind. Mit ihnen kann ich keinen runden Kreis legen. Kletterseile sind manchmal ebenso unbiegsam und haben außerdem oft irritierende Musterungen. Ich bevorzuge reine, klare, unterscheidbare Farben. Zudem sind hochwertige Seile häufig zu teuer. Springseile sind meiner Erfahrung nach preisgünstiger und besser geeignet. Sie gibt es in vielen Farben und Längen. Die Seile sollten so lang sein, dass Klient:innen einen nicht zu engen Kreis um sich legen können.

Beobachtungsfoki

Während des gesamten Prozesses beobachte ich, ob ich hilfreich bin. Mir bieten sich im systemischen Arbeiten folgende Beobachtungsfolien an, wenn ich mich frage: »Was mache ich hier gerade?« In der systemischen Beratung lohnt es sich, auf *Unterschiedsbildungen* zu achten, auf die *Hypothesengenerierung* und auf *Zirkularität* und *Metaebenen*.

Unterschiede. Auf jeder Ebene sind Unterschiedsmarkierungen informativ: »Ich habe geglaubt zu beobachten, dass du gelächelt hast, als du von deinem Vater gesprochen hast, während du deine Stirn gerunzelt hast, wenn von deinem Onkel die Rede war.« – »Anfangs haben Sie die Hände sehr stark bewegt. Jetzt sind sie still. So habe ich es jedenfalls wahrgenommen.«

Die Unterschiede werden möglichst nicht analysiert und bewertet. Stattdessen fragen wir nach einer möglichen Bedeutung für die Klient:innen. Jegliche Sinngebung geht von der Klientin aus. Dies bietet häufig eine weitere, wichtige Information, die oftmals sogar Lösungsimpulse beinhaltet, wenigstens aber zu neuen Konstruktionen des Problems einlädt.

»Du hast gesagt, dass dein Atem anfangs unregelmäßig war und jetzt ist er ruhig. Was macht das mit dir? Was könnte das bedeuten? Falls darin irgendein Sinn liegen würde, welcher wäre das?«

Hypothesen. Systemische Hypothesen können hie und da eingestreut werden. Ich widme der Hypothesenbildung besondere Achtsamkeit – zu oft habe ich erlebt, dass Hypothesen als Erklärungen verstanden werden. In dem Moment biete ich also als Therapeut einen Sinn an – was ich persönlich oftmals für unpassend und unangemessen halte. Ich möchte als Systemiker vermeiden, dass meine Konstruktion unüberlegt übernommen wird, vielmehr sollte die Klientin selbst auf nützliche Ideen kommen.

Sollten wir Hypothesen nutzen, gilt wieder und im Besonderen: Wir tun dies mit Ichbezug, im Konjunktiv und mit der Maxime »Eine Idee ist immer schlecht, wenn es die einzige ist«. Wir sollten also mindestens drei Hypothesen anbieten, aus denen sich die Klient:innen eine aussuchen können.

Da Hypothesen aus Verhaltensmustern und nicht aus einem einzigen Verhalten abgeleitet werden, sollte eine Hypothese auf mindestens drei gleichartigen Beobachtungen basieren. Wenn wir zum Beispiel mindestens drei Mal bemerken, dass Menschen ihre eigenen Leistungen mit einem »eigentlich« einschränken oder relativieren (»Eigentlich, Herr Förster, bin ich recht intelligent …«), dann könnten wir formulieren: »Möglicherweise möchten Sie durch die relativierende (abschwächende, etc.) Wortwahl Ihre Umwelt nicht mit Ihrer Intelligenz einschüchtern.« Ich möchte hier nicht entscheiden, welche Ideen oder Hypothesen generell nützlich sein könnten, systemische Hypothesen müssen dabei strenggenommen mehreren Kriterien genügen (s. von Schlippe u. Schweitzer, 2012, S. 204):

1. Sie sollten im Konjunktiv beschrieben werden oder durch subjektivierende, relativierende Wörter (»möglicherweise«, »vielleicht«, »eventuell«, »mal als Hypothese formuliert«, »man könnte vermuten« …) gerahmt werden.
2. Sie sollten eine positive Umdeutung eines ungewünschten, auffälligen oder störenden Verhaltens beinhalten. Es sollte also eine Funktion vermutet werden im Sinne von: »Vielleicht machst du das, um zu …« Vermieden werden sollten »Warum-Hypothesen«, also Hypothesen die irgendeinen Grund in einem Verhalten sehen. Wir formulieren stattdessen »Wozu-Hypothesen«: »Wozu ist das gut?«
3. Sie sollten mehrere Personen miteinschließen – also nicht: »Wozu ist das für dich gut?«, sondern: »Wozu ist das für dein System gut?«

Um es an einem Beispiel zu verdeutlichen: »Kevin geht nicht zur Schule, weil er möglicherweise ADS hat« wäre keine systemische Hypothese, auch wenn das hypothetisch klingen mag. Hier wird kein negatives Verhalten umgedeutet, es wird eine »Warum-Hypothese« aufgestellt und keine »Wozu-Hypothese« und andere Menschen spielen keine Rolle. Eine solche Hypothese könnte vielleicht in manchen Situationen auch nützlich sein – systemische Hypothesen folgen aber einer anderen Logik. Die folgende Hypothese würde den Kriterien genügen: »Möglicherweise geht Kevin nicht zur Schule, weil er spürt, dass seine Eltern sich scheiden lassen wollen, und er hofft im Unbewussten, dass sich beide wieder zusammen an einen Tisch setzen, wenn sie ein gemeinsames Problem haben.« Diese Hypothese wäre »klassisch systemisch« im Sinne der Mailänder Schule[15] – wobei wir für dieselbe Situation noch mindestens zwei andere Hypothesen – ebenso plausible – finden sollten, damit die Klient:innen die freie Wahl haben, sich eine auszusuchen.

Die dahinter liegende Logik wurde vor allem in der Mailänder Schule erforscht und herausgearbeitet (s. Pisarsky, 2000). Die Kriterien spiegeln jahrzehntelange Erfahrungen von Systemiker:innen wider, die Hypothesen nicht als bloße Informationsfragen einbauen, sondern als wirkmächtige Interventionen nutzen. Im Fallbeispiel Khalid wird deutlich, dass ich persönlich gut ohne Hypothesen auskomme: Ich habe Khalid jedenfalls kaum welche mitgeteilt. Hier dürfen sich Systemiker:innen unterscheiden: Manche arbeiten viel mit Hypothesen, manche weniger.

15 Die Mailänder Schule ist ein bedeutender Ansatz innerhalb der systemischen Familientherapie. Sie entwickelte sich in den 1970er Jahren und zeichnet sich durch eine kurzzeittherapeutische Herangehensweise aus. Neutralität, Zirkularität und Hypothesenbildung sind Hauptelemente der Arbeit.

Zirkularität. In Einzelberatungen bieten sich auch immer wieder Blickwechsel an. Triadische und zirkuläre Fragen wie zum Beispiel: »Nehmen wir an, deine Mutter würde uns hier sehen, was würde die wohl sagen?« oder »Wenn deine Chefin wissen würde, dass du gerne um 22:00 Uhr nach Hause gehen würdest, was würde sie wohl sagen?« liefern Information über verschiedene Perspektiven eines Problemsystems. Sie beinhalten auch häufig Erwartungs-Erwartungen, das heißt Ideen darüber, was andere von mir erwarten.

Metaebenen. In allen Aufstellungsarbeiten gibt es das Gefühl von Drinsein und Draußensein. Und es gibt eine Außenposition. Hiermit ist nicht gemeint, ob ich in oder außerhalb eines Seilkreises stehe, sondern eine Position, in der ich *von außen auf die gesamte bisherige Sitzung* schaue. Hätte Khalid die Sitzung nicht für sich abgeschlossen, hätte ich ihn bitten können, sich eine Position im Raum zu suchen, aus der wir auf die Sitzung und die Übung von außen einmal draufschauen können. Das hätte so aussehen können: »Khalid, jetzt am Ende der Sitzung, suche dir doch mal bitte eine Position, aus der du von außen auf unsere gemeinsame Arbeit draufschaust. Wo bist du denn jetzt gelandet? Was nimmst du mit, was lässt du hier? Und wenn du in der nächsten Zeit etwas anpacken würdest, was wäre das wohl?«

Oftmals, auch das ist eine Erfahrung aus meiner Praxis, hilft die Außenposition, noch einmal einen neuen Impuls zu geben. Nicht selten habe ich beobachtet, dass hier vor allem Handlungsimpulse erlebt werden im Sinne von »Jetzt werde ich …«. Oftmals stelle ich an dieser Stelle auch die Frage: »Und wenn diese Sitzung irgendetwas mit dir gemacht haben sollte – was würdest du in der nächsten Woche machen wollen?« Ebenso bilanziere ich hier und frage, was nützlich war und was nicht.

Black-Box-Verfahren

Alle Methoden können auch verdeckt durchgeführt werden. Ich habe diese Art zu arbeiten *Black-Box-Methoden* getauft und sie eingehend beschrieben (Förster, 2024c). An dieser Stelle möchte ich nur betonen, dass ich nicht viele Informationen brauche, um Menschen ins Fühlen zu bringen. Die Methoden leisten das sozusagen von selbst. Es muss auch nicht jedes Gefühl verbalisiert werden. Oftmals fehlen uns ja auch die Worte, wenn wir etwas im Körper spüren. Das darf so sein. Auch innere Bilder müssen wir uns nicht in jedem Fall eingehend beschreiben lassen. Die Idee der *Autopoiese*, der Selbstorganisation von menschlichen Systemen, beinhaltet ja, dass die Lösungsprozesse *innerhalb* der Klientin oder des Klienten stattfinden. Von Therapeut:innenseite braucht es lediglich Impulse, ein leichtes Antippen. Ich bin überzeugt davon, dass die Bilder, die Khalid im Raum produziert hat (die Schwester am Zaun etc.) auch gewirkt hätten, wenn er sie mir nicht geschildert hätte. Seine Ressourcen hätte er mir auch nicht nennen müssen – hätte ich verdeckt gearbeitet, dann hätte ich ihn vielleicht gebeten, Symbole oder Anfangsbuchstaben für Ressourcen, Stärken und Talente auf Karten zu schreiben, so hätte er gewusst, welche Karte welche Stärke bedeutet – ich selbst hätte das gar nicht wissen müssen. Bei Black-Box-Methoden hätte ich langsamer gearbeitet, damit er alles, was passiert, noch besser erfühlen kann. Bei Black-Box-Methoden hätte ich keinerlei Hypothesen formulieren können; ich hätte sie auch nicht gebraucht. Wer sich für diese Arbeit interessiert, sei auf das entsprechende Buch (Förster, 2024c) verwiesen – es ist ein Leichtes, die hier gezeigten Übungen verdeckt durchzuführen, wenn man die Logik einmal verstanden hat und sich die erforderliche Haltung erarbeitet hat.

Ich führe die vorgelegten Methoden allerdings auch gern offen und nicht verdeckt durch. Manchmal haben Klient:innen gern Zeug:innenschaft, wenn sie von ihren Problemen und ihren Lösungsprozessen berichten. Sie wollen gern erzählen und dann höre ich gern zu.

Und noch dies: Grenzenziehen tut weh

Und bevor es losgeht, möchte ich noch kurz auf die sensiblen Inhalte hinweisen, die bei der Seilearbeit zum Tragen kommen. Häufig geht es darum, sich abzugrenzen oder Grenzen zu überschreiten. Von außen gesehen wundern wir uns manchmal, warum das unsere Klient:innen nicht schaffen. Warum kann jemand partout nicht Nein sagen und überarbeitet sich stattdessen lieber? Warum traut sich ein Mensch, nicht in eine andere Stadt zu ziehen, wo er uns doch so sozial kompetent und anpassungsfähig erscheint? Warum trennt sich ein Mensch nicht von einem gewalttätigen Menschen in einer Beziehung, wo es doch fast alle aus seinem System befürworten würden? Meine Erfahrung, meine persönliche wie auch die aus der therapeutischen Praxis, ist genauso simpel wie folgenschwer: *Nein sagen tut anderen weh.* Ich kenne keine einzige Situation, in der die Verteidigung der eigenen Grenzen glimpflich abläuft. Natürlich kann ich mit vielen Menschen ich selbst sein. Meine Freund:innen, mein Partner respektieren mich und lassen mich authentisch und frei handeln. Ihnen gegenüber, wenn es gut geht, verteidige ich aber normalerweise meine Grenzen nicht, sondern sie werden wahrgenommen und das ist es dann. Sobald ich sie aber verteidigen muss oder für sie einstehen muss, tue ich das auch, weil es jemand anderem nicht passt. Das bedeutet: *Wer Grenzen zieht, riskiert Bindung* – in jedem Fall. Manchmal folgt sogar eine Auseinandersetzung, im schlimmsten Fall Kampf. Wir haben es somit potenziell mit einer ungemein folgenschweren, riskanten, überaus gefährlichen Situation zu tun. Menschen können in diesen Situationen nicht kontrollieren, was wirklich passiert. Sicherlich verlaufen viele dieser Prozesse letztendlich eher glimpflich – manchmal sind Menschen, denen wir Grenzen setzen einverstanden, reagieren gelassen oder sogar erfreut. Aber die Voraussetzungen für solch positive Überraschungen sind erst einmal schlecht. Jedenfalls ist die Furcht oft groß, dass es schlecht läuft.

Und diese Furcht sehen wir häufig von außen nicht, wenn wir etwa den Klienten vor uns haben, der es nicht einmal schafft, seine Tür abzuschließen, damit der Vater nicht immer ungefragt hereinkommt. Unser Bindungsbedürfnis ist für uns Menschen zentral und wenn es irgendwo gefährdet wird, zieht es uns den Boden unter den Füßen weg. Daher sollten wir besonders achtsam damit umgehen. Mögen die folgenden Übungen uns dabei helfen!

33 ÜBUNGEN

ÜBUNG 1: Der Komfortsprung. Mal was Neues probieren: Wie kann ich meine Komfortzone einmal verlassen?

WANN: Ein Mensch möchte oder muss mit seinem alten Leben, das ihm vertraut und sicher erscheint, abschließen und etwas Neues beginnen. Themen sind Unzufriedenheit mit der jetzigen Situation und Sehnsucht nach »was Neuem«, Ideen wie zum Beispiel »Auszug aus dem Elternhaus«, »Kündigung der Stelle«, »Sabbatical ja oder nein«, »eine Ausbildung beginnen«, ohne das bisher in Angriff genommen zu haben. »Das Neue« kann in dieser Übung unklar und diffus sein (für klare Ziele s. Übung 11). Der Klient wird hier dazu eingeladen, sein Ichsystem zu definieren, einschließlich seiner Werte, Ressourcen und Talente. Dieses System verlässt er und spürt einmal hinein, wie sich das anfühlt, die eigenen Grenzen zu überschreiten. Welche Werte werden ihn begleiten, wenn er seinen vertrauten Bereich verlässt? Die Übungen lädt vor allem dazu ein, unvertraute Situationen zu erfühlen.

SCHRITTE:

1. SICH IM ALTEN LEBEN EINFÜHLEN. Die Klientin wird eingeladen, das Seil so zu legen, dass es ein Ichsystem mit einer Ichgrenze abbildet. Die Form darf von der Klientin frei gestaltet werden, der Berater kann Beobachtungen mitteilen und Gesagtes paraphrasieren. Die Klientin stellt sich in ihr System und beobachtet und spürt einmal, was passiert. Fragen drehen sich um Ressourcen, Stärken, Talente in dem Kreis. Es geht auch um Werte und die Vor- und Nachteile der Position. Dieser Bereich kann auch »Komfortzone«, »Ich, heute und hier« oder »das Vertraute« genannt werden. Manche Klient:innen werden uns auch eigene Bezeichnungen anbieten, wenn wir sie fragen, wie das Innen heißen soll.

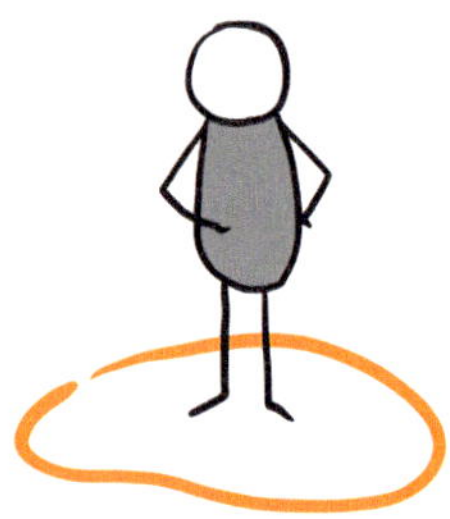

1. INSTRUKTIONEN: *Formen Sie doch einmal eine Figur aus diesem Seil. Das sind Sie, das ist Ihr Ichsystem. Alles, was drin ist, sind Sie. Die Grenze ist Ihre Ichgrenze. Alles, was draußen ist, sind nicht Sie.*

FRAGEN:

ABC-Impulsfragen

Welche Werte liegen nahe bei Ihnen? Welche Werte sind Ihnen wichtig? Welche Werte machen Sie aus?
Welche Ressourcen, Talente und Stärken haben Sie hier, in Ihnen?
Gibt es andere Menschen, die hier, in Ihren Ichgrenzen sein können? Welche wären das?
Was macht Sie hier stark?
Was sind Vorteile, ganz hier zu sein? Was sind Nachteile, ganz hier zu sein?

2. DIE GRENZE ERFÜHLEN. Die Klientin stellt sich auf die Grenze. Fragen drehen sich um Veränderungen zur vorigen Position (zum Beispiel Werte, Ressourcen, ABC).

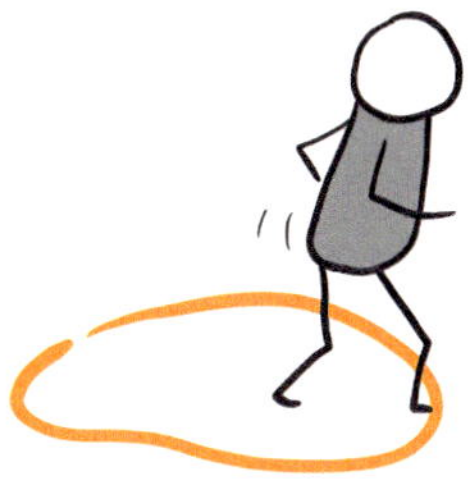

2. INSTRUKTIONEN: *Stellen Sie sich doch einmal auf die Grenze. Jetzt übertreten Sie, was Sie sind oder ausmacht, Ihre Ichgrenze. Sie bewegen sich aus Ihrer Komfortzone heraus in etwas Unvertrautes hinein.*

FRAGEN:

ABC-Impulsfragen

Wie fühlt sich das an? Sie an der Grenze?
Bezüglich Ihrer Werte: Gibt es Unterschiede zu eben? Welche Werte sind Ihnen jetzt wichtig?
Welche Werte machen Sie jetzt aus?
Welche Ressourcen, Talente und Stärken haben Sie jetzt hier?
Gibt es andere Menschen, die Ihnen hier hilfreich sein könnten? Welche wären das?
Was macht Sie hier stark?
Was sind Vorteile, ganz hier zu sein? Was sind Nachteile?

3. ÜBER DIE GRENZE HINAUS. Die Klientin tritt einen Schritt aus dem Kreis heraus. Sie steht halb drin, halb draußen. Fragen drehen sich um Veränderungen zu vorigen Positionen (z.B. Werte, Ressourcen, ABC). Dieser Schritt kann mehrfach ausgeführt werden, das heißt, die Klientin kann wieder in den Kreis eintreten und aus dem Kreis heraustreten. Veränderungen während der Wiederholungen können erfragt werden.

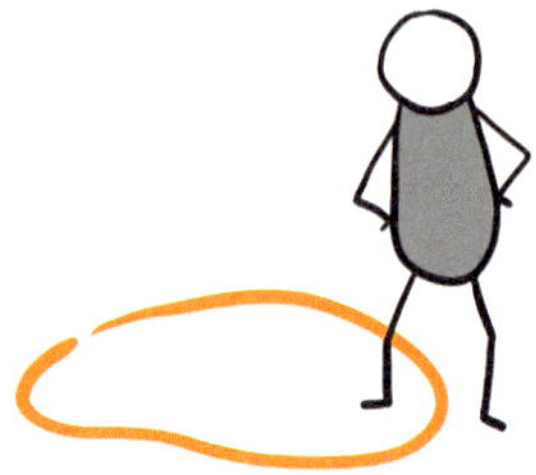

3. INSTRUKTIONEN: *Jetzt gehen Sie bitte einmal einen Schritt über Ihre Grenze. Sie sind halb bei sich, im Vertrauten, halb draußen.*

FRAGEN:
ABC-Impulsfragen
Wie fühlt sich das an? Sie – halb draußen?
Bezüglich Ihrer Werte: Gibt es Unterschiede zu eben? Welche Werte sind Ihnen jetzt wichtig?
Welche Werte machen Sie jetzt aus?
Welche Ressourcen, Talente und Stärken machen sich hier bemerkbar?
Gibt es andere Menschen, die Ihnen hier hilfreich sein könnten? Welche wären das?
Was macht Sie hier stark?
Was sind Vorteile, ganz hier zu sein? Was sind Nachteile?

4. VON DRAUSSEN AUS DEM NEUEN AUF DAS VERTRAUTE SCHAUEN. Die Klientin stellt sich auf eine Position, die deutlich neu ist im Vergleich zum vertrauten Ichsystem. Sie schaut von außen auf das Ichsystem. Fragen drehen sich um Veränderungen zu vorigen Positionen (zum Beispiel Werte, Ressourcen, ABC). Abschließend kann durch die Beraterin eine Zusammenfassung erfolgen (»Auf der ersten Position haben Sie gesagt ... Auf der zweiten ...«). Danach kann eine Bilanzierung ansetzen (»Was haben Sie erlebt?«, »Was nehmen Sie mit?«) und es kann gemeinsam überlegt werden, ob und welche Impulse in die Tat umgesetzt werden sollen: »Was machen Sie damit?«, »Was bedeutet das konkret?«, »Wie könnten Sie das Nützliche umsetzen?«

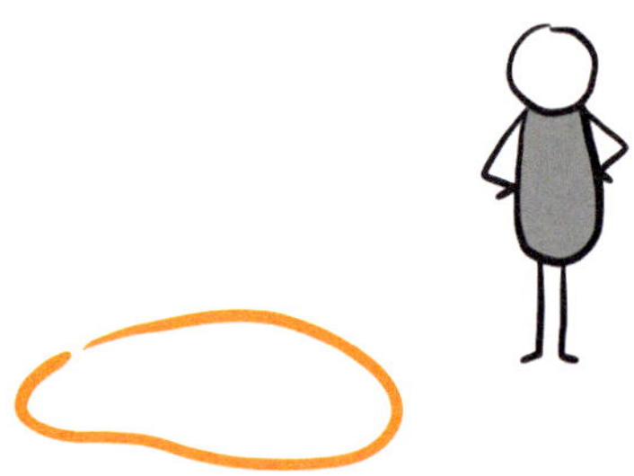

4. INSTRUKTIONEN: *Und nun gehen Sie bitte einmal ganz nach draußen. Über Ihre Ichgrenze. Sie sind jetzt ganz im Außen.*

FRAGEN:

ABC-Impulsfragen

Wie fühlt sich das an? Sie – da ganz draußen?

Bezüglich Ihrer Werte: Gibt es Unterschiede zu eben? Welche Werte machen Sie hier aus? Welche Werte machen Sie jetzt aus?

Welche Ressourcen, Talente und Stärken haben Sie hier?

Gibt es andere Menschen, die Ihnen hier hilfreich sein könnten? Welche wären das?

Was macht Sie hier stark? Was sind Vorteile, ganz hier zu sein? Was sind Nachteile?

Was entsteht gerade? Wie gehen Sie hier raus?

Falls das für Sie interessant wäre: Was könnten Sie nächste Woche konkret anders machen?

Was wollen Sie gern bewahren?

Wie könnten Sie das Nützliche, das hier möglicherweise entstanden ist, umsetzen?

Aufmerksamkeitsfoki

Unterschiedsbildung. Die Übung dient dazu, Unterschiede zu bilden. So kann an jeder Stelle, die sich anbietet, immer wieder ein Unterschied erfragt werden. Es können auch immer wieder Beobachtungen von Unterschieden mitgeteilt werden. Wichtig ist zudem die Frage, was diese Unterschiede für die Klientin zu bedeuten haben. Unterschiede sollten auch am Ende zusammengefasst werden.

Beobachten. Es ist hilfreich, immer wieder Beobachtungen von Mimik, Stimme, Gestik etc. einzuspeisen und Paraphrasierungen zu liefern.

Variationen

Verschriftlichung. Werte, Ressourcen etc. können auch auf Moderationskarten geschrieben und im Raum platziert werden (s. Übung 2). Fragen nach der Bedeutung der Platzierung oder Distanz zum Ichsystem können dann »gestellt« werden. Es sollte allerdings bedacht werden, dass damit eventuell Gefühle eher kognitiv verarbeitet werden. Soll das Fühlen den Vorrang haben und körperlichen Empfindungen Raum geboten werden, bietet es sich an, nichts zu verschriftlichen.

Außenpositionen. Zum Abschluss kann eine noch distanziertere Außenpositionen gesucht werden, also eine Position, die sogar *außerhalb der Übung* liegt: »Wenn es einen Platz gäbe, der uns auf die gesamte Sitzung draufschauen lässt, der sozusagen außerhalb des Themas liegt, das wir bearbeitet haben – wo wäre er?« Von hier aus kann offen gefragt werden, ob dort etwas Neues entsteht, und die Bilanzierung (s. Schritt 4) kann von dieser Stelle aus erfolgen. Welches Thema, welche Fragen ergeben sich hier? Diese Variante bietet sich an, wenn ein Thema hinter dem Thema vermutet wird. »Nehmen wir an, das Thema wäre komplett erledigt: Mit was würden Sie sich dann beschäftigen (müssen)?«

ÜBUNG 2: Der Knotenlöser. Tausend Baustellen – Auftragsklärung

WANN: Hierbei handelt es sich um eine Methode der Auftragsklärung und Priorisierung. Der Klient ist überlastet, hat »tausend Baustellen«, von denen er nicht weiß, wie er sie anpacken soll. Er springt von einem Thema ins andere. Um ein Beispiel zu geben: Ein Klient erzählte mir erst von den Problemen mit seiner Mutter, dann klagte er über sein Team bei der Arbeit, dann ging es kurz um seinen Selbstwert und seine Bindungsprobleme und zudem wollte er wissen, wie er es schaffen kann, weniger Alkohol zu trinken. Aus meiner Erfahrung heraus finde ich es nützlich, mit *einem* Thema zu beginnen. Systemiker:innen bedienen sich gern des Mobile-Bilds – wenn ein Element sich bewegt, bewegt sich das ganze System. Ich habe es erlebt, dass ich mit einer Klientin ein Thema bearbeitet hatte und sich danach andere Themen erledigt hatten, ohne direkt bearbeitet zu werden.

Meine Empfehlung ist daher in meinen Weiterbildungen, mit einem Thema zu beginnen und sich nicht zu lange in einem Wirrwarr aus Anliegen zu verstricken. Das Thema sollte der Klient vorgeben. Es ist nicht unsere Aufgabe zu entscheiden, welches Thema zuerst bearbeitet werden soll. Der Klient ist Experte seiner Probleme und Lösungen und bestimmt, womit wir beginnen.

In dieser Übung wirft die Therapeutin ein Knäuel Seile in den Raum und vermittelt dem Klienten ein Bild von der Situation: viele Themen, verworren, verstrickt. Seine Aufgabe ist es, sich ein Seil herauszusuchen. Dies ist das Anliegen, das heute bearbeitet wird. Der Klient entscheidet, um was es sich inhaltlich handelt. Er wird eingeladen, mit dem Seil einen Kreis um sich zu legen und sich allein auf das Problem zu konzentrieren, das ihn gerade eingrenzt.

SCHRITTE:

1. ALLES VERWORREN. Die Beraterin legt ein Knäuel Seile in die Mitte des Raumes und sagt, dass ihr die Situation, bildlich gesprochen, so vorkommt. Sie fragt, ob das anschlussfähig ist. Wenn das Bild passt, wird der Klient gebeten, sich aus dem Knäuel ein Anliegen herauszufischen. Er nimmt ein Seil und benennt das Anliegen, das er gerade herausgezogen hat. Dies wird in dieser Sitzung Thema sein.

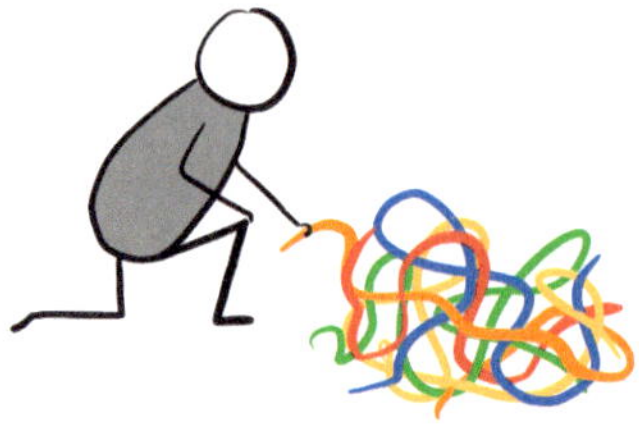

1. INSTRUKTIONEN: *Ihre Situation kommt mir, bildlich gesprochen, so vor wie dieses Knäuel. Ist das anschlussfähig für Sie? Können Sie damit etwas anfangen? Wenn das Bild passt, können Sie einmal aus dem Knäuel ein Anliegen herausfischen. Bitte sagen Sie mir doch, um was es sich handelt. Ist es in Ordnung, dass wir uns in dieser Sitzung einmal nur dieses Anliegen anschauen? Um die anderen können wir uns in den kommenden Sitzungen kümmern. Wir vergessen sie nicht, sondern parken sie.*

FRAGEN:
Wie wirkt dieses Knäuel auf Sie?
Sind das zu viele Seile oder zu wenige?

2. KONZENTRATION AUF DAS ANLIEGEN. Der Klient sucht sich einen Platz für das Anliegen und legt einen Kreis. Er stellt sich in diesen Ichkreis. Er schildert en détail alle Aspekte des Themas, wozu auch seine Gefühle, Körperempfindungen, Gedanken, Wünsche, Sorgen, Assoziationen, Bilder etc. gehören können.

Im weiteren Verlauf wird das Anliegen nach den Regeln der systemischen Kunst bearbeitet (s. Loth, 2007; Brüggemann, Klütmann u. Ehret, 2016). Da jede:r von uns individuell anders arbeitet, sprengt eine weitere Schilderung den Rahmen dieses Buchs. Hier soll vor allem die Logik der Übung deutlich werden: Die Konzentration auf *ein* Anliegen soll durch den Seilkreis erleichtert werden. Durch die Externalisierung mit Hilfe der Seile kann das Thema körperlich, emotional und bildhaft erarbeitet werden.

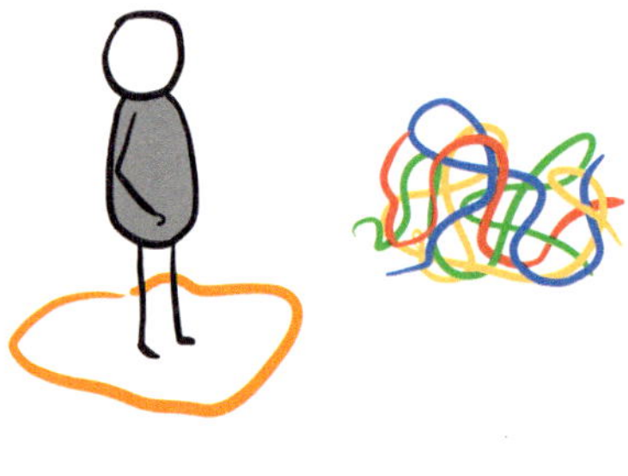

2. INSTRUKTIONEN: *Formen Sie bitte mit dem Seil einen Kreis um sich herum. Heute beschäftigen wir uns mit diesem Anliegen und konzentrieren uns darauf, wenn das für Sie okay*

ist. Die anderen Anliegen gehen dabei nicht verloren. Ich habe sie mir notiert und sie kommen in den nächsten Sitzungen dran.

FRAGEN:

ABC-Impulsfragen

Fragen zur Auftragsklärung und Problemkonstruktion wie zum Beispiel:

Wer sieht es als Problem und wer nicht?

Was würde passieren, wenn das Problem nicht mehr bestünde?

Wer würde sich freuen, wer nicht?

ANMERKUNG: Diese Methode stellt lediglich einen Rahmen für Profis dar. Die weitergehende Auftragsklärung sollte in einer grundständigen Weiterbildung erlernt werden (Loth, 2007).

3. AUSSENPERSPEKTIVE. Nach der Sitzung kann das Anliegen von außen betrachtet werden, um zu schauen, inwieweit der Auftrag bearbeitet wurde. Falls eine Lösung entwickelt wurde, kann es interessant sein nachzufühlen, was es bedeutet, wenn das Thema ab jetzt kein Problem mehr darstellt. Es können weitere Schritt erörtert oder es kann überlegt werden, welche weiteren Anliegen für das nächste Mal aus dem Knäuel gezogen werden könnten.

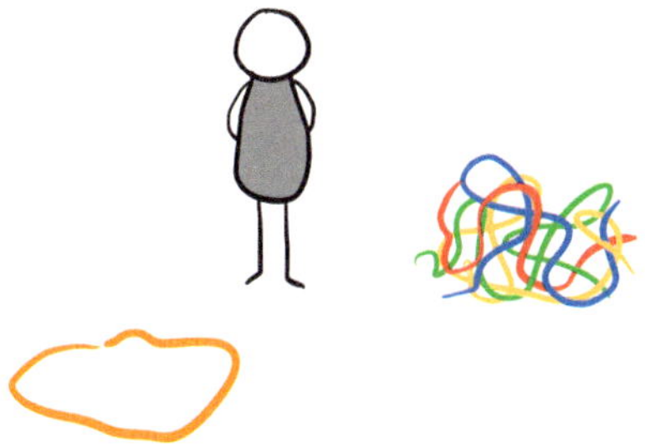

3. INSTRUKTIONEN: *Suchen Sie sich zum Schluss bitte noch einmal eine Außenperspektive. Fassen Sie doch einmal bitte von hier draußen zusammen, was Sie erlebt haben.*

FRAGEN:

ABC-Impulsfragen

Was ist jetzt anders als vor dieser Sitzung?

Welches Seil ziehen Sie wohl in der nächsten Sitzung, was ist als Nächstes dran?

Wenn Sie sagen könnten, wie diese beiden Anliegen zusammenhängen – was wäre das?

Welche Frage möchten Sie von mir zum Abschluss noch gestellt bekommen?

Aufmerksamkeitsfoki

Auftragsorientierung. Viele Kolleg:innen benutzen statt des klassischen Konzepts der Auftragsklärung inzwischen den Begriff »Auftragsorientierung«, um klarzustellen, dass eine Klärung in vielen Fällen nicht möglich ist. Klient:innen kommen manchmal mit vagen, abstrakten oder diffusen Zielen zu uns und es ist nicht immer möglich, diese zu konkretisieren. Die vorliegende Übung bietet sich meiner Meinung nach vor allen Dingen dann an, wenn die »Baustellen« konkret definiert werden können, wie in dem oben genannten Beispiel. In diesen Fällen geht es vor allen Dingen um Priorisierung. Es lohnt sich jedoch auch in bestimmten Fällen, vage Anliegen durch die Seileübung zu konkretisieren. Die Frage könnte dann sein: »Ich habe von Ihnen gehört, dass es schwer möglich ist, Ihr Thema oder Anliegen konkret zu fassen. Nehmen wir einmal an, dass Ihr Anliegen dieses Knäuel hier ist und dass jeder Aspekt Ihres Anliegens ein einzelnes Seil wäre. Wenn Sie einmal eines ohne viel nachzudenken herausziehen und es sich genauer anschauen: Welcher Aspekt könnte das sein?« Allerdings gibt es zig andere Möglichkeiten, mit sehr vagen Zielen zu arbeiten – eine Beschreibung möglicher Interventionen würde den Rahmen dieses Buches sprengen.

Variationen

Moderationskarten statt Seile. Natürlich kann auch ohne Seile gearbeitet werden, indem die einzelnen »Baustellen« auf Moderationskarten geschrieben werden und dann eine Prioritätenliste gelegt werden kann. Die Übung mit Seilen hat den Vorteil, dass das Bild die Verwirrung sehr deutlich macht. Zusätzlich wird der Eindruck vermittelt, dass das Knäuel entwirrt werden kann, indem wir uns während des Beratungsprozesses nach und nach mit den einzelnen Seilen beschäftigen.

ÜBUNG 3: Der sichere Standort

WANN: Ein Mensch braucht Sicherheit, die er vielleicht bei einem furchtbaren Ereignis verloren hat. Er hat manchmal Angst, Panik, fühlt sich unsicher, braucht etwas, von dem er manchmal nicht weiß, was es genau ist. Auch Traurigkeit, Einsamkeit, fehlender Halt im Leben sind Themen. In der Traumatherapie und -pädagogik wird oftmals mit Klient:innen ein »sicherer Ort« erarbeitet (s.u.a. Reddemann, 2021), der abrufbar ist, wenn es ihnen gerade nicht gut geht. Es spricht nichts dagegen, während eines länger dauernden Beratungsprozesses das Thema auch dann mit Klient:innen zu erarbeiten, wenn die obigen Themen nicht so zentral oder traumatisch sind. Jede:r von uns hat wohl im Leben mit herausfordernden Situationen zu tun, in denen wir Kraft brauchen und uns sicher fühlen möchten. Ich setze die Methode auch gern im Coaching ein, wenn Klient:innen Prüfungssituationen bevorstehen (Studium, Gericht, Pressekonferenzen etc.) oder wenn sie häufiger Situationen erleben, in denen ihnen Halt, Kontrolle, Sicherheit fehlen. Ich betrachte sie als Ressourcenübung.

Im weitesten Sinne ist »der sichere Ort« eine Verankerungsmethode, in der wir mit Klient:innen einen Zustand erarbeiten, der Kraft und Energie gibt. Oftmals müssen wir diesen Ort nicht erfinden, sondern es handelt sich dabei um eine Erinnerung an eine sichere Situation, die in unsicheren Zeiten abgerufen werden kann (zum Beispiel »das Angeln mit dem Vater als Kind« oder »ein Blick auf die Berge«). Es ist aber auch möglich, einen Fantasieraum zu erarbeiten oder eine Erinnerung mit fantastischen Attributen aufzuladen. Hier sollte darauf geachtet werden, dass alles, was dazu erfunden wird, wie Gegenstände, Pflanzen, Tiere, positiv sein soll. Es bietet sich daher an, vom Hinzufügen von Menschen abzusehen, denn sie bergen das Risiko, auch negative Eigenschaften oder Verhaltensweisen zu haben – besser geeignet scheinen Fabelwesen. Letztendlich entscheidet aber die Klientin, ob sie einen Menschen in der Imagination dabeihaben möchte. In dieser Übung findet die Klientin sich zunächst in den sicheren Ort ein, dann verlässt sie ihn, mit der Idee, möglichst viel Stützendes aus der Sicherheit mitzunehmen. Letztendlich wird ein Anker für diese Sicherheit gesucht, den sie im Alltag nutzen kann.

Diese Version ist hilfreich, weil durch die Aufstellung eine schnelle Verbindung zu körperlichen Empfindungen hergestellt werden kann, die beim bloßen Reden manchmal nicht so schnell entsteht. Hier kann sie einen sicheren »Stand«-Ort für sich entwickeln.

SCHRITTE:

1. POSITION UND IMAGINATION DES SICHEREN RAUMES. Die Klientin sucht sich im Raum einen Platz, an dem sie sich spontan am sichersten fühlt, und markiert an dieser Stelle mit einem Seil einen sicheren Ort um sich herum. Sie darf sich hineinsetzen oder hineinstellen. Sie soll sich einen Ort vorstellen, an dem sie sich komplett sicher fühlt, wo es ihr gut geht und wo es sich auf allen Ebenen – körperlich, emotional und gedanklich – gut anfühlt. Sie darf diesen Ort mit offenen oder geschlossenen Augen imaginieren und darf berichten, wie das aussieht, wie es sich anfühlt, wie es da riecht, was da zu hören ist, wie es da schmeckt. Die Therapeutin kann Details erfragen wie die Farben oder die Helligkeit, die auf dem vorgestellten Bild zu sehen sind, oder die Schattierung des Rot, wenn beispielsweise viel Rot im Bild vorkommt (»Ist das Rot eher dunkel oder heller, eher bläulich oder eher gelblich ...?«). Details können auf allen Ebenen erfragt werden (»Wo genau im Magen sitzt das gute Gefühl?«, »Wie warm ist das Gefühl auf der Zunge?« »Wie stark ist Ihr Drang, die Arme aufzuspannen?«). Auf der gesamten Sinnesebene darf der sichere Ort einmal für längere Zeit erlebt und genossen werden. Die Klientin darf in erlebte Szenen, wie oben beschrieben, Dinge hinzufügen oder auch Objekte herausnehmen. In ihrem Seilkreis ist alles gut. Hier ist der sichere Ort.

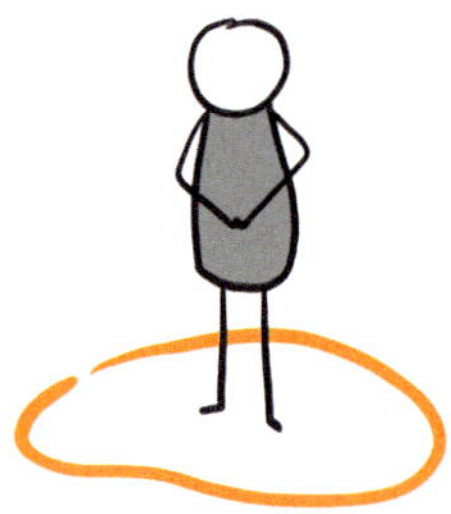

1. INSTRUKTIONEN: *Suchen Sie sich bitte im Raum einen Ort, an dem Sie sich am sichersten fühlen. Nehmen Sie ein Seil und formen Sie aus diesem Seil an dieser Stelle Ihren sicheren Ort. Das ist ein Ort, an dem Sie sich komplett sicher fühlen. Es kann ein bekannter Ort sein oder ein erdachter, fantasierter. Alles ist erlaubt, es sollte nur alles positiv und sicher sein. Schauen Sie einmal, was passiert. Sie dürfen sich dazu auch auf den Boden setzen oder die Augen schließen. Wir haben Zeit. Spüren Sie den Raum, die Luft, die Energie, die Stärke. Sie dürfen auch andere Lebewesen dazu einladen, aber besser keine Menschen. Menschen haben ja doch auch häufig negative Aspekte. Vielleicht fallen Ihnen freundliche Fabeltiere ein oder andere Fantasien? Alles ist erlaubt. Es sollte nur alles, was Sie im Inneren entwickeln, Sicherheit geben.*

FRAGEN:

ABC-Impulsfragen

2. DEN SICHEREN RAUM VERLASSEN. Nachdem der sichere Raum erlebt wurde, darf die Klientin einmal versuchen, wie es ist, ihn zu verlassen. Der Alltag ist nicht immer sicher, daher soll, »mit dem Gefühl des sicheren Raumes im Bauch«, einmal das Außen erfahren werden. Dieser Schritt sollte behutsam ausgeführt werden – das kann wehtun.

Unterschiede in der Befindlichkeit und im Denken werden erfragt (ABC-Impulsfragen). Die Klientin wird eingeladen, immer wieder aus dem sicheren Raum in den Alltag zu gehen und Unterschiede zu berichten.

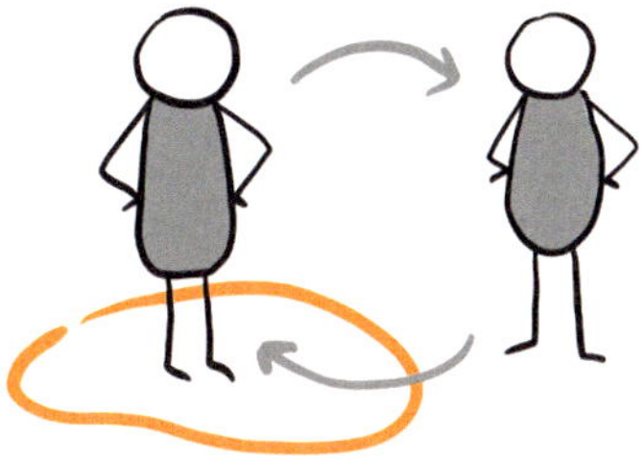

2. INSTRUKTIONEN: *Verlassen Sie nun einmal den Raum. Im Alltag ist ja nicht immer alles sicher. Verlassen Sie den Raum, aber mit dem Gefühl des sicheren Raumes. Achten Sie einmal auf Unterschiede bei allen Sinnen. Und wechseln Sie ruhig immer mal wieder zwischen Innen und Außen – sicherem Raum und unsicherem Raum.*

FRAGEN:

ABC-Impulsfragen
Welche Unterschiede gibt es im Spüren, Fühlen, Riechen,
Schmecken, Hören, Sehen, Tasten?
Was passiert im Körper?
Was haben Sie erwartet, was nicht?
Nehmen wir an, es entstehen neue Impulse: Welche wären das?
Wie gelingt es Ihnen am ehesten, etwas von dem sicheren Raum ins Außen zu tragen?

3. EINEN ANKER FINDEN. Zuletzt, im sicheren Raum wieder angekommen, fühlt sich die Klientin noch einmal ausgiebig ein und überlegt laut, wie sie das Gefühl am besten mit nach draußen transportieren kann. Die Therapeutin hört gut zu, auf welcher Ebene – visuell, taktil, körperlich etc. – die Klientin erzählt, um eventuell auf genau dieser Ebene die Bildung eines Ankers anzuregen. Dabei schlägt sie konkret nichts vor, aber könnte so etwas fragen wie: »Falls Sie einen Teil des Bildes, das Sie mir gerade geschildert haben, mit in den Alltag nehmen könnten, welches Stück wäre das? Welcher Gegenstand oder welches Symbol oder welches Wort könnte Ihnen helfen, sich schnell wieder mit diesem sicheren Ort zu verbinden?« Oder: »Falls Sie den Geschmack öfter wachrufen wollten, der Ihnen gerade so guttut, wie könnten Sie das schaffen?« Oder: »Falls Sie eine Minibewegung als Erinnerungsstütze mitnehmen könnten – welche Bewegung müssten Sie machen, um sich mit Ihrem sicheren Raum zu verbinden?« Als Experiment kann die Klientin dann zur nächsten Sitzung ermuntert werden sich einen Anker zu erarbeiten.

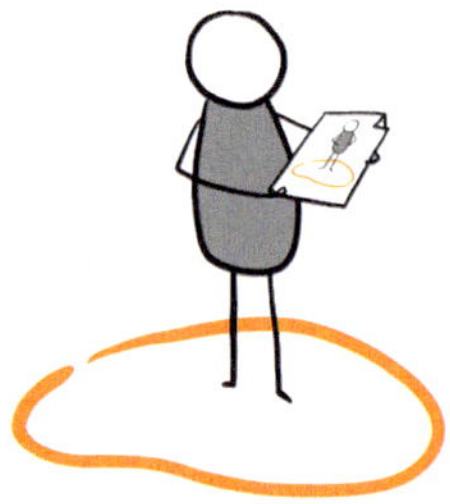

3. INSTRUKTIONEN: *Nun gehen Sie einmal zurück an den sicheren Ort, mit all den Eindrücken von eben. Wie ist es nun? Das Leben wird immer einmal wieder unsicher sein und da könnte es hilfreich sein, eine Erinnerung an den sicheren Ort mitzunehmen. Was wäre das bei Ihnen? Etwas Bildliches, etwas Körperliches oder etwas anderes? Was könnte ein Anker, eine Erinnerungsstütze sein, die Sie mitnehmen in diese Welt da draußen, damit Sie sich schnell wieder mit dem sicheren Ort verbinden können? Falls Ihnen jetzt nichts einfällt, spüren Sie doch noch einmal hinein in dieses gute Gefühl der Sicherheit, und vielleicht nehmen Sie den Eindruck mit nach Hause und lassen es einfach nachwirken …*

FRAGEN:
(*hier nur Beispiele – sie sollten individuell auf die Sinnesempfindung abzielen, die die Klientin anbietet*):
Falls Sie einen Teil des Bildes, das Sie mir gerade geschildert haben, mit in den Alltag nehmen könnten, was wäre das?
Oder: Welcher Gegenstand oder welches Symbol oder welches Wort könnte Ihnen helfen, sich schnell wieder mit diesem sicheren Ort zu verbinden?
Oder: Falls Sie den Geschmack öfter wachrufen wollten, der Ihnen gerade so guttut, wie könnten Sie das schaffen?
Oder: Falls Sie eine Minibewegung als Erinnerungsstütze mitnehmen könnten – welche Bewegung müssten Sie machen, um sich mit Ihrem sicheren Raum zu verbinden?
Oder: Wenn die Stelle im Körper, die Sie gerade so schön spüren, mit Ihnen reden könnte: Was würde sie sich von Ihnen wünschen, um dieses Gefühl aufrufen zu können?

Aufmerksamkeitsfoki

Positivität. Es ist für die Entstehung des sicheren Orts wichtig, so zu instruieren, dass vornehmlich positive Assoziationen, Bilder, Aspekte etc. entstehen. Alle negativen Aspekte und Ambivalenzen sollten so weit wie möglich ausgeräumt werden. Hier gilt es, ab und zu zu steuern und zu ermuntern, ein noch positiveres Bild zu finden oder eines, das wenigstens zu 70 Prozent positiv und zu 0 Prozent negativ ist (s. Storch u. Weber, 2022).

Retraumatisierung. Als Lehrtherapeut in Seminaren wird mir häufig die Frage nach einer möglichen Retraumatisierung gestellt. Vermutlich führt die Assoziation »Traumatisierungsmethode = sicherer Raum« zu diesem Effekt, denn die Methode wird, in anderer Form, ja häufig erfolgreich in der Traumatherapie verwendet. Tatsächlich habe ich bei dieser Übung, die ich bei recht vielen Klient:innen durchführe, kein einziges Mal eine Retraumatisierung erlebt. Für eine Klientin ist es alles andere als schlüssig, dass beim Entstehen eines sicheren Raumes Erinnerungen an ein Trauma im Hinterhalt lauern. Das wäre (psycho-)logisch vergleichbar mit dem unlogischen Effekt, dass einem bei Ansicht einer leuchtenden Blumenwiese gleichzeitig die Hölle vor dem inneren Auge erscheinen müsste. Über das Hochkommen von Retraumatisierungen haben wir als Therapeut:innen meiner Meinung nach sowieso wenig Kontrolle, da jedweder Trigger eine Retraumatisierung auslösen kann.

Variationen

Bewegungen. Man kann dazu ermuntern, positive Bewegungen und Körperhaltungen im sicheren Raum auszuführen. Teile dieser Bewegungen könnten später motorische Anker werden. Sie haben gegenüber anderen materiellen Ankern wie Schmuck oder Tätowierungen den Vorteil, dass ihre Reaktivierung unsichtbar bleiben kann und dass man sie immer bei sich trägt. Allerdings müssen diese Anker im Alltag willentlich initiiert werden – was ein Nachteil sein könnte. Ein Ring, ein Tattoo oder ein Bildschirmschoner, auf die mein Blick zufällig fällt, erinnert mich auch ohne eigene Absicht.

Seil mitgeben. Wie bei anderen Übungen kann das Seil der Anker für die Klient:innen werden. Daher kann es auch als Geschenk mitgegeben werden. Die Klientin kann dann ermuntert werden, sich an »Regentagen« in den Kreis zu stellen.[16]

16 Auf diese Idee wird sie auch sicher selbst kommen.

ÜBUNG 4: Der Grenzseilakt. Wie viel Nähe oder Distanz brauche ich in Beziehungen?

WANN: Jemand hat entweder das Gefühl, dass andere Menschen gefühlsmäßig zu nah kommen oder dass sie mehr Nähe wollen als sie oder er selbst. Die Übung kann jedoch auch eingesetzt werden, wenn ein Mensch sich Nähe wünscht und Menschen zu weit weg für ihn sind oder eine größere Distanz zu ihm wollen. Welche Distanz oder Nähe möchte ich zu einem bestimmten Menschen? Die Frage könnte auch sein: Wie viel Distanz oder Nähe suche ich zu anderen im Allgemeinen? Inhalte sind Paarbeziehungen oder Beziehungen zwischen Freund:innen und Familienmitgliedern oder Kolleg:innen. Themen wie »Alleinsein«, »auch einmal für mich sein«, »ich bin zu sozial«, »andere sind übergriffig« oder »zu wenig mit anderen sein« könnten passen. Mit dieser Übung kann die eigene »ideale« Distanz einmal dargestellt und somit erfühlt werden. Und es kann im weiteren Schritt eine »machbare« Distanz erarbeitet werden.

SCHRITTE:

1. ISTZUSTAND. Die Klientin wählt zwei Seile, eins für das Ichsystem und eins für die andere Person oder das andere System (Gruppe, Team etc.). Die Klientin soll zwei kreisähnliche Gebilde mit ihren Grenzen im Raum legen und wie sie sich zueinander im Jetzt verhalten. In den meisten Fällen weiß die Klientin, nach anfänglichem Nachdenken, was sie zu tun hat. Falls nicht, kann genauer beschrieben werden, dass zwei Kreise sich überschneiden können oder weit voneinander entfernt sein können und dies ein Bild für Nähe/Distanz zwischen Personen sein könnte. Danach stellt sich die Klientin in ihr Ichsystem und kann das Bild oder die Distanz noch einmal ändern. Fragen zu (Körper-)Gefühlen, Selbstwert und die Bedeutung des gelegten Bildes bieten sich an (ABC-Impulsfragen). Die Beraterin kann Beobachtungen (Mimik, Gestik) mitteilen und Gesagtes paraphrasieren. Eigene Interpretationen (»Oh, das liegt aber dicht zusammen«) sind zu vermeiden. Systemische Funktionsfragen – »Wofür könnte es gut sein, dass es gerade so ist?« – könnten informativ sein.

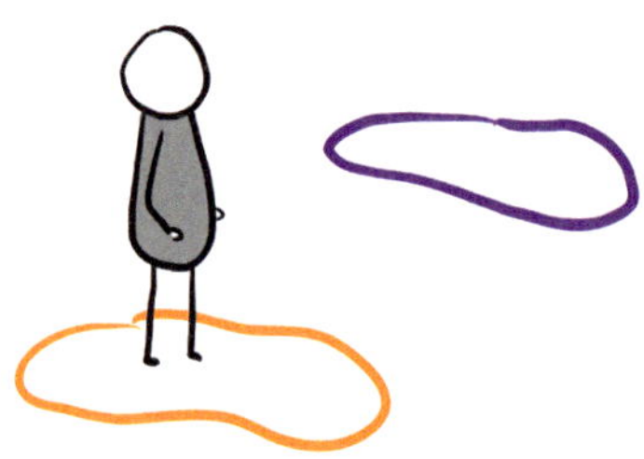

1. INSTRUKTIONEN: *Formen Sie bitte einen Kreis. Alles, was drin ist, sind Sie. Die Grenze ist Ihre Ichgrenze. Alles, was draußen ist, sind nicht Sie. Legen Sie jetzt bitte einen anderen Kreis für die andere Person, die Sie beschäftigt. Es soll sich hier um den Istzustand handeln – wie ist es jetzt? Wie nah oder entfernt sind Sie sich jetzt, gefühlsmäßig? Stellen Sie sich bitte einmal in Ihr System.*

FRAGEN:
ABC-Impulsfragen
Was bedeutet dieses Bild für Sie?
Ist das nah oder weit weg?
Wie nah oder entfernt ist das für Sie?
Was macht das mit Ihnen, das jetzt so zu sehen?

2. WUNSCHBILD. Die Klientin legt das »ideale Bild«. Es muss nichts mit Machbarkeit oder der Realität zu tun haben. Die Klientin stellt sich wieder in ihren Kreis. Veränderungen zum vorigen Bild können erfragt werden (ABC-Impulsfragen). Die Beraterin kann nachfragen, inwiefern das Wunschbild eine Verbesserung ist. Es kann auch eine Außenposition probiert werden. Von hier aus können die gleichen Fragen interessant sein im Sinne der Unterschiedsbildung.

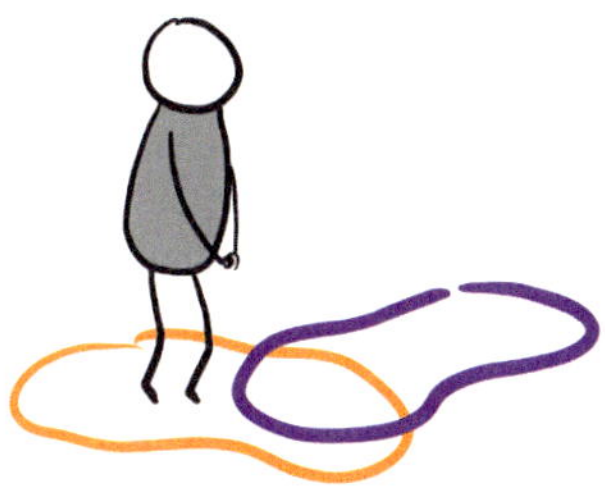

2. INSTRUKTIONEN: *Dies war jetzt der Istzustand. Wie wäre für Sie der Wunschzustand? Es geht nicht darum, ein machbares Bild zu legen, sondern ein ideales Bild. Auch wenn es nicht realisierbar ist, könnten wir es uns einmal anschauen.*

FRAGEN:
ABC-Impulsfragen
Inwiefern ist das eine Verbesserung für Sie?
Was bedeutet dieses Bild für Sie?
Ist das nah oder weit weg?
Wie nah oder entfernt ist das für Sie?
Was macht das mit Ihnen, das jetzt so zu sehen?
Inwiefern wäre das realisierbar?

3. DAS »MACHBARE«. Dieser Schritt kann auch schon bei Schritt 2 entstehen, wenn die Klientin etwas Machbares als Wunschvorstellung legt. Falls das ideale Bild nicht realisierbar ist, kann an dieser Stelle zusätzlich eingeladen werden, ein machbares Bild zu legen. Das sollte intuitiv erfolgen, ohne viel Nachdenken, denn meistens handelt es sich dabei um einen unbewussten Kompromiss, dessen Realisierbarkeit erst erarbeitet werden muss. Die Klientin stellt sich in die Innen- und Außenpositionen wie vorher mit ähnlichen Fragen. Hier kann auf eine sehr konkrete Ebene gewechselt werden: »Was könnten Sie tun, um das zu erreichen?«, »Was oder wen brauchen Sie dazu, wann tun Sie das?«

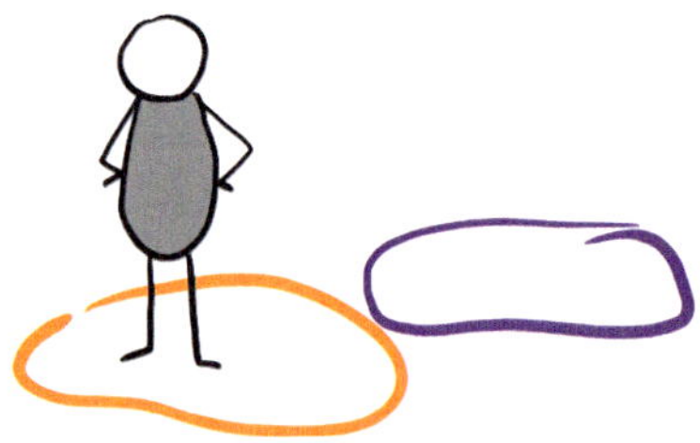

3. INSTRUKTIONEN (*wenn das vorige Bild nicht realisierbar war*): *Dies war der Wunschzustand. Gibt es ein Bild für einen Zustand, der eine Verbesserung mit sich bringt und der machbar wäre? Sie müssen nicht jetzt schon wissen, ob das Bild, das Sie legen, zu 100 Prozent realisierbar ist – wir können, wenn das Bild liegt, ja noch einmal schauen, was davon leicht umsetzbar und was eventuell schwer zu realisieren wäre.*

FRAGEN:

ABC-Impulsfragen

Was bedeutet dieses Bild für Sie?
Wie nah oder entfernt ist das für Sie?
Was macht das mit Ihnen, das jetzt so zu sehen?
Inwiefern wäre das realisierbar? Was oder wen bräuchten Sie, um das umzusetzen? Welche Ressourcen stehen Ihnen dazu zur Verfügung? Wann und wo tun Sie das?
Woran würden Sie merken, dass das umgesetzt ist?

4. EXPERIMENTIEREN. Die Beraterin kann (extreme) Vorschläge machen oder dazu anregen, beispielsweise das zweite Seil ganz aus dem Raum zu legen oder es extrem überlappend auf das Ichsystem zu legen. Auch hier können Unterschiede erfragt werden wie oben. Dann zurückgehen auf Schritt 3. Als Bilanzierung können die konkreten Ziele und die Umsetzung noch einmal erörtert und zusammengefasst werden.

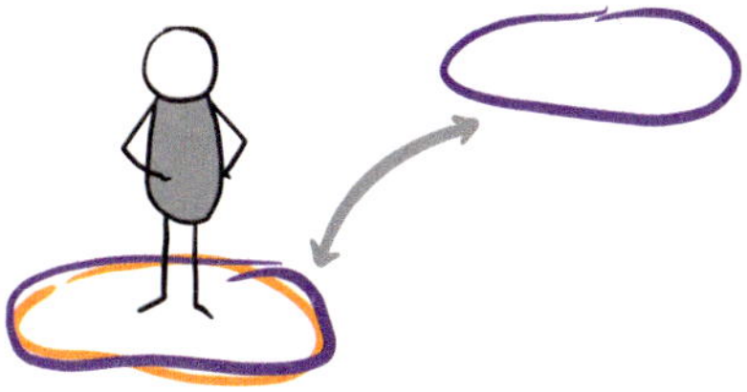

4. INSTRUKTIONEN: *Wenn Sie mögen können wir einmal experimentieren. Ich lege das Seil einmal raus – und ich lege es einmal genau auf Ihr System, auf Sie selbst. Sie können das auch gern selbst in die Hand nehmen. Legen Sie doch mal los und schauen Sie, was so passiert!*

FRAGEN:
ABC-Impulsfragen
Was macht das mit Ihnen?
→ Zurück zum realisierbaren Bild. Fragen aus Schritt 3.
Legen Sie doch noch einmal das machbare Bild. Ist es noch dasselbe, oder würden Sie es jetzt anders bauen? Was ist der Unterschied?
Wenn wir noch einmal schauen, was jetzt hier entstanden ist – was nehmen Sie mit?
Was setzen Sie um?

Aufmerksamkeitsfoki

Distanzen. Es gilt, nicht zu deuten, sondern eher zu erfragen, was das Bild für die Klientin zu bedeuten hat (»Ist das nah für Sie oder weit weg?«).

Ressourcen. Sollte es darauf hinauslaufen, dass an der jetzigen Lage nichts zu ändern ist, können Ressourcen erarbeitet werden, die beim Aushalten der Situation helfen können. Dies ist zum Beispiel dann der Fall, wenn die andere Person, um die es geht, sich höchstwahrscheinlich nicht »bewegen« wird.

Variationen

Außenpositionen. Schon in Schritt 1 kann auch immer zwischen Außen- und Innenposition gewechselt werden. Hier können Unterschiede erfragt werden. Die Idee dahinter ist, dass der Wechsel zwischen Prozessebenen (wie zum Beispiel zwischen Metablick und Blick-von-innen) die Unterschiedsbildung anregen kann. Manchmal entsteht dabei auch eine Unterschiedskonstruktion zwischen »so fühle ich es« und »so sehen es die anderen beziehungsweise das sind die Normen, wie ich mich verhalten sollte«. Es ist dann die Entscheidung der Klientin, welcher Stimme sie folgen will – wir können an dieser Stelle Vor- und Nachteile der Optionen erarbeiten.

Mehrere Personen. Die Übung kann auch mit mehreren Seilen durchgeführt werden (zum Beispiel Ich, Vater und Tochter etc.; s. Übung 5).

Zirkularität. Es ist eventuell nützlich, zirkuläre Fragen zu stellen: »Was würde die betreffende Person sagen, wäre sie mit in diesem Raum und hätte uns zugesehen?« Auch hier kann es sinnvoll sein zu erfragen, was die Ausrichtung auf andere oder mich selbst für Kosten und Nutzen hätte.

Paartherapie. Die Übung hat sich auch bei Paaren bewährt. Hier legt jede:r das eigene Bild der Beziehung. Danach können Gemeinsamkeiten und Unterschiede erörtert werden. Für die Variante ist eine Weiterbildung in Paartherapie zu empfehlen.

ÜBUNG 5: Die Bindungsgrenze. Wie viel Nähe oder Distanz brauche ich zu meiner Familie?

WANN: Jemand hat entweder das Gefühl, dass Familienmitglieder zu nah kommen oder dass sie mehr Nähe wollen als sie oder er selbst. Oder jemand wünscht sich Nähe und bekommt sie nicht, weil die anderen eine größere Distanz wollen. Bei Familien spielt die Distanz zu bestimmten Mitgliedern eine Rolle: Zu wem will ich mehr, zu wem weniger Nähe haben und was bedeutet das für die Beziehung zu den anderen? Manchmal sind bestehende oder angedachte Kontaktabbrüche Thema. Und manchmal beschäftigt Klient:innen, dass andere Familienmitglieder »zu nah« zueinander sind oder »zu distanziert«. Themen wie »emotionale Kälte aushalten«, »Alleinsein«, »andere sind übergriffig«, »ich werde nicht erwachsen« sind Anlass für diese Übung. Im Gegensatz zu Übung 4 wird hier also bewusst mit dem Mehrpersonensetting gearbeitet und die interpersonalen Beziehungen der Familienmitglieder können mitberücksichtigt werden. Mit der Übung können ideale und machbare Szenarien nachgestellt und erfühlt werden.

SCHRITTE:

1. ISTZUSTAND. Die Klientin wird gebeten, so viele Seile zu wählen, wie es Mitglieder des Problemsystems gibt: eins für das Ichsystem und jeweils eins für die anderen Personen. Die Klientin legt kreisähnliche Gebilde mit ihren Grenzen in den Raum und wie sie sich zueinander im Jetzt verhalten. In den meisten Fällen weiß die Klientin, nach anfänglichem Nachdenken, was sie zu tun hat. Falls nicht, kann genauer beschrieben werden, dass Kreise sich überschneiden können oder weit voneinander weg sein können und dies ein Bild für Nähe/Distanz zwischen Personen sein könnte. Danach stellt sich die Klientin in ihren Seilkreis und kann das Bild noch einmal ändern. Fragen über (Körper-)Gefühle, Selbstwert und die Bedeutung des gelegten Bildes bieten sich an (ABC-Impulsfragen). Die Beraterin kann Beobachtungen (Mimik, Gestik) mitteilen und Gesagtes paraphrasieren. Eigene Interpretationen (»Oh, das liegt aber dicht

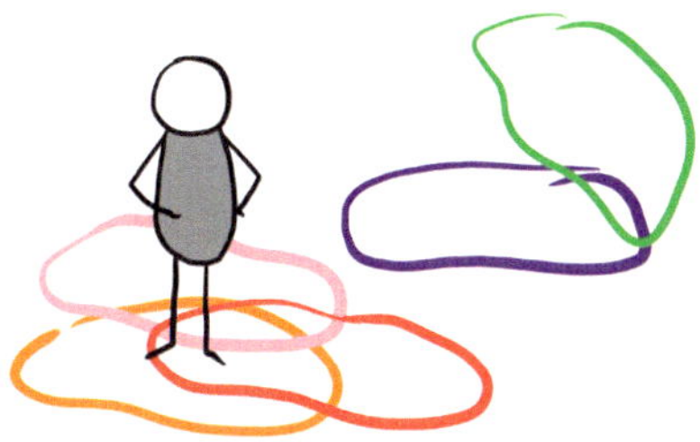

zusammen«) sind zu vermeiden. Im Gegensatz zu Übung 4 laden diese Bilder häufig zu Reflexionen über Beziehungen zwischen Familienmitgliedern ein. Diese Informationen können für die Therapie oder das Coaching hilfreich sein.

1. INSTRUKTIONEN: *Formen Sie bitte einen Kreis für sich und nehmen Sie Seile für jedes Familienmitglied. In welcher Beziehung stehen alle zueinander? Es soll sich hier um den Istzustand handeln – wie ist es jetzt? Wie nah oder entfernt sind Sie sich jetzt, gefühlsmäßig? Stellen Sie sich bitte einmal in Ihr System.*

FRAGEN:

ABC-Impulsfragen

Was bedeutet dieses Bild für Sie?

Wer ist nah oder weit weg von Ihnen? Wer ist zu weit, wer zu nah?

Wie nah oder entfernt ist das für Sie?

Was macht das mit Ihnen, das jetzt so zu sehen?

Wie steht es um Ihren Selbstwert?

2. WUNSCHBILD. Die Klientin legt das »ideale Bild«. Es muss nichts mit Machbarkeit oder der Realität zu tun haben. Die Klientin stellt sich wieder in ihren Kreis. Veränderungen zum vorigen Bild werden auf allen Ebenen (ABC-Impulsfragen) erfragt. Die Beraterin fragt genau nach, inwiefern das neue Bild eine Verbesserung ist. Es kann auch eine Außenposition probiert werden. Von hier aus können die gleichen Fragen interessant sein im Sinne der Unterschiedsbildung. Es kann mit Extremen experimentiert werden, das heißt mit völligen Überlappungen von Kreisen und mit Kontaktabbruch (z.B. ein Seil kommt aus dem Raum oder wird in eine Ecke gelegt). Es sollte je nach Zeit und Thema erörtert werden, wie sich die anderen dabei fühlen. Wie wirken die Distanzen zwischen den anderen auf die Klientin? Was würde sich in deren Beziehungen ändern? Wäre das gut oder eher schlecht für sie? Die Klientin kann sich in die entsprechenden Kreise der anderen Personen stellen und sich in sie hineinfühlen.

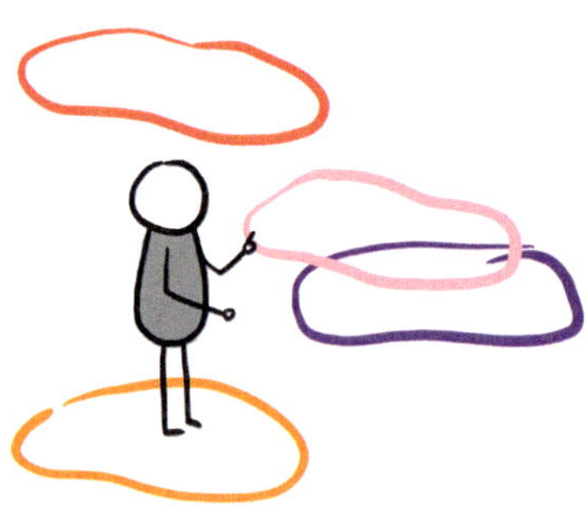

2. INSTRUKTIONEN: *Dies war jetzt der Istzustand. Wie wäre für Sie der Wunschzustand? Es geht nicht darum, ein machbares Bild zu legen, sondern ein ideales Bild. Auch wenn es nicht realisierbar ist, könnten wir es uns einmal anschauen.*

FRAGEN:

ABC-Impulsfragen

Inwiefern ist das eine Verbesserung für Sie?
Was bedeutet dieses Bild für Sie?
Wer ist hier nah oder weit weg?
Was macht das mit Ihnen, das jetzt so zu sehen?
Inwiefern wäre das realisierbar?
Wenn Sie einmal auf die anderen schauen – inwiefern würde sich deren Leben verändern, falls sie jetzt in dieser Nähe und Distanz zueinanderstehen?
Was würden die sagen? Sie dürfen Ihnen gerne eine Stimme geben und von deren Platz einmal sprechen!

3. PERSPEKTIVENÜBERNAHME. Die Klientin wird nun explizit dazu eingeladen, Perspektiven zu übernehmen. Sie darf entscheiden, wessen Sicht sie einmal übernehmen möchte. Sie stellt sich dazu in den Kreis der betreffenden Person. Sie versetzt sich in ihre Gefühls- und Gedankenwelt. Sie darf der Person auch, wenn sie es möchte, eine Stimme geben und in den Dialog mit der eigenen Person gehen, wobei sie zum Beispiel zwischen den beiden Seilkreisen wechseln kann. Die Beraterin kann ebenfalls die Rolle einmal einnehmen. Dieser Prozess kann auch zu einer Verschiebung der Seilkreise führen, wenn die Klientin dies möchte.

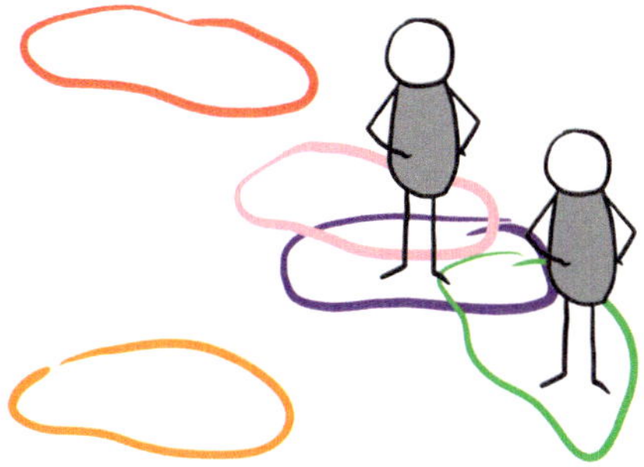

3. INSTRUKTIONEN: *Sie können sich einmal in die anderen Familienmitglieder stellen und ihre Perspektive einnehmen – wie würde es der Person gehen? Was würde sie sagen? Danach stellen Sie sich bitte wieder in Ihren Kreis. Falls Sie möchten, können Sie auch einen Dialog probieren. Falls sich daraus eine Veränderung der Positionen oder des Gesamtbildes ergeben sollte, dürfen Sie gern alles noch einmal verändern. Sie dürfen experimentieren!*

FRAGEN:

ABC-Impulsfragen

Wo sind Sie gelandet?

Was erscheint Ihnen realisierbar?

Was oder wen könnten Sie gebrauchen, um das umzusetzen?

4. BLICK VON AUSSEN. Hier kann zunächst einmal geschaut werden, welche Impulse entstanden sind. Oftmals werden auch Ideen für Handlungsschritte geäußert. Diese können begleitet werden, indem zum Beispiel nach nützlichen, unterstützenden Ressourcen gesucht wird.

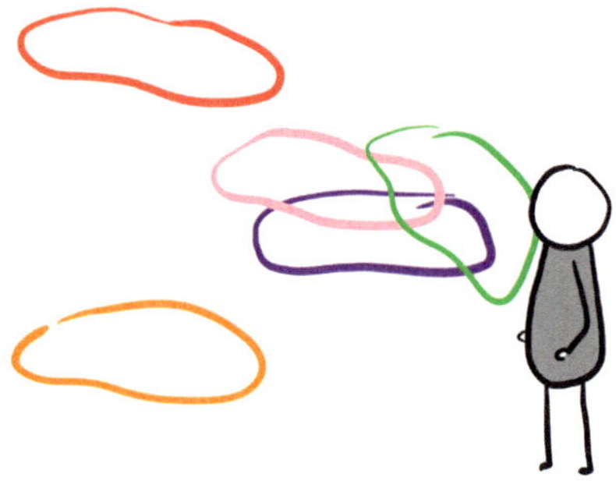

4. INSTRUKTIONEN: *Stellen Sie sich doch einmal raus und schauen alles von außen an.*

FRAGEN:

ABC-Impulsfragen

Wenn wir noch einmal schauen, was jetzt hier entstanden ist –
was nehmen Sie mit?

Was setzen Sie um?

Was ist zu tun? Was wären die nächsten Schritte?

Welche Ressourcen haben Sie schon, die Sie nutzen können, um voranzukommen?

Was brauchen Sie von mir, um dies umzusetzen?

Aufmerksamkeitsfoki

Blick auf Beziehungen. Bei vielen Familienmitgliedern gibt es eine große Menge von möglichen Interaktionen, die in den Fokus geraten können. Es ist dann häufig zu zeitaufwendig, alle einmal durchzuspielen. Oftmals ist es auch nicht hilfreich. Wenn etwa fünf Personen betrachtet werden, ergeben sich ja Interaktionen zwischen beispielsweise Vater und Kind 1, Vater und Kind 2, Kind 1 und Kind 2 etc. Als Therapeutin müssen wir nicht entscheiden, welche Beziehungen besonders relevant sind, sondern die Klientin kann besser allein entscheiden, welche Interaktionen inklusive möglicher Veränderungen sie sich anschauen will. Um ein Beispiel zu geben: Das Wunschbild kann zu einer Verbesserung zwischen Mutter und Klientin führen, aber auch eine Verschlechterung zwischen ihrer Schwester und ihrer Mutter mit sich bringen. Die Klientin weiß selbst, was für sie hilfreich ist. Wir bringen kein Familienbild im Sinne von »das sind relevante und das sind weniger relevante Beziehungen« in den Prozess ein.

Variationen

Symbole. Gerade bei Familien können in die Kreise auch Schleich-Tiere gestellt werden, die die Familienmitglieder repräsentieren. Dies lädt zu metaphorischem Arbeiten ein im Sinne von: Wenn das Schaf dem Wolf näherkommt, was würde dann passieren? Auch beim Arbeiten mit Schleich-Tieren sollten wir uns mit Analysen und Deutungen zurückhalten (als Empfehlung: Natho, 2013).

ÜBUNG 6: Der Prioritystring. Was fehlt mir bloß: Welche meiner Bedürfnisse sind gerade befriedigt? Und welche nicht?

WANN: Eine Klientin fühlt sich leer und versteht nicht so richtig warum. Stress spielt eine Rolle, aber er ist nicht zentral. Eine große Krise ist es auch nicht, jedenfalls kann sie nicht benannt werden. Aber irgendetwas kommt zu kurz, irgendwo ist eine Lücke. Die Therapeutin hat den Eindruck, dass die Aufträge eher diffus und nebulös geäußert werden, ohne dass dies absichtsvoll geschieht – wenig Greifbares, wenig Konkretes, wenig Erkennbares wird angeboten. Die Hypothese steht im Raum, dass bestimmte Bedürfnisse oder Teilbedürfnisse nicht befriedigt werden. Miteinander kann erörtert werden, was passieren würde, wenn die Bedürfnisse mehr Raum bekommen würden – und was andere dazu sagen würden, wenn die Klientin sich mehr um sich kümmert. Am Ende kann versucht werden, das Thema zu benennen – es ist jedoch nicht kontrollierbar, ob es sprachlich eingegrenzt werden kann, und manchmal auch nicht passend. Ein Versuch, das Thema zu verbalisieren, könnte dennoch Klärung schaffen.

Die Übung ist auch bei klarer umrissenen Problembeschreibungen als Standortbestimmung geeignet, in der es um persönliche Wünsche, Motive und Bedürfnisse geht.

In der Übung kann ein Blick auf befriedigte und unbefriedigte Bedürfnisse geworfen werden. Der Blick auf unbefriedigte Bedürfnisse kann dazu einladen, über Lösungen nachzudenken. Die Aufstellungsmethode kann sowohl das Erfühlen erleichtern als auch einen Blick out of the box ermöglichen, in der Hoffnung, dass neue Lösungsimpulse entstehen.

SCHRITTE:

1. MEINE BEDÜRFNISSE. Die Klientin legt einen Kreis für ihr Ichsystem und vergegenwärtigt sich ihre Bedürfnisse. Sie schreibt sie auf Moderationskarten und legt sie in ihren Kreis. Fragen über (Körper-)Gefühle, Energielevel und den Selbstwert bieten sich neben den ABC-Impulsfragen an.

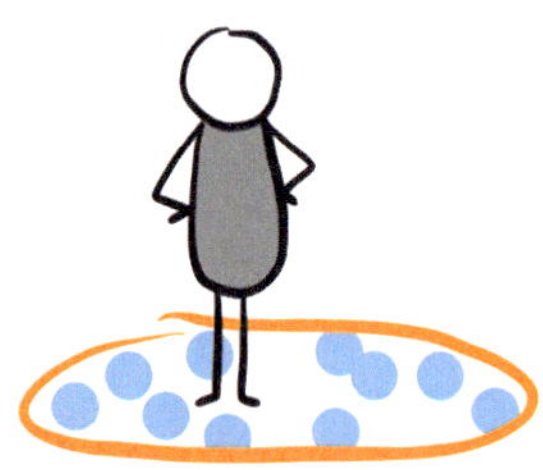

INSTRUKTIONEN. *Formen Sie bitte einen Kreis. Alles, was drin ist, sind Sie. Die Grenze ist Ihre Ichgrenze. Vergegenwärtigen Sie sich bitte einmal Ihre Bedürfnisse. Welche Bedürfnisse haben Sie? Schreiben Sie sie auf Karten und legen Sie sie in Ihr Ich.*

FRAGEN:

ABC-Impulsfragen

Was ist Ihr allgemeiner Eindruck von diesem Bild?

2. WAS ZU KURZ KOMMT. Die Klientin entscheidet, welche Bedürfnisse gerade tatsächlich einen Platz haben und welche zu kurz kommen. Zur Illustration legt sie Bedürfnisse in die Mitte, die ausreichend befriedigt werden, und alle Bedürfnisse, die gerade keine Aufmerksamkeit erhalten, nach draußen. Zentralität kann wie eine Skala genutzt werden: Was zentral drinnen liegt, wird versorgt, was weniger befriedigt wird, liegt in größerer Distanz zur Mitte. Fragen zum Selbstwert, Energielevel und zu Gefühlen können gestellt werden. Es kann auch eine Funktionsfrage gestellt werden: Wozu oder für wen könnte das gut sein, dass einiges nicht versorgt wird?

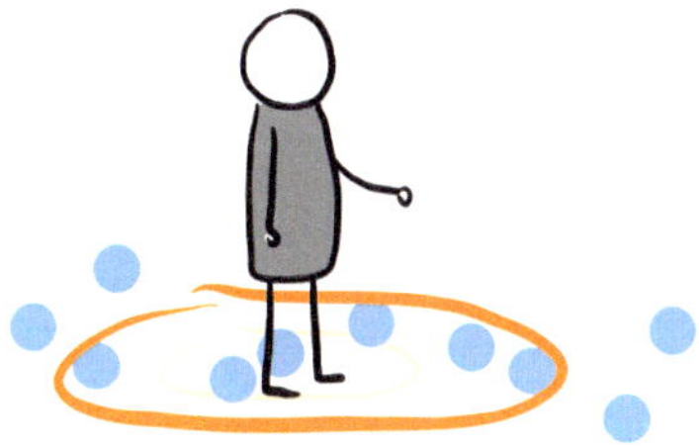

2. INSTRUKTIONEN: *Legen Sie bitte einmal alle Bedürfnisse aus Ihrem Ichsystem, die gerade zu kurz kommen, die nicht befriedigt werden. Innerhalb können Sie den Kreis wie eine sternförmige Skala verwenden. Was zentral drinnen liegt, wird versorgt, was weniger befriedigt wird, liegt in größerer Distanz zur Mitte.*

FRAGEN:

ABC-Impulsfragen

Was ist Ihr allgemeiner Eindruck von diesem Bild?

Gesetzt den Fall, dies fühlt sich anders an als eben: Welche Unterschiede spüren Sie?

Wozu könnte das gut sein, dass einiges nicht versorgt wird?

Für wen könnte das gut sein, dass einiges nicht versorgt wird?

Was daran fällt leicht, und was müssen Sie aushalten? Wie können Sie das aushalten, wie machen Sie das?

3. WAS JETZT DRAN IST. Die Klientin bestimmt, welchen Bedürfnissen sie mehr Aufmerksamkeit schenken sollte, und legt sie näher an die Mitte. Die Therapeutin kann dazu einladen, auch den Rand zu nutzen, allerdings sollte klar sein, dass Bedürfnisse, die draußen liegen, tatsächlich nicht beachtet werden. Falls vorher nichts nach draußen, aber einiges innerhalb des Kreises an den Rand geschoben wird, kann in dieser Phase die innere Sortierung eine größere Rolle spielen.

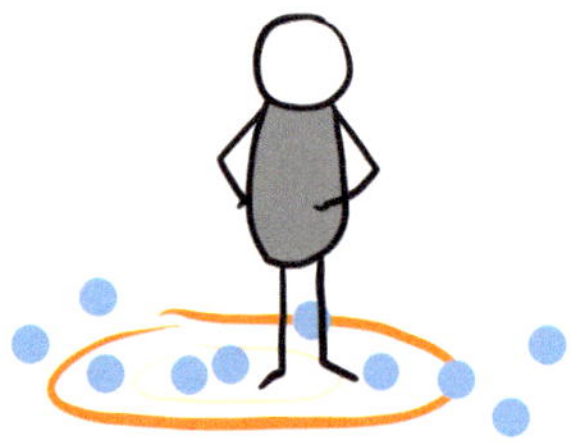

3. INSTRUKTIONEN: *Welchen Bedürfnissen möchten oder sollten Sie mehr Aufmerksamkeit schenken? Sie können auch den Rand nutzen, allerdings sollte Ihnen klar sein, dass Bedürfnisse, die draußen liegen, auch nicht beachtet werden. Sie können auch weiterhin nach Zentralität sortieren: Was soll zentral in die Mitte, was kann eher an den Rand?*

FRAGEN:

ABC-Impulsfragen

Was bedeutet es für Sie, dass Karten auf den Rändern liegen?
Was ist Ihr allgemeiner Eindruck von diesem Bild?
Welche Unterschiede bilden sich möglicherweise ab und worin bestehen sie für Sie?
(*Wenn passend:* Wie fühlt sich das an, dass einiges gut versorgt ist?
Wozu könnte das gut sein, dass einiges nicht versorgt wird?
Für wen könnte das gut sein, dass einiges nicht versorgt wird?
Was daran fällt leicht, und was müssen Sie aushalten? Wie können Sie das aushalten, wie machen Sie das?)

4. IMPLEMENTIERUNG. Aus der Außenposition, die die Klientin sich selbst wählen darf, kann gemeinsam überlegt werden, wie bestimmten Bedürfnissen mehr Raum gegeben werden kann. Dazu könnte die Klientin instruiert werden, sich mit inneren oder externen Ressourcen zu verbinden, die ihr bei diesem Prozess helfen würden. Es kann auch versucht werden, das Thema zu begreifen, dass hinter den diffusen Anliegen oder Themen liegt.

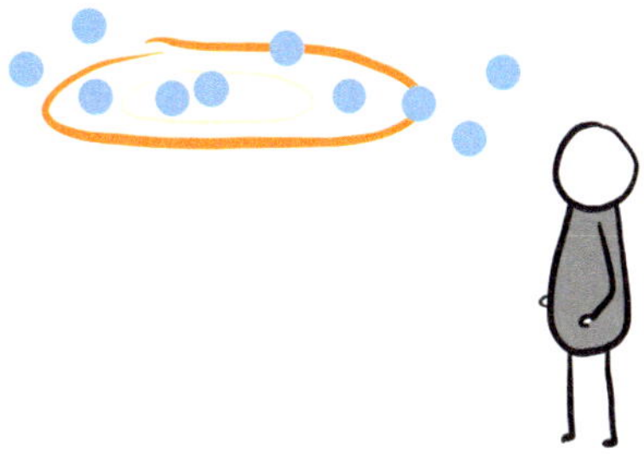

4. INSTRUKTIONEN: *Aus der Außenposition können wir überlegen, wie Sie bestimmten Bedürfnissen mehr Raum geben können. Dazu können Sie sich auch noch einmal mit Ihren Ressourcen verbinden. Welche Talente, Stärken oder Ressourcen bringen Sie mit, die Ihnen helfen könnten, die Situation zu verbessern? Welche Menschen, Objekte, Orte oder andere Dinge von außen könnten Ihnen helfen, Ihre Situation zu verbessern?*

FRAGEN:

ABC-Impulsfragen

Was ist Ihr allgemeiner Eindruck von diesem Bild?

Was haben Sie in ähnlichen Situationen schon getan, um Ihre Bedürfnisse gut zu versorgen?

Was können Sie schon, wenn es um Selbstfürsorge geht?

Falls Bedürfnisse unversorgt bleiben sollten – was brauchen Sie, um das zu akzeptieren und gut auszuhalten?

Falls Sie irgendwelche Hindernisse auf Ihrem Weg sehen – wie könnten wir daran arbeiten, um sie gut zu bewältigen?

Wozu könnte das gut sein, dass einiges nicht versorgt bleibt?

Wie würde ein Film lauten, der sich um Ihr Thema dreht? Um welches Thema könnte es gehen?

Mit welcher neuen Frage gehen Sie nach Hause?

Aufmerksamkeitsfoki

Destabilisierung. Diese Übung kann eine starke, emotionale Wirkung erzeugen. Hier sollte die Therapeutin in ständigem Kontakt mit der Klientin schauen, was zumutbar und was nützlich ist. Alternativ kann abgebrochen beziehungsweise auch entschleunigt werden. Stabilisierungsphasen sind immer möglich, indem auf Ressourcen, Talente und Stärken während der Übung aufmerksam gemacht wird (s. als Anregung Fragen aus Schritt 4).

Variationen

Arbeit mit Hindernissen. Falls die Klientin stabil erscheint, kann am Ende noch mehr mit etwaigen Hindernissen gearbeitet werden, die möglicherweise auf dem Weg zur Verbesserung liegen könnten. Wer oder was könnte einen für sie nützlichen Prozess behindern? Wer könnte ihn befördern? Welche Ressourcen stehen ihr zur Verfügung, um diese Hindernisse anzugehen oder deren Wirkung abzufedern? Was ist das Ehrenwerte an den Hindernissen, das heißt, welche Funktion erfüllen sie oder wozu sind sie auch gut?

Selbstwert. Manchmal führt die Arbeit zu einer näheren Fokussierung des Selbstwerts. Hier kann auch noch mehr stärken- und ressourcenorientiert weitergearbeitet werden (s. Übung 7).

ÜBUNG 7: Der Ressourcenmantel. Welche internen und externen Ressourcen habe ich? Welche sollte ich mehr pflegen?

WANN: Diese Übung ist nahezu für alle Klient:innen geeignet, um sie zu stabilisieren, um sie an eigene Ressourcen zu erinnern und sie zu verankern. Sie ist zudem für stark krisenhafte und auch traumatisierte Systeme und Klient:innen gedacht, die erst einmal auftanken müssen. Daher kommt sie auch ohne Nennung von Krisen oder Problemsituationen aus. Der Klient legt unterschiedliche Ressourcenkreise. Dazu gehören innere Ressourcen wie Fähigkeiten, Stärken und Talente, Tätigkeiten und externe Ressourcen wie Freund:innen und Familie etc. Falls er gegen alle Erwartungen im Verlauf der Sitzung doch in Problemtrancen fällt, kann die Beraterin immer wieder sanft auf die Ressourcenkreise hinweisen.

Die Übung ist zudem fast in allen Situationen und in nahezu allen Phasen des Beratungsgeschehens einsetzbar, um den Blick »von den Löchern auf den Käse« zu lenken – der vermutlich nahrhafter ist. Oder, um es wissenschaftlicher zu benennen: Um die Aufwärtsspirale der positiven Psychologie anzukurbeln, die, kurzgefasst, davon ausgeht, dass psychische Gesundheit, die Fähigkeit, Probleme kreativ zu lösen, und der Mut zur Kommunikation von einer positiven Gestimmtheit profitieren (Fredrickson, 2004; Friedman u. Förster, 2010).

SCHRITTE:

1. INNERER RESSOURCENKREIS. Der Klient legt einen Kreis, sein Ichsystem. Er wird eingeladen, sich an seine *inneren* Ressourcen zu erinnern und sie auf Karten zu schreiben. Innere Ressourcen sind Kraftquellen, die er selbst mitbringt, ohne sich auf andere verlassen zu müssen, Ressourcen, die er aus seiner eigenen Person heraus aktivieren kann. Die Karten kann er in seinen Kreis legen. Talente, Stärken, Charaktermerkmale, Eigenschaften, Werte, alles, was er positiv an sich sieht, kann aufgeschrieben werden. Da Menschen diese wie auch andere Aufgaben jeweils anders verstehen, ist Nachsicht erforderlich: Im Zweifelsfall ist alles, was er für innere Ressourcen hält, eine innere Ressource. Lediglich bei der Nennung klar erkennbarer externer Ressourcen wie Freundinnen, andere Menschen, Haus und Geld etc. oder wenn er Hobbys, Tätigkeiten oder Aktivitäten nennt, kann darauf hingewiesen werden, dass noch andere Phasen folgen werden. Wenn dem Klienten gar nichts einfallen sollte, kann versucht werden, zirkulär zu fragen: »Wenn ein wohlwollender, wertschätzender Mensch hier wäre, Ihre beste Freundin, Ihr bester Freund oder jemand aus Ihrer Familie, der Sie sehr schätzt – was würde er oder sie sagen?« Fragen nach dem Selbstwert bieten sich neben den ABC-Impulsfragen an. Falls es große Missverständnisse bezüglich des Begriffs »innere Ressourcen« geben sollte, kann die Beraterin die anderen Seilringe auch schon jetzt beschreiben und erklären, um die Unterschiede klar zu machen.

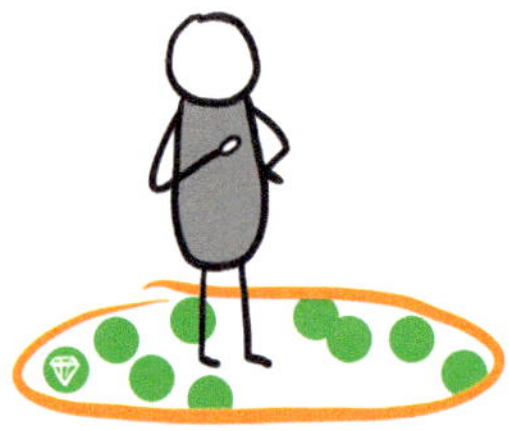

1. INSTRUKTIONEN: *Formen Sie bitte einen Kreis. Alles, was drin ist, sind Sie. Die Grenze ist Ihre Ichgrenze. Vergegenwärtigen Sie sich bitte einmal alle internen, inneren Ressourcen, die Sie haben. Talente, Stärken, Charaktermerkmale, Werte, alles, was Sie von innen, von sich aus mitbringen. Schreiben Sie sie auf Karten und legen Sie sie in Ihren Kreis.*

FRAGEN:
ABC-Impulsfragen
Wie steht es gerade um Ihren Selbstwert auf einer Skala
von 1 = sehr niedrig bis 10 = sehr hoch?

2. MITTLERER RESSOURCENKREIS. Es soll ein weiterer Kreis um den ersten gelegt werden. In diesen können die Tätigkeiten, Hobbys und alle Aktivitäten wie Wellness, Zerstreuungen etc. gelegt werden, die dem Klienten guttun. Dabei kann es sowohl etwas Sinnvolles sein wie auch Tabuisiertes oder Sinnloses. Als Beispiel kann ein »Blättern durch seichte Frauenzeitschriften« dienen oder »das bloße Aus-dem-Fenster-Schauen«. Wenn der Klient lieber verdeckt arbeiten möchte, darf er auch Symbole auf die Karten schreiben, ohne zu erzählen, was sich dahinter verbirgt.

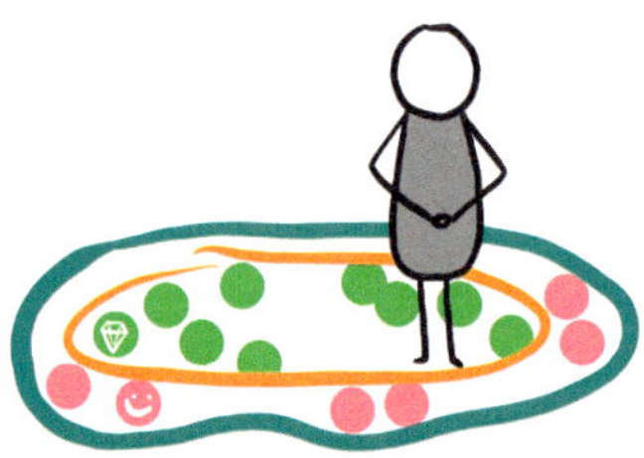

2. INSTRUKTIONEN: *Formen Sie bitte einen weiteren Kreis um sich herum. Das sind Aktivitäten, Hobbys, Spiele, Wellnessaktivitäten, alles, was Ihnen Spaß macht und Sie in eine gute Stimmung bringt. Alles, was Energie gibt und nicht raubt, kann hier Platz haben. Es darf etwas Sinnvolles sein, aber auch etwas von außen betrachtet Sinnloses. Es gibt keine Tabus, es darf Ihnen alles Spaß machen, auch das, was eher verpönt ist.*

FRAGEN:
ABC-Impulsfragen
Gesetzt den Fall, das unterscheidet sich vom vorigen: Worin?
Wie steht es jetzt um Ihren Selbstwert auf einer Skala von 1 = sehr niedrig bis 10 = sehr hoch?

3. EXTERNER RESSOURCENKREIS. Sie dürfen einen weiteren Kreis um sich legen, in dem externe Ressourcen wie Menschen, Gruppen, Teams und auch Orte und Situationen abgelegt werden können, die Energie geben oder Sinn herstellen. Helfer:innensysteme, Menschen, die den Klienten unterstützen und stabilisieren, sind ebenfalls gefragt. ABC-Impulsfragen und Fragen nach dem Selbstwert passen.

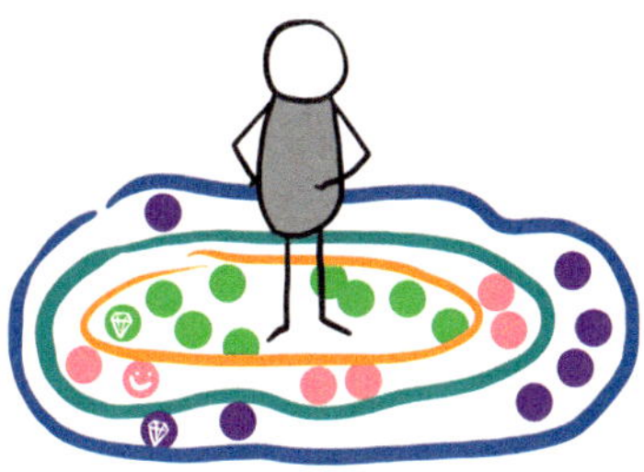

3. INSTRUKTIONEN: *Formen Sie bitte einen weiteren Kreis. Dies sind jetzt Ihre externen, also äußeren Ressourcen. Menschen, Situationen, Gruppen, Vereine, Arbeitsteams, aber auch Orte, Situationen, Lokalitäten etc., die Ihnen Freude machen, wo Sie auftanken können, die Ihnen Energie geben, statt sie zu rauben. Es kann sich auch um Menschen handeln, die Sie aktiv unterstützen, stabilisieren oder stützen.*

FRAGEN:
ABC-Impulsfragen
Wie steht es gerade um Ihren Selbstwert auf einer Skala
von 1 = sehr niedrig bis 10 = sehr hoch?

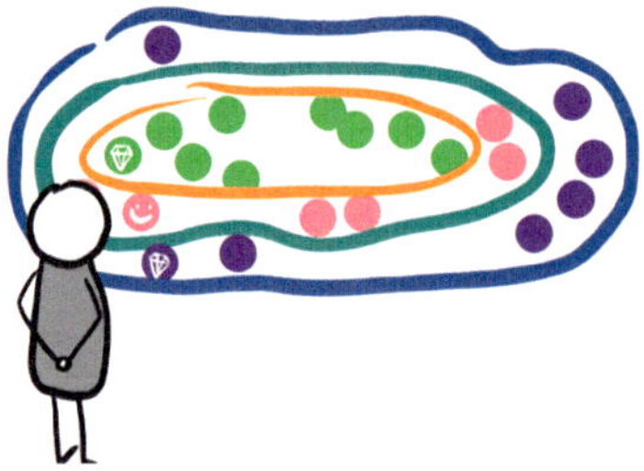

4. KONZENTRATION AUF DAS WESENTLICHE. Aus einer Außenposition kann der generelle Eindruck des Ressourcenmantels einmal angeschaut werden. Dies kann in Stille und entschleunigt geschehen. Möglich sind aber auch Reduktionen: Welche drei Ressourcen sind zentral – welche könnten in den nächsten Situationen wichtig sein? Achtung, hier könnte schon wieder eine Problemsituation anvisiert werden. Das kann nützlich sein; wenn die Übung aber eine reine Ressourcenübung sein soll, dann reicht das Betrachten.

4. INSTRUKTIONEN: *Stellen Sie sich jetzt einmal nach außen. Schauen Sie einmal, was Ihnen aus dieser Position heraus auffällt. Welche drei Ressourcen könnten einen richtig guten Schutz vor den nächsten »Regentagen« bieten? Welche sind zentral für Krisensituationen?*

FRAGEN:

ABC-Impulsfragen

Wie steht es jetzt um Ihren Selbstwert auf einer Skala von 1 = sehr niedrig bis 10 = sehr hoch?

Was können wir gemeinsam tun, damit dieses Bild nicht morgen schon vergessen sein wird? Wie können Sie sich auch in einer Woche oder in einem Monat noch daran erinnern, welche Ressourcen Sie haben?

Aufmerksamkeitsfoki

Selbstwert. Der Selbstwert kann in jeder Phase neu gecheckt werden, durchaus auch mit Hilfe von Skalierungsfragen. Falls er während der Sitzung fallen sollte, kann angeregt werden, darüber nachzudenken, wer oder was den Selbstwert erhöhen könnte – dabei hilft ein Verweis auf die am Boden liegenden Moderationskarten. In Therapiesituationen ist es nicht ungewöhnlich, dass aus einer Ressourcenübung heraus plötzlich ein Problem erinnert wird. Das wäre nicht unbedingt störend. Allerdings kann dieser Wechsel utilisiert werden. Die Frage könnte sein, wozu es gut ist, dass aus einer Ressource jetzt ein Problem entstanden ist, ob das ein typisches Muster ist und was es braucht, um damit gut leben zu können. Sollte der Selbstwert sinken, kann an dieser Stelle sehr spezifisch daran gearbeitet werden, was es braucht, damit das Muster gebrochen wird. Und was in dieser spezifischen Situation den Selbstwert wieder hebt.

Keine Ressourcen vorhanden. Falls jemand angibt, keine Ressourcen zu haben, bieten sich zirkuläre Fragen an, wie auch die Funktionsfrage: »Wozu könnte es gut sein, keine Ressourcen zu haben?« Auch hier ist also Utilisierung hilfreich. Wer es provokant mag, könnte auch fragen: »Sie haben sich dazu entschieden, ohne Ressourcen, Talente und Stärken auszukommen – wie lebt es sich denn dann so«?

Variationen

Problemanalyse. Die Übung kann in Richtung Problem-Ziel-Aufstellung erweitert werden (s. Übung 11). In diesem Fall wird ein bestimmtes Problem angesichts der Ressourcen betrachtet. Manchmal ergibt sich ein solcher Wechsel von der Ressource zum Problem auch während der Sitzung. Hier sollte die Therapeutin entscheiden, ob sie der Idee der Prozessorientierung folgt und sich auf eine Problemanalyse einlässt oder ob sie auf einer Ressourcenarbeit beharrt, also steuert, statt sich mitziehen zu lassen.

Nachhaltigkeit durch Verankerung. Es kann zum Schluss ein Anker, ein Bild ein Symbol, eine Metapher, eine Körperbewegung (Mikrobewegung, s. Storch, Krause u. Weber, 2022) erarbeitet werden, um den zentralen Ressourcenanker erinnerbar zu machen. Eine mögliche Frage: »Welche Hauptressource haben Sie und welches Bild oder welches Objekt könnte Sie daran erinnern? Welche Metapher käme infrage?«

Wer mag, kann auch mit einer Box weiterarbeiten, in der der Klient die Ressourcen sammeln und verwahren kann. Die unterschiedlichen Arten von Ressourcen könnten durch unterschiedlich farbige Karten markiert werden. Die Box könnte er »an Regentagen« öffnen und seine Ressourcen selbst aktivieren.

ÜBUNG 8: Die Liebeslandschaften. Wildes Meer oder sicherer Hafen – Was will ich eigentlich? Und was kann ich akzeptieren?

WANN: Eine Klientin berichtet von »schwierigen« Beziehungsdefinitionen wie zum Beispiel, dass ihr Partner eine andere Vorstellung von Beziehungen hat als sie. Er will die Beziehung öffnen und sie weiß nicht, ob sie da mitgehen kann. Werte in Paarbeziehungen werden verhandelt; die Klientin weiß nicht so ganz, wie sie sich anderen Vorstellungen von Liebe oder Beziehung gegenüber verhalten soll. Die Übung geht auf die Liebesstile von John Lee zurück (Lee, 1973; s. a. Förster, 2018; 2022) und wurde als »Anteile-Arbeit« konzipiert. Es geht also darum anzuerkennen, dass wir verschiedene Anteile in uns haben, die auch gegensätzlich sein dürfen, die aber vielleicht mehr oder weniger zentral sind. Ich denke an die Klientin, die einen deutlichen Wunsch nach Treue in ihrer Beziehung ausdrückte und gleichzeitig auch einen Wunsch äußerte, einmal Sex mit jemand anderem zu haben. Oder an den Klienten, der auf Partnersuche war und eigentlich vor allem nach inneren Qualitäten in Männern schauen wollte, gleichzeitig aber einräumte, dass ihm Prestige nicht unwichtig sei.

Themen sind: »Wie kann ich meine unterschiedlichen Bedürfnisse hinsichtlich Sex und Partnerschaft verstehen?«, »Soll ich mich darauf einlassen, dass die Beziehung geöffnet wird?«, »Der Status meiner Partnerin stört mich immer mehr ... warum macht sie nicht endlich Karriere?«, »Kann ich mir eine Beziehung vorstellen, wo wir doch keinen Sex mehr haben?«, »Was mache ich mit seiner Eifersucht?« und anderes mehr. Tatsächlich halte ich die Übung für sehr viele Situationen und Kontexte geeignet, in denen Paarbeziehungen eine Rolle spielen. Ich habe noch nie gehört, dass Kund:innen die Übung uninteressant fanden – das häufigste Feedback ist: »Toll, da einmal draufgeschaut zu haben.«

In der Übung wird die Klientin eingeladen, klassische Liebesstile einmal in Bezug auf sich selbst zu überprüfen oder anzuschauen. Die Aufstellung mit Seilen ermöglicht ein Sich-Einfühlen.

SCHRITTE:

1. DIE LIEBESSTILE ERKLÄREN. Im Folgenden werden alle Liebesstile im Detail erklärt, auf dem Spickzettel werden sie stichwortartig wiederholt.

Romantische Liebe (Eros): Verliebtheit steht im Vordergrund. Die geliebte Person erscheint als sexy und löst physiologische Erregung aus. Jemand will dem oder der anderen möglichst oft nahe sein. Man möchte dem Partner oder der Partnerin viel von sich selbst mitteilen und viel von ihm oder ihr erfahren. Attraktivität und emotionale Verbindung sind wichtig.

Besitzergreifende Liebe (Mania): Sie stellt eine starke Intensivierung von Aspekten der romantischen Liebe dar. Sexualität und Leidenschaft spielen eine wichtige Rolle. Der Partner oder die Partnerin wird zum absoluten Lebensmittelpunkt. Die geliebte Person erscheint vollkommen und man kann sich nicht vorstellen, ohne sie zu leben. Eifersucht und Liebeskummer werden erlebt.

Freundschaftliche Liebe (Storge): Über gemeinsame Interessen und Freizeitaktivitäten in einer Bekanntschaft baut sich allmählich eine Verbindung auf. Sexuelle Anziehung entwickelt sich (wenn überhaupt) später. Die Beziehung ist durch Toleranz, Vertrauen und Respekt gekennzeichnet. Die Liebe ist eher friedlich statt leidenschaftlich.

Spielerische Liebe (Ludus): Der Liebesstil ist durch sexuelle Freiheit und Ungebundenheit gekennzeichnet. Es gibt keine feste Verbindung mit exklusiven Verpflichtungen, sondern Spaß und Abwechslung stehen im Vordergrund. Wechselnde Partner:innen, sexuelle Experimente, Herausforderungen sind bedeutsam. Sex ist eine spannende Freizeitaktivität.

Pragmatische Liebe (Pragma): Vernunftsgründe spielen die Hauptrolle (zum Beispiel Lebensstil, Finanzen, Status, Werte, Religion etc.). Menschen mit diesem Liebesstil haben eine Reihe von Kriterien vor Augen, die zukünftige Partner:innen besitzen sollten. Kompatibilität von Lebenszielen ist wichtig: Passt er oder sie darauf, wird die Person gewählt, wobei romantische Gefühle hier weniger zentral sind.

Altruistische Liebe (Agape): Das Wohl der geliebten Person steht über dem eigenen Wohlergehen. Hilfsbereitschaft bis hin zur Opferbereitschaft zeichnen die Beziehung aus. Spiritualität kann eine Rolle spielen. Ein Beispiel wäre die Pflege einer geliebten Person, von der keine körperlichen oder gedanklichen Gewinne mehr zu erwarten sind, wohl aber Verbundenheit im Miteinandersein. Dem oder der anderen zu helfen steht im Vordergrund.

Moderationskarten werden von der Klientin so beschriftet, dass sie sie gut wiedererkennt und versteht, das heißt, sie darf die griechischen Fachbegriffe nach eigenen Vorstellungen beschriften (etwa aus »Storge« »platonische Liebe« machen) oder auch Symbole nutzen.

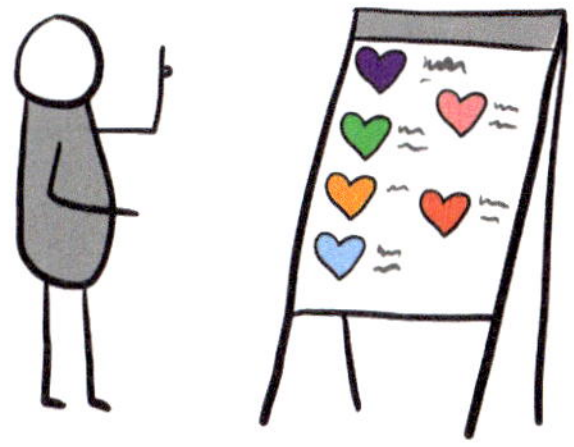

1. INSTRUKTIONEN: *Im Folgenden geht es um die Art und Weise, wie Menschen lieben. Und darum, wie Sie lieben. Schreiben Sie die folgenden Liebesstile bitte auf 6 Karten Ihrer Wahl. Sie können dabei Ihre eigenen Bezeichnungen wählen oder Symbole, damit Sie sie gut erkennen können.*

Dann die Liebesstile erklären:

Eros: leidenschaftlich, sinnlich, körperlich
Mania: besitzergreifende Liebe, eifersüchtig
Storge: freundschaftlich, gemeinsame Interessen, die Liebe wächst langsam
Ludus: spielerisch, häufig wechselnde Partner:innen
Pragma: rational, Passung von Kriterien (Status, Religion, Ideologie etc.) ist wichtig
Agape: altruistisch, aufopfernd, Sorge um den/die Andere:n

2. WAS IST DRIN, WAS IST DRAUSSEN. Die Klientin legt mit einem Seil ihrer Wahl einen Ichkreis. Es geht um den Jetztzustand. Sie soll die Anteile nach Selbstrelevanz verteilen. »Was gehört zu Ihnen, ist Teil von Ihnen und was nicht?« Die Karten werden beschriftet und im Innen oder Außen des Kreises verteilt. Wir können sie motivieren, spontan und aus dem Bauch heraus zu agieren – es geht nicht um ein stabiles Bild, das in Stein gehauen sein muss, es geht um das Gefühl im Hier und Jetzt.

Fragen nach der Bedeutung des gelegten Bildes (»Wie nehmen Sie die Distanzen zwischen den Anteilen wahr?«, »Sind Sie von irgendetwas überrascht worden?«), den Aufmerksamkeitspunkten (»Wohin geht gerade Ihre Aufmerksamkeit?«) und Wünschen können hilfreich sein.

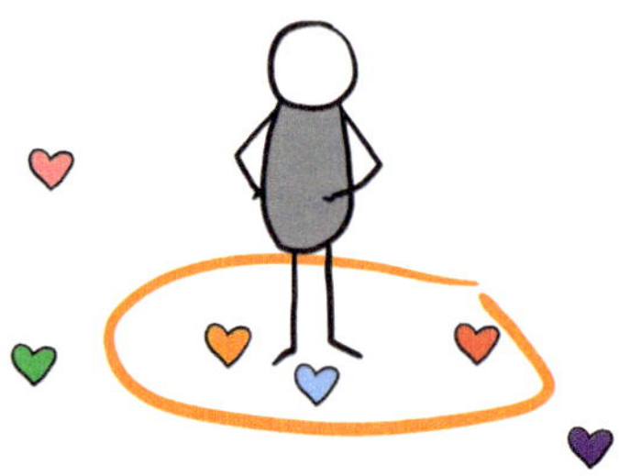

2. INSTRUKTIONEN: *Formen Sie bitte einen Kreis. Alles, was drin ist, sind Sie. Die Grenze ist Ihre Ichgrenze. Alles, was draußen ist, sind nicht Sie. Legen Sie bitte die Karten in den Kreis, die zu Ihnen gehören, die also Ihre Liebesstile sind. Legen Sie diejenigen raus, die nicht zu Ihren Liebesstilen gehören. Es darf sich ruhig einmal etwas widersprechen – wir Menschen haben unterschiedliche Anteile, sind manchmal beides, schüchtern und doch auch mal forsch – so kann es auch hier sein. Legen Sie bitte den Jetztzustand. Lassen Sie ruhig Ihren Bauch entscheiden.*

FRAGEN:
Was bedeutet für Sie das Bild?
Wie fühlt sich das an? Wo im Körper spüren Sie etwas?
Wohin geht gerade Ihre Aufmerksamkeit?
Welche Wünsche kommen hoch?

3. WAS WÄRE, WENN? Die Klientin darf einmal Karten verrücken im Sinne eines Experiments: Was wäre, wenn es anders wäre? Wenn andere Bedürfnisse größer oder kleiner würden? Was wäre, wenn die Karte außen oder drinnen liegen würde? Vor- und Nachteile können der Reihe nach besprochen werden, wobei die Ebenen ABC der Impulsfragen hier interessant sein können. Es kann auch gelegt werden, was ein:e Partner:in eventuell fordert oder wünscht oder sich wohl wünschen könnte. Es kann besprochen werden, was noch aushaltbar wäre. Also was wäre, wenn der Partner zum Beispiel gern außerhalb der Beziehung Sex haben möchte, das aber zunächst nicht in meine Vorstellungen von Liebe passt? Berührt das mein Wertesystem (Cognition), meine Emotionen (Affect?) oder spüre ich starke Vermeidungstendenzen (Behavior?). Hiernach kann ein Schlusspunkt gesetzt werden mit der Frage, was daraus entstanden ist.

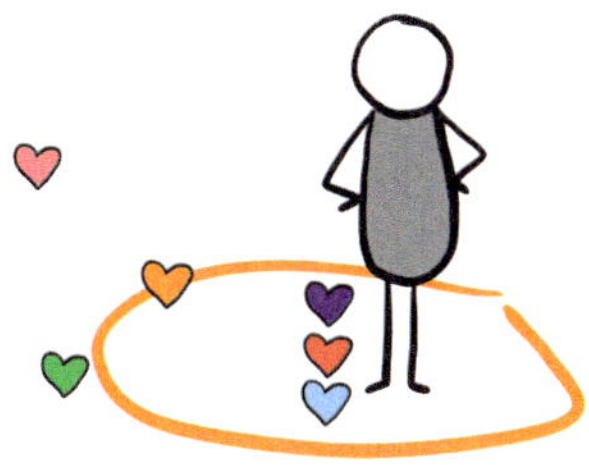

3. INSTRUKTIONEN: *Sie können gern einmal Karten hin und her schieben – was wäre, wenn die eine Karte drinnen und nicht draußen liegen würde, und was wäre, wenn die Karte da draußen auf dem Rand liegen würde? Experimentieren Sie doch mal!*

FRAGEN:
ABC-Impulsfragen
Wie fühlt sich das an? Wo im Körper spüren Sie etwas?
Spüren Sie im Körper Vermeidungs- oder Annäherungstendenzen oder etwas anderes?
Wohin geht gerade Ihre Aufmerksamkeit?
Welche Vor- und welche Nachteile hätte die Veränderung?
Welche Wünsche kommen hoch?
Was könnten Sie akzeptieren, wenn jemand anders von Ihnen einen Liebesstil wünscht, der zunächst einmal nicht zu Ihnen passt?
(*Falls dies das Ende ist:* Wie gehen Sie hier raus? Was nehmen Sie mit?)

4. WUNSCHBILD. Es kann ein Wunschbild gelegt werden, wenn das Jetzt-Bild und die Phase von Schritt 3 eher als Prozess oder als unbefriedigend empfunden wurden.

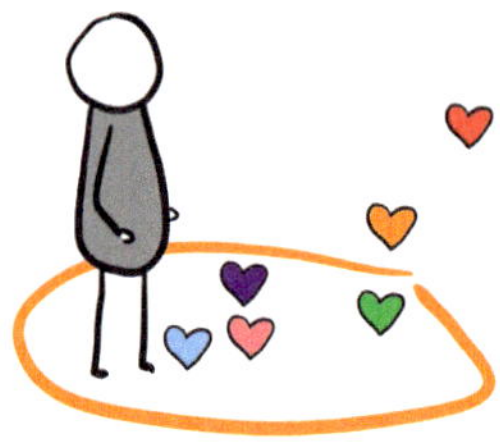

4. INSTRUKTIONEN (EVTL.): *Falls es ein Wunschbild geben sollte, das ganz anders ist als der Jetztzustand, wie würde das aussehen? Welche Liebesstile sollten zu Ihnen gehören und gelebt werden, welche weniger?*

FRAGEN:

ABC-Impulsfragen
Was bedeutet für Sie das Bild?
Wie fühlt sich das an?
Wo im Körper spüren Sie etwas?
Wohin geht gerade Ihre Aufmerksamkeit?
Welche Wünsche kommen hoch?
Welche neuen Fragen nehmen Sie mit?

Aufmerksamkeitsfoki

Prozessorientierung: Diese Übung wird von den Klient:innen sehr gern selbst in die Hand genommen und wir können uns von ihnen führen lassen. Wir gehen mit ihren Gedanken mit, spiegeln sie, paraphrasieren. Interessant sind oftmals Beobachtungen bei Bewegungen der Karten. Was verändert sich im Gesicht, Tonfall, der Körperhaltung im Vergleich zur vorigen Position?

Variationen

Zirkularität. Es ist manchmal nützlich, zirkuläre Fragen zu stellen: »Was würde Ihre Partnerin jetzt sagen, wenn Agape draußen liegt?«, »Wie würde es ihrem Partner jetzt gehen, wenn er das Gesamtbild sehen würde? Welches würde ihm/ihr am besten gefallen?«, »Wie viel Motivation von außen oder innen spüren Sie, wenn Sie auf das Bild schauen?«

Es kann auch ein weiteres Bild gelegt werden, in dem die Vorstellungen des Partners oder der Partnerin erkennbar werden. Hier sind Vergleiche und Unterschiede interessant.

Zeit als Kontext. Es kann manchmal interessant sein, die Dynamik der Liebeseinstellung zu eruieren. Was hätten Sie als 18-Jährige gelegt? Wo sehen Sie sich als 85-Jährige? Und wohin wird sich Ihre Beziehung wohl entwickeln?

Paare. Die Übung ist auch für Paare geeignet, wobei es sich anbietet, dass die Partner:innen erst einmal in unterschiedlichen Ecken des Raumes für sich die Bilder legen und sie hinterher miteinander vergleichen.

ÜBUNG 9: Der NeinRaum. Wie kann ich mich besser gegen Aufträge oder Erwartungen von außen abgrenzen?

WANN: Ein Mensch möchte schauen, welche Aufträge er annehmen möchte und welche er ablehnen oder modifizieren will. Themen sind zum Beispiel »Überlastung«, »zu viele Anforderungen von außen«, »Stimmengewirr im Kopf«, »es allen recht machen zu müssen«, »Übergriffe, die ich nicht abwehren kann«. Die Übung wurde durch das sogenannte Auftragskarussell inspiriert (Kriz u. von Schlippe, 1996), ermöglicht aber durch die scharfe Trennung von Ichkreis (Innen) und Außen eine stärkere Differenzierung. Das Stellen im Innen und Außen ermöglicht zudem körperliche Reaktionen, die eine nützliche Informationsquelle sein können. Der Klient kann sich in dieser Übung Aufträge an ihn einmal anschauen und sie entweder annehmen oder sie zurückgeben. Bei zurückgegebenen Aufträgen wird gemeinsam überprüft, inwiefern das realistisch ist. Zudem kann besprochen werden, ob ein abgelehnter Auftrag unter bestimmten Bedingungen angenommen werden könnte. Zudem startet diese Übung mit dem Sammeln der Ressourcen – diese Variante halte ich für hilfreicher, als lediglich nach stressauslösenden Aufträgen zu suchen.

SCHRITTE:

1. RESSOURCEN FÜHLEN. Der Klient wird eingeladen, das Seil so zu legen, dass es ein Ichsystem mit einer Ichgrenze abbildet. Die Form darf vom Klienten frei gestaltet werden. Der Klient stellt sich in sein System und spürt in sich hinein. Die Beraterin erfragt Ressourcen, Stärken, Talente, die zu der Person, zu ihrem Ich gehören. Diese werden vom Klienten auf Karten geschrieben und in den Kreis gelegt. Die Beraterin kann Beobachtungen mitteilen und Gesagtes paraphrasieren. Fragen nach Stimmung, gutem Körpergefühl, Selbstwert können folgen (ABC-Impulsfragen).

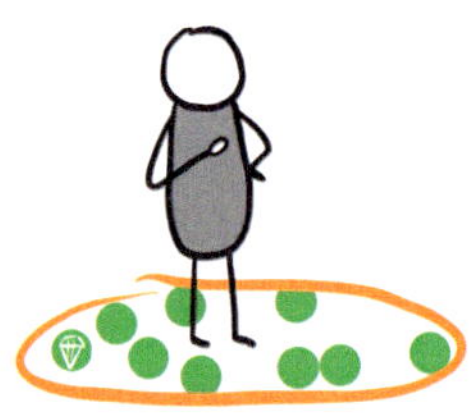

1. INSTRUKTIONEN: *Formen Sie bitte einen Kreis oder eine Figur um sich herum. Alles, was drin ist, sind Sie. Die Grenze ist Ihre Ichgrenze. Alles, was draußen ist, sind nicht Sie. Schrei-*

ben Sie doch einmal Ihre Stärken, Ressourcen und Talente auf Karten und legen Sie sie zu sich in den Kreis.

FRAGEN:

ABC-Impulsfragen

Wie ist das, wenn Sie auf Ihre Ressourcen schauen?

Sind das viele oder wenige?

Wann haben Sie sie das letzte Mal aktiviert? (*Jede einzelne einmal abfragen*)

Was müssen Sie tun, um sie zu aktivieren?

Wie steht es um Ihren Selbstwert? Wie zufrieden sind Sie gerade mit sich im Ganzen?

2. AUFTRÄGE SAMMELN. Die Beraterin erfragt Aufträge und Erwartungen von außen, die auch auf Karten geschrieben und zunächst außerhalb des Kreises platziert werden. Die Aufträge sollten Sätze im Aufforderungsmodus sein und mit einem Ausrufungszeichen enden (zum Beispiel: »Du sollst Karriere machen!«). Sie können mit einem Sender oder einer Auftraggeberin beschriftet werden (zum Beispiel: »Vater: Du sollst Karriere machen!«). Wenn alle Aufträge von außen liegen, fühlt sich der Klient im Innenkreis ein und schaut darauf. ABC-Impulsfragen adressieren Veränderungen zur vorigen Position. Aufträge können vorsortiert werden: Welche springen besonders ins Auge? Was ermöglichen sie und was verhindern sie?

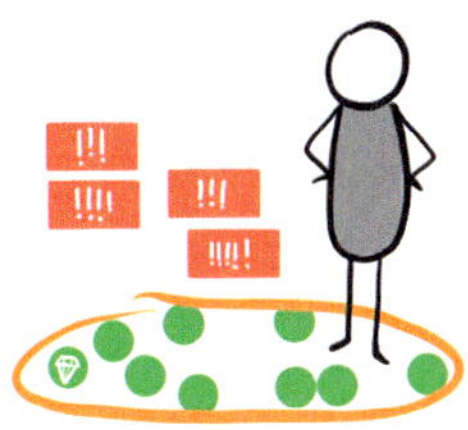

2. INSTRUKTIONEN: *Schreiben Sie bitte die Aufträge, die an Sie gestellt werden, auf Karten. Schreiben Sie sie so, wie Sie sie hören, und legen sie nach außen. Schreiben Sie jeweils einen markanten Satz auf jede einzelne Karte. Die meisten Aufträge enden mit einem Ausrufungszeichen! Stellen Sie sich beim Schreiben die Person dabei konkret vor, die diesen Auftrag an Sie hat!*

FRAGEN:

ABC-Impulsfragen

Wie ist das, wenn Sie sich mit den Aufträgen an Sie beschäftigen?

Sind das viele oder wenige?

Welche Aufträge beschäftigen Sie gerade mehr als andere?

Was ermöglichen sie und was verhindern sie?
Worin liegen Herausforderungen?

3. AUFTRÄGE PRÜFEN. Der Klient legt nacheinander jede Auftragskarte einmal in den Ichkreis und legt sie wieder raus mit den Fragen: »Lasse ich den Auftrag zu? Will ich ihn annehmen und in mir aufnehmen? Lasse ich ihn lieber draußen?« Veränderungen im Denken, Fühlen und Erleben können erfragt werden. Hinterher liegen oftmals einige Karten drinnen und andere draußen. Die Beraterin erfragt, was mit jedem der Aufträge draußen passieren soll. »Soll er ganz weg? Können Sie ihm folgen, wenn er draußen liegt? Wie könnte er rein, was müsste verändert werden, damit er doch reingelassen werden könnte?« und »Inwieweit könnten die Ressourcen, die vor Ihnen liegen, den Prozess unterstützen?«.

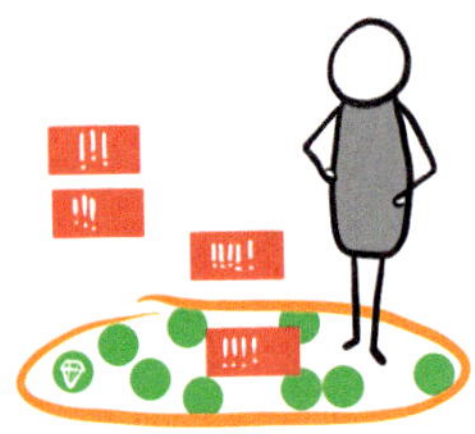

3. INSTRUKTIONEN: *Probieren Sie nacheinander, wie es sich anfühlt, wenn Sie die Aufträge zu sich nehmen, wenn Sie sie annehmen. Legen Sie nacheinander jeden Auftrag einmal in Ihren Kreis. Dann legen Sie ihn wieder raus. Das ist Ihr NeinRaum. Wo liegt er besser?*

FRAGEN:
ABC-Impulsfragen
Fragen Sie sich bei jedem Auftrag: »Lasse ich den Auftrag zu? Will ich ihn annehmen und in mir aufnehmen? Lasse ich ihn lieber draußen?«
Was sind Vor- was Nachteile, den Auftrag anzunehmen?
Wer profitiert? Wer leidet?
Wo sollte der Auftrag genau liegen, in welcher Distanz?
Was passiert mit dem Auftrag, der draußen sein soll?
Soll er ganz weg? Was passiert dann?
Können Sie ihm folgen, wenn er draußen liegt? Unter welchen Bedingungen könnte er rein, was müsste daran verändert werden, damit Sie ihn doch reinlassen können?

4. UMSETZUNG DER METAPHER. Der Klient sucht sich eine Außenposition und überlegt für jeden Auftrag, den er ablehnen möchte, wie er das konkret anstellen kann. Und für jeden Auftrag, den er annimmt, wie er das anstellen kann. Bei abgelehnten Aufträgen kann überprüft werden, wie realistisch es ist, dass der Auftrag abgelehnt werden kann. Falls das nicht möglich ist, kann die Frage sein: »Was müssen Sie möglicherweise aushalten und wie halten Sie das aus?« Es kann auch von hier noch einmal überlegt werden, ob leichte Änderungen der Bedingungen dazu führen könnten, dass der Auftrag angenommen wird: »Wenn irgendetwas modifiziert würde, könnten Sie den Auftrag dann annehmen? Oder liegt er ein für alle Mal im NeinRaum? Immer wieder kann auf die Ressourcen hingewiesen werden, die den Prozess unterstützen können.

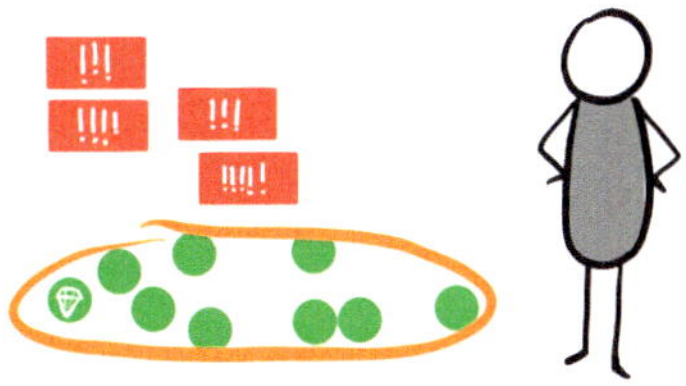

4. INSTRUKTIONEN: *Suchen Sie sich eine Außenposition und überlegen Sie für jeden Auftrag, den Sie annehmen, wie Sie den Auftrag umsetzen und erfüllen können. Und überlegen Sie für jeden Auftrag, den Sie ablehnen möchten, wie Sie das anstellen können. Überlegen Sie, wie realistisch es ist, dass Sie den Auftrag ablehnen. Und überlegen Sie, ob leichte Änderungen der Bedingungen dazu führen könnten, dass Sie ihn annehmen. Wenn etwas modifiziert würde, würden Sie ihn dann annehmen?*

FRAGEN:

ABC-Impulsfragen

Wie schwierig wird das? Wie leicht wird das?

Wie gelingt das, ihn draußen zu halten?

Wie realistisch ist es, dass Sie den Auftrag nach draußen schieben? Falls er nicht weggeschoben werden kann – wie halten Sie das aus?

Falls Sie sich distanzieren können, wie machen Sie das?

Wann, wo, mit wem, machen Sie das?

Welche Ressourcen können dabei helfen?

Aufmerksamkeitsfoki

Distanzen. Es kann interessant sein, die Distanzen der Karten zum Ichkreis zu erörtern: Wo legt der Klient die Karten hin, in welcher Distanz? Es gilt, nicht zu deuten, sondern eher zu erfragen, was das für ihn zu bedeuten hat: »Ist das nah für Sie oder weit weg?«, »Ist diese Distanz angenehm oder unangenehm?«, »Was wäre eine bessere Distanz?«

Prozessorientierung. Häufig werden Klient:innen bei dieser Übung kreativ und nehmen uns die Übung aus der Hand. Sie wollen zum Beispiel den Kreis öffnen, Karten wegschmeißen, zerknüllen etc. Wir unterstützen jede freiwillige, kreative und selbstbestimmte Idee. Will der Klient zum Beispiel eine Karte zerreißen, verbrennen oder Ähnliches, bietet sich die Frage an, was das für ihn konkret im Alltag zu bedeuten hat. Das Ritual kann auch tatsächlich umgesetzt werden. Danach können wir wieder Unterschiede erfragen: »Was ist jetzt anders?« Zudem sollte erarbeitet werden, wie diese Metaphern in konkrete Handlungen überführt werden können.

Ressourcen. Sollte die Übung sehr viel Stress auslösen, kann sanft auf die Ressourcen verwiesen werden (»Da liegen viele Stärken von Ihnen – wie können die Ihnen nutzen?«).

Variationen

Werte. Es können im Innen auch noch Werte hinzugefügt werden (s. Übung 10).

Kürzungen bei Zeitmangel. In Schritt 3 können bei Zeitmangel die Karten übersprungen werden, die angenommen wurden. Wie mit den draußen platzierten Karten umgegangen werden soll, ist meist, je nach Anliegen, relevanter oder hilfreicher. Falls zu wenig Zeit ist, können Karten auch mit nach Hause genommen werden und dort allein weiterbearbeitet werden. Bei sehr wenig Zeit kann die Zahl der Aufträge auch festgelegt werden (»die fünf wichtigsten Aufträge an Sie«).

Innere Aufträge. Es können auch innere Aufträge, die der Klient an sich selbst hat, gelegt werden. Die Karten könnten dann eine andere Farbe haben als die äußeren Aufträge.

ÜBUNG 10: Die Grenzenschmiede. Wie finde ich meine Worte, um deutlich Nein zu sagen?

WANN: Ein Mensch möchte schauen, wie er in bestimmten Situationen Nein sagen kann. Die Seile sind als hypnosystemische Stabilisierung gedacht, Grenzen zu setzen und in herausfordernden Situationen Nein zu sagen beziehungsweise bei einem Nein zu bleiben. Themen sind zum Beispiel »Neinsagen zu Verführungen« (Alkohol, Drogen, Essen etc.), »Nein sagen zu belastenden Aufträgen«, »Nein sagen, in einem Team mitzumachen, in dem man nicht arbeiten möchte« etc. Im Vergleich zu Übung 9 wird hier konkret am Wording gearbeitet. Zudem wird das Neinsagen konkret in Bezug auf eine konkrete Person oder eine konkrete Verführung erarbeitet. In dieser Übung legt die Klientin mehrere Seilkreise um sich, die sie schützen und stabilisieren können vor äußeren Aufträgen, Erwartungen oder Verführungen.

SCHRITTE:

1. SITUATION SCHILDERN UND ICHGRENZE AUFBAUEN. Die Klientin legt eine Figur um sich, die ihre Ichgrenze bezeichnet. Sie schildert von da aus die Situation, in der sie einer Person oder einer Versuchung gegenüber nicht Nein sagen konnte. Dies möglichst detailgetreu: »Wenn ich einen Film drehen sollte, schildern Sie mir doch bitte die Szene so, dass ich sie inszenieren und drehen könnte: Wer macht mit, wo findet das statt, wie ist das Licht etc.? Und was und wie wird das ausgesprochen, zu dem Sie Nein sagen müssen?« Die Klientin sucht sich ein Symbol für das Gegenüber und legt es in den Raum. Um es abzukürzen, kann die Therapeutin ein Seileknäuel außerhalb des Kreises legen mit den Worten: »Das ist Ihr Gegenüber (Herr X oder die Verführung etc.).« Um ihre Ichgrenze legt sie zwei weitere Kreise: einen Kreis für ihre Werte und einen für ihre Ressourcen und Stärken, die ihr beim Neinsagen helfen könnten.

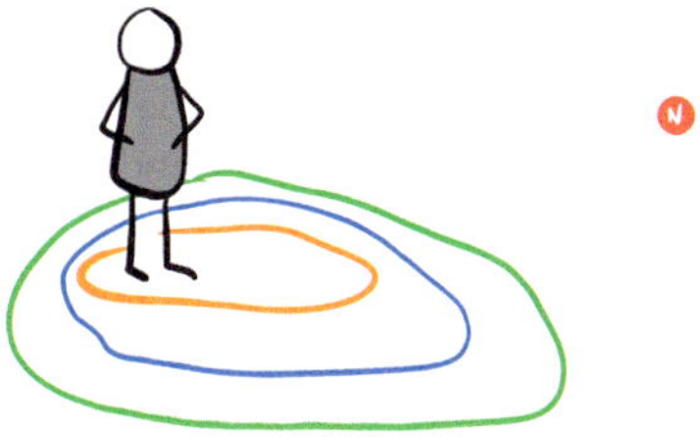

1. INSTRUKTIONEN: *Schildern Sie mir bitte die Situation, in der sie Nein sagen wollten, möglichst detailgetreu. Wenn ich einen Film drehen sollte, schildern Sie mir doch bitte die Szene so, dass ich sie inszenieren und drehen könnte: Wer macht mit, wo findet das statt, wie*

ist das Licht etc.? Und was und wie wird das ausgesprochen, zu dem Sie Nein sagen müssen? Formen Sie bitte einen Kreis. Alles, was drin ist, sind Sie. Die Grenze ist Ihre Ichgrenze. Legen Sie einen weiteren Kreis drum herum. Das ist der Bereich, in dem Ihre Werte sind. Und bauen Sie noch einen darum – dort liegen Ihre Ressourcen und Stärken, die Ihnen helfen, Nein zu sagen. Ich nehme an, dass es Ihnen manchmal schon gelingt oder gelungen ist. Was motiviert Sie da, wie kriegen Sie das hin?

FRAGEN:
ABC-Impulsfragen

2. SINNBILD, WERTE UND RESSOURCEN SAMMELN. Die Beraterin erfragt für den Innenkreis ein abstraktes Sinnbild oder Symbol der Stärke. Schleich-Tiere oder eine Bildkarte (ZRM[17] etc.) könnten ebenfalls angeboten werden. Sie legt sie in den Innenkreis. Auf Moderationskarten werden im zweiten Kreis die Werte der Person gesammelt, die hauptsächlich positiv und *nicht* ambivalent sein sollten. In den Außenkreis kommen Karten mit Ressourcen. Es sollen speziell die Ressourcen und Fähigkeiten sein, die der Person in ähnlichen Situationen zur Verfügung standen, um erfolgreich Nein zu sagen. Gibt es keine, kann erfragt werden, welche Fähigkeiten nutzen könnten. Es kann auch erfragt werden, welche Fähigkeiten andere, wohlwollende Personen wohl nennen würden. ABC-Impulsfragen sind hilfreich.

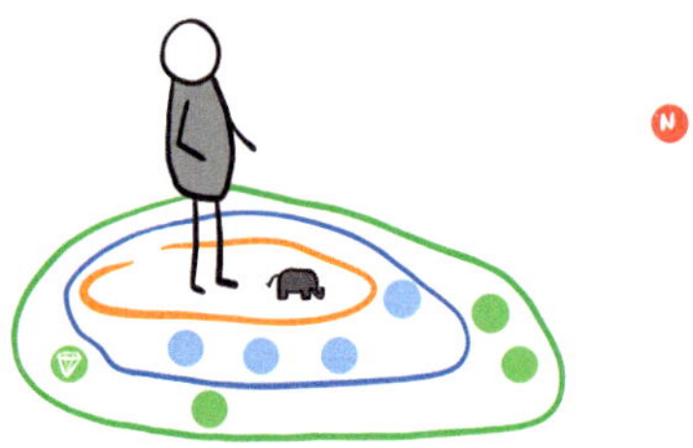

2. INSTRUKTIONEN: *Schreiben Sie auf Karten die Ressourcen, die Sie aus eigenen Situationen kennen, in denen es Ihnen gelungen ist, Nein zu sagen und legen Sie sie in den Außenkreis, den Ressourcenkreis. Für den zweiten Kreis schreiben Sie Ihre persönlichen Werte auf, die Sie vertreten. Sie sollen hauptsächlich positiv und nicht ambivalent sein! Der Innere Kreis sind Sie mit Ihrer Persönlichkeit, Ihrer Identität. Welches Sinnbild, welches Ideal oder Motto geben Sie sich? Wofür stehen Sie? Wozu sind Sie auf der Welt? Welches Bild entsteht, wenn Sie sich ganz mit sich verbinden und es Ihnen gut dabei geht? Malen Sie dafür ein Symbol auf eine*

17 Zürcher Ressourcen Modell (vgl. Storch, Krause u. Weber, 2022).

Karte und legen Sie sie in die Mitte. (Falls vorhanden: Suchen Sie sich hier ein Schleich-Tier oder ein Objekt im Raum aus.). Stellen Sie sich einmal in Ihren Innenkreis!

FRAGEN:
ABC-Impulsfragen

3. NONVERBALES ANNÄHERN AN DIE VERFÜHRUNG. Die Klientin beschreibt eine Karte mit dem Auftrag, den sie von der Verführung oder dem Auftraggeber hört (zum Beispiel: »Trink einen Schluck, sonst bist du ein Schwächling!«) oder die Herausforderung (zum Beispiel: »Du solltest den Wochenenddienst übernehmen!«). Der Auftrag sollte mit einem Ausrufungszeichen enden. Die Therapeutin wird vom Klienten trainiert, den Auftrag so auszusprechen, wie ihn der Klient innerlich hört. Zunächst geht der Klient immer wieder vom Innenkreis über die beiden anderen Kreise in Richtung Auftraggeber und berichtet, wie es ihm geht. Dann spricht die Beraterin während des Gehens die Verführung beziehungsweise den Auftrag. Danach wieder ABC-Impulsfragen stellen.

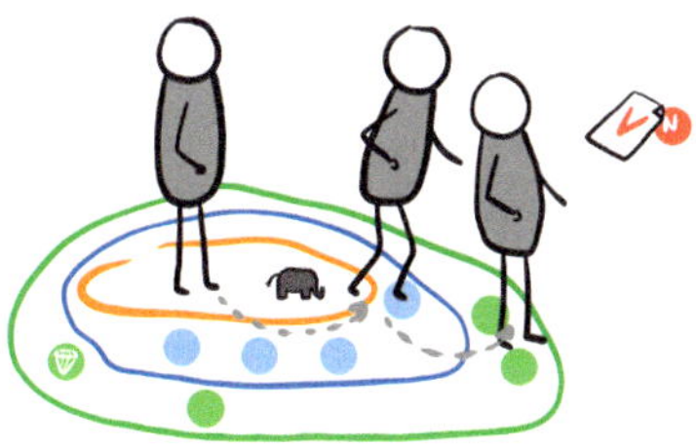

3. INSTRUKTIONEN: *Beschreiben Sie eine Karte mit dem Auftrag, den Sie von der Verführung hören (à la »Trink einen Schluck, sonst bist du ein Schwächling!« oder »Du machst das Projekt bis morgen fertig!«). Der Auftrag sollte mit einem Ausrufungszeichen enden. Sagen Sie mir bitte, wie ich den Auftrag aussprechen soll. Wie hören Sie ihn innerlich? Gehen Sie dann einmal in Ihrem Tempo aus dem Innenkreis über die beiden anderen Kreise in Richtung Versuchung/Herausforderung/Auftraggeber. Probieren Sie das ruhig mehrere Male. Verbinden Sie sich mit Ihren Werten, Sinnbildern, Ressourcen. Sie haben Zeit! Ich werde dann auch irgendwann den Auftrag sprechen und Sie schauen einmal, wie es Ihnen damit geht, okay?*

FRAGEN:
ABC-Impulsfragen
Wie geht es Ihnen nach mehreren Malen Annäherung?
Nehmen wir an, da wäre eine Stelle auf dem Weg, an der etwas anders wird: Wo ist sie? Verändert sie sich mit den Wiederholungen und wenn ja, wie?

4. NEINSAGEN ÜBEN. Der Klient sucht sich einen Punkt in den Kreisen, von dem aus er Nein sagen möchte. Die Beraterin spricht den Auftrag, der Klient erwidert. Die Beraterin gibt anerkennend, wertschätzend und konstruktiv Feedback, wie das für sie klingt, und arbeitet an Modifizierungen mit. Wie könnte das noch anders gesagt werden? Was würde eine problemrelevante Person sagen, wenn sie hier wäre? Am Ende kann ein Anker entwickelt werden – ein Bild, eine Bewegung, eine Karte, die mitgenommen werden kann und die auch in der nächsten herausfordernden Situation als Erinnerung an die Stärken hinzugenommen werden kann.

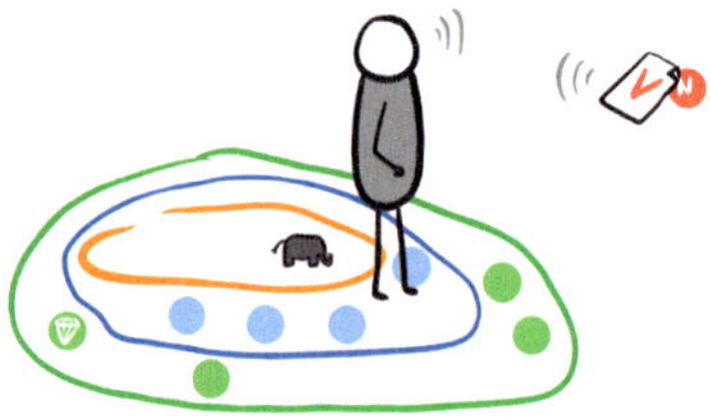

4. INSTRUKTIONEN: *Suchen Sie sich bitte einen Punkt in den Kreisen, von wo aus Sie probieren möchten, Nein zu sagen. Ich spreche dann den Auftrag, und Sie erwidern. (Von hier aus immer wieder wertschätzend und konstruktiv Feedback geben!)*

FRAGEN:
Wie klingt das für Sie? Wenn wir das noch leicht verbessern würden, wie würde das klingen? Wie wäre es, wenn wir noch etwas experimentieren: Wie könnte das noch anders gesagt werden?
Was würde X (eine problemrelevante Person) sagen, wenn sie hier wäre? Was würde Sie noch mehr überzeugen?
Wann, wo und eventuell mit wem könnte das noch besser gelingen? Welche Werte, Ressourcen oder Sinnbilder könnten Sie in der Situation gut gebrauchen?

Aufmerksamkeitsfoki

Position der Stärke. Die Positionen, die der Klient wählt, könnten auch für die weitere Arbeit bedeutsam sein. Statt sie zu deuten, beobachten wir und fragen eventuell nach. Spannend könnte die Endposition sein: Wo stellt sich der Klient zum Schluss hin? Der entsprechende Kreis könnte in Folgesitzungen ein wichtiger Hinweis für die Ressourcensuche sein. Von welcher Position aus wird der Klient am meisten gestärkt?

Selbstermächtigung der Klient:innen. Es empfiehlt sich, vor allem in den letzten Phasen, den Klienten nicht zu stark zu korrigieren oder zu verbessern und keine Ratschläge von außen zu geben. Es ist nützlich, als Beraterin in Schritt 4 vor allem von sich zu sprechen und emotionale Befindlichkeiten zu teilen: »Ich fühle mich hier ein wenig in die Ecke gedrängt« statt »machen Sie das doch bitte ein wenig freundlicher!«. Es gilt, eher den Diamanten zu schleifen, also die Vorschläge des Klienten zu modifizieren, als eigene Tipps zu geben, denen der Klient gar nicht folgen kann oder möchte.

Variationen

Ressourcenstärkung. Es können noch weitere Stärkekreise gezogen werden. Zum Beispiel können externe und interne Ressourcen (s. Übung 7) unterschieden werden, wenn das wichtig erscheint oder es vom Klienten als Unterschied angeboten wird.

Bilder, Objekte oder andere Externalisierungen. Klienten können auch Bilder von Personen oder Verführungen mitbringen. Das erleichtert manchmal die Vorstellung. Es spricht auch nichts dagegen, Werte und Ressourcen verbildlichen zu lassen. Schleich-Tiere, Schlümpfe, Playmobil-Figuren, Bildkarten etc. können eingesetzt werden, falls das für den Klienten anschlussfähig ist.

ÜBUNG 11: Die Seilschaften. Wie komme ich von hier zum Ziel?

WANN: Eine Klientin hat ein berufliches oder privates Ziel und fühlt sich außerstande, es zu erreichen. Sie möchte eruieren, ob es irgendwelche Möglichkeiten gibt, die Zielerreichung zu befördern. Diese Übung ist vor allen Dingen für Ziele gedacht, die realisierbar erscheinen und bei denen der Verdacht aufkommt, dass sich die Klientin zu negativ bewertet. Ein niedriger Selbstwert könnte ein darunterliegendes Problem sein. Die Übung ist stark an das Woop-Modell von Gabriele Oettingen angelehnt (Oettingen et al., 2009) und an die »Problem-Ziel-Aufstellung« von Insa Sparrer (Sparrer, 2006; s. a. Varga von Kibéd u. Sparrer, 2000). Diese Version mit Seilen ermöglicht ein stufenweises Erarbeiten der Schritte zum Ziel und bezieht körperliches Empfinden mit ein. Im Gegensatz zur Übung 1 geht es hier konkret um das Erreichen eines Ziels mit Hilfe von Werten und Ressourcen.

In dieser Übung wird ein sogenannter Fokus definiert. Der Fokus ist derjenige Anteil in der Person, der sich mit dem Ziel beschäftigt. Damit betrifft die Zielerreichung nicht die gesamte Person, sondern lediglich einen Teil. Dies ist wichtig, weil Ziele nicht immer erreicht werden. Ein Scheitern bedeutet in dieser Konzeption nicht, dass die ganze Person gescheitert wäre, sondern dass eine von vielen Aufgaben nicht bewältigt wurde. Dies ist normalerweise hilfreicher, um etwaige Misserfolge zu verarbeiten. Dazu werden Ressourcen der Zielerreichung gelegt sowie Hindernisse zwischen Ist- und Sollzustand gelegt, die bei der Zielerreichung im Wege stehen können. Vom Fokus aus schaut die Klientin auf das Ziel. Wichtig ist, die Hindernisse mit den vorhandenen Ressourcen in Beziehung zu bringen. »Welche Ressourcen hast du zur Verfügung, um die anstehenden Hindernisse zu bewältigen?« In der Übung findet nicht allein eine mentale Beschäftigung bezüglich der Zielerreichung statt, sondern die Wege zum Ziel werden immer wieder über Hindernisse und Ressourcen hinweg begangen. Während des Gehens vom Fokus zum Ziel entstehen häufig unbewusst Lösungsimpulse.

SCHRITTE:

1. MEIN FOKUS UND MEIN WERTEKREIS. Die Klientin legt ihren Fokus. Das ist der Teil in ihr, der sie gerade beschäftigt, der ein bestimmtes Ziel hat. Sie stellt sich hinein und beschreibt auf Moderationskarten ihre drei wichtigsten Werte. Und sie legt einen Zielkreis – da, wo sie letztendlich hinwill. Was sie unter Werten versteht, ist allein ihre Sache. Sie darf sie auch für sich behalten und dafür Symbole auf die Karten zeichnen. Die Farben der Karten und Seile soll sie bewusst wählen. Für den Zielkreis kann ein Symbol gewählt werden, ein Schleich-Tier oder eine andere Spielfigur, eine Bildkarte oder ein Objekt, das gerade zu passen scheint. Die Klientin legt zudem eine Karte, mit der sie als ganze Person symbolisiert wird. Diese kann, muss aber nicht außerhalb des Fokus liegen.

Die Klientin stellt sich in den Kreis und schaut auf das Ziel. Fragen um den Selbstwert sind nützlich und es können Anekdoten erzählt werden, wann ihre vor ihr liegenden Werte schon einmal in brenzligen Situationen nützlich waren. Die Klientin kann den Weg vom Hier und Jetzt über ihre Werte einmal bis in den Zielkreis gehen. Wenn sie möchte, kann sie das einige Male versuchen und berichten, wie sich die Gänge unterscheiden.

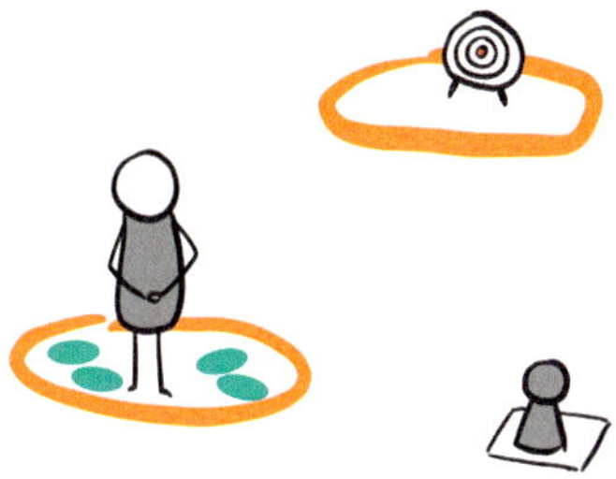

1. INSTRUKTIONEN: *Formen Sie bitte einen Kreis. Dies ist Ihr Fokus, das heißt der Anteil an Ihnen, der sich mit der vorliegenden Aufgabe beschäftigt. Der Anteil, der ein Ziel erreichen will. Alles, was drin ist, betrifft Sie in diesem Fokus. Vergegenwärtigen Sie sich bitte einmal Ihre drei bis fünf wichtigsten Werte, die mit diesem Fokus verbunden sind. Schreiben Sie sie auf Karten und legen Sie sie in Ihren Kreis. Legen Sie in einer anderen Ecke bitte einen Kreis für Ihr Ziel und suchen Sie sich ein Symbol dafür. Und zu guter Letzt suchen Sie sich bitte eine Karte für sich als ganze Person. Wo liegt sie? Dann stellen Sie das Symbol in den Kreis. Und nun dürfen Sie sich erstmal in Ihren Kreis stellen und sich einfühlen. Und wenn Sie dann wollen, auch einmal zum Ziel laufen und darauf achten, was so in Ihnen passiert.*

FRAGEN:

ABC-Impulsfragen

Wie steht es gerade um Ihren Selbstwert auf einer Skala von 1 = sehr niedrig bis 10 = sehr hoch?

Welche positiven Aspekte stecken alle in dem Symbol?

Erzählen Sie doch einmal ein bisschen, wie Ihnen diese Werte in früheren Situationen schon geholfen haben.

Welche Unterschiede nehmen Sie wahr, wenn sie vom Hier und Jetzt zum Ziel gehen?

2. MEIN RESSOURCENKREIS. Die Klientin legt einen zweiten Kreis um den ersten. Dies ist ihr Ressourcenkreis. Sie beschriftet so viele Karten, wie sie möchte, und legt sie in den Kreis. Die Ressourcen können alles sein, was die Klientin als solche empfindet, Tätigkeiten, Talente, Stärken, aber auch externe Ressourcen wie soziale Netzwerke und Systeme. Wenn Zeit vorhanden ist, können Anekdoten erzählt werden, wann ihr Einsatz schon einmal zu Problemlösungen beigetragen hat. Sie kann sich zunächst einmal einfühlen, wie sie in diesem Fokus empfindet, und von da aus auf Werte und Ressourcen und Zielzustand schauen. Was entsteht jetzt? Dann kann die Klientin den Weg vom Werte- über der Ressourcenkreis bis in den Zielkreis gehen. Auch dies kann sie mehrere Male tun. Unterschiede zum ersten Mal sind informativ, genauso wie Unterschiede zwischen den verschiedenen Gängen. Fragen zum Selbstwert und zu unterschiedlichen Körperempfindungen auf dem Weg bieten sich an.

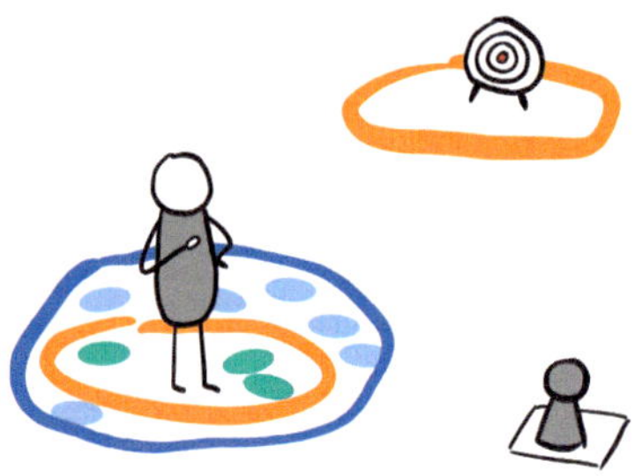

2. INSTRUKTIONEN: *Formen Sie bitte einen weiteren Kreis um sich herum. Das ist Ihr Ressourcenkreis, in den Sie alle inneren und äußeren Ressourcen, Stärken und Talente legen können. Stellen Sie sich in Ihren Fokus und fühlen Sie sich einmal ein. Und wenn Sie dann wollen, können Sie zum Ziel laufen und darauf achten, was so in Ihnen passiert.*

FRAGEN:

ABC-Impulsfragen

Gesetzt den Fall, das unterscheidet sich vom vorigen: Worin sehen Sie Unterschiede? Fühlt sich das genauso an, im Kreis zu stehen, oder anders?

Wie ist Ihr Selbstwert auf einer Skala von 1 = sehr niedrig bis 10 = sehr hoch?

Und sieht das Ziel noch genauso aus oder anders?

Erzählen Sie doch einmal, wie und wo Ihnen diese Ressourcen in früheren Situationen schon geholfen haben.

3. KREIS DER HINDERNISSE. Hier können alle Hindernisse hinterlegt werden, die zwischen Hier und Jetzt und Zielerreichung liegen. Wenn die Klientin vor allem innere Hindernisse legt wie »mangelnde Selbstdisziplin«, »Faulheit«, »Unwissen«, »Geiz« etc.

kann die Funktionsfrage gestellt werden: Wozu könnte das gut sein, diese Hindernisse zu haben? Der Therapeut könnte sie »ehrenwerte Hindernisse« nennen (Varga von Kibéd[18]). Die Klientin verbindet sich wieder mit dem Fokus und schaut auf Werte, Ressourcen, Hindernisse und Zielzustand. Sie geht dann den Weg vom Werte- über den Ressourcenkreis über die Hindernisse bis in den Zielkreis. Mehrere Male. Wieder können Unterschiede zu vorigen Malen herausgearbeitet werden. Zum Schluss kann sie sich in den Zielzustand stellen und sich von da aus erzählen, was der Zielzustand braucht, damit sie möglichst gut hier ankommt. Zum Beispiel: »Damit du gut bei mir ankommen kannst, solltest du an deinen Wert der Disziplin denken und damit dein Hindernis der Angst angehen. Du solltest vielleicht auch schneller gehen als jetzt.«

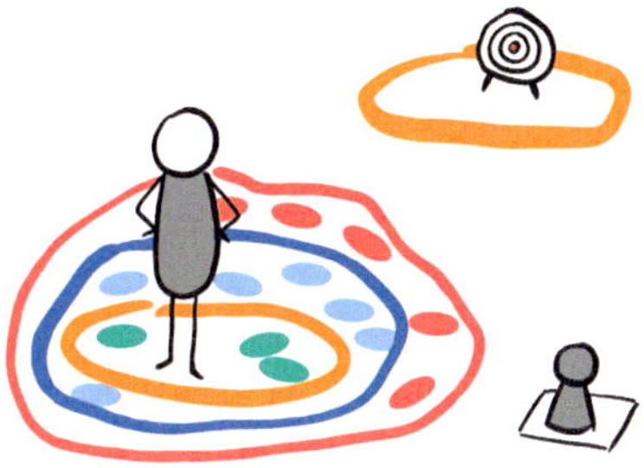

3. INSTRUKTIONEN: *Formen Sie bitte einen weiteren Kreis. Dies ist der Kreis der Hindernisse, die vielleicht auf dem Weg liegen. Das können innere Hindernisse wie Schwächen oder Minderwertigkeitsgefühle oder Charaktereigenschaften sein oder äußere Hindernisse wie Personen, Situationen, Organisationen etc. Stellen Sie sich doch einmal in Ihren Fokuskreis und fühlen sich ein. Und wieder können Sie zum Ziel laufen und darauf achten, was so in Ihnen passiert.*

FRAGEN:

ABC-Impulsfragen

Gesetzt den Fall, das unterscheidet sich vom vorigen:

Worin sehen Sie Unterschiede? Fühlt sich das genauso an, im Kreis zu stehen, oder anders?

Wie ist Ihr Selbstwert auf einer Skala von 1 = sehr niedrig bis 10 = sehr hoch?

Und sieht das Ziel noch genauso aus oder anders?

4. UMSORTIEREN. Die Klientin stellt sich auf die Position, die ihr ganzes Ich repräsentiert, und überlegt. Sie darf wie in einem Garten mit Steinfliesen Wege legen, die ihr

18 Ich habe Kolleg:innen erlebt, die auch äußere Hindernisse »ehrenwerte Hindernisse« nennen. Ich halte das für äußerst problematisch. Armut ein ehrenwertes Hindernis zu nennen, widerspricht zum Beispiel meiner Haltung. Schöne Begrifflichkeiten sind nicht in allen Kontexten passend.

den Weg zum Ziel erleichtern. Dazu entscheidet sie, welche Werte und Ressourcen für welches Hindernis nützlich sein können. Sie darf hin und her experimentieren, bis sie sichere Wege gefunden hat. Sie darf mehrere Male hin und her gehen und in ihren Körper und in den Selbstwert hineinspüren. Was tut ihr gut? Was ist hilfreich? Der Zielzustand darf auch immer wieder angespielt und als eine Art Orakel begangen werden: Was hat er dazu zu sagen? Beim Gehen darf die Klientin einmal konkret überlegen, welchen Weg oder welchen Teilschritt sie bis zum nächsten Mal ausprobieren möchte. Wenn sie das nicht kann, reicht es auch, den Eindruck mitzunehmen, der gerade entstanden ist. Handyfotos und Mitnahme der Bilder und Seile sind natürlich willkommen.

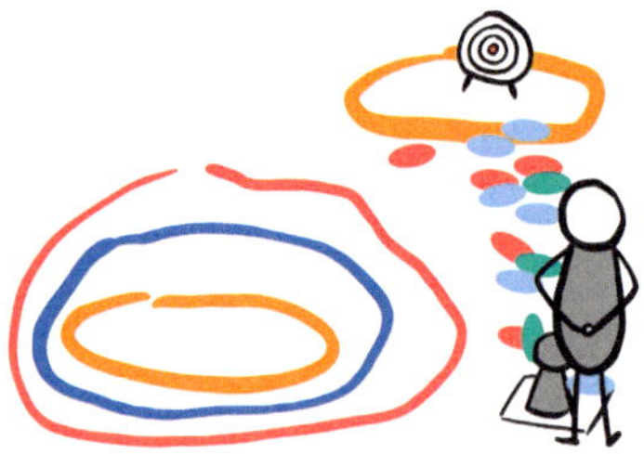

4. INSTRUKTIONEN: *Stellen Sie sich jetzt einmal auf Ihr Ich als Ganzes. Was entsteht da? Und legen Sie dann Wege an, wie Sie vom Fokus über Ihre Werte, dann über die Ressourcen und über ein bestimmtes Hindernis zum Ziel kommen könnten. Nehmen Sie einmal alle relevanten Karten aus den Kreisen in die Hand und legen Sie einen Pfad vom Ich zum Ziel. Probieren Sie diese Wege einmal aus. Wir können experimentieren und schauen, welche Wege erfolgsversprechend sind. Manchmal kommen bei dieser Übung auch Ideen auf, was Sie konkret tun könnten, um das Ziel zu erreichen. Wenn Sie konkrete Ideen haben, wie es gehen könnte, dann können wir die gerne hier besprechen.*

FRAGEN:

ABC-Impulsfragen

Bei welchem Weg geht es Ihrem Selbstwert am besten?

Was fühlt sich gut an?

Was überrascht Sie, und was ist vertraut?

Was könnten Sie konkret bis zum nächsten Mal versuchen? Auch Teilschritte können wir besprechen!

Wenn Sie sich einmal mit dem Zielzustand verbinden – Sie können sich ruhig einmal hineinstellen – was würde er Ihnen raten, wie Sie zu ihm kommen?

Mit welcher Frage gehen Sie heute nach Hause?

Aufmerksamkeitsfoki

Aufwand und Steuerung. Die Übung ist normalerweise recht zeitaufwendig. Steuerung ist hier manchmal sinnvoll. Manche Kolleg:innen würden etwa die Zahl der Ressourcen, Werte oder Hindernisse begrenzen (auf zum Beispiel 5 oder 10). Ich habe mich entschieden, für diese Arbeit eher drei Stunden Zeit zu veranschlagen und alle Ideen zuzulassen, also die Anzahl nicht zu begrenzen. Wenn ich so viel Zeit habe, lade ich auch dazu ein, unrealistische Zugänge oder Wege mit in den Raum zu legen – für einen kreativen Problemlösungsprozess kann das nützlich sein, es kostet jedoch Zeit.

Variationen

Körperskulpturen. Die Klientin kann, wenn sie mag, auf dem Punkt zum Ziel eine Körperskulptur bauen, die den Übergang vom Problem zum Ziel markiert. Sie darf in sich hineinspüren, »wo etwas anders wird, wo es sich schon mehr nach Zielerreichung anfühlt«. Dieser Punkt kann auch mit einer Moderationskarte markiert werden. Oftmals verschiebt er sich während der Übung und auch dies kann zu informativen Anschlusskommunikationen führen.

ÜBUNG 12: Body of Influence. Was kann ich überhaupt beeinflussen? Was muss ich aushalten?

WANN: Ein Klient hat das Gefühl, überhaupt keinen Einfluss mehr über sein soziales Umfeld zu haben. Alle machen, was sie wollen. Ein anderer Klient beklagt, dass in der Arbeit alle mit ihm umgehen wie mit einer Marionette. Er könne überhaupt nichts kontrollieren. Eine Aktivistin ist frustriert, weil sie nach fünfzig Jahren Friedensarbeit plötzlich das Gefühl hat, nutzlos zu sein – sie könne sowieso an nichts etwas ändern. Jemand ist in eine missliche Lage geraten (Scheidung, Arbeitslosigkeit, Insolvenz etc.) und fragt sich, was er überhaupt noch tun kann angesichts der aussichtslosen und hilflosen Situation. Eine Führungskraft fragt sich, welche Prozesse sie in die Hand nehmen kann und welche Wahrscheinlichkeit besteht, dass Teams und Angestellte ihren Anweisungen folgen. Eine Rektorin möchte ihren Einflussbereich an der Schule mit uns besprechen. Es geht also um die Frage: Wo werde ich kontrolliert, wo kann ich dagegen nichts machen und wo könnte ich versuchen, Einfluss zu nehmen?

Die Methode beruht auf dem Circles of Influence von Stephen Covey (zum Beispiel 2020). Diese Version ermöglicht darüber hinaus das Hineinfühlen in Optionen. Der Klient legt drei Kreise, einen inneren, einen mittleren und einen äußeren, und die Therapeutin erklärt ihm, dass der innere Kreis »Kontrolle« (oder »control«), der zweite »Einflussnahme« (oder »influence«) und der äußere, »Sorge« (oder »concern«) bedeuten.

Sorge: Ich kann absolut nichts machen. Der Kreis der Sorge umfasst die Situationen, mit denen wir uns zwar viel beschäftigen, die aber im Endeffekt außerhalb unserer Kontrolle liegen. Wir haben oftmals keinen Einfluss auf Prozesse und Ereignisse, weder auf positive (z. B. einen Lottogewinn) noch auf negative (z. B. einen unverschuldeten Unfall). Im Beratungsfall sind meist negative Ereignisse zu bearbeiten. Das kann so etwas sein wie der Klimawandel, der wachsende Faschismus in Deutschland, die Idee, dass sich Mitarbeitende heutzutage nicht mehr führen lassen und der Fachkräftemangel ein Unternehmen ruiniert. Systemisch betrachtet gibt es selten Fälle, in denen objektiv entschieden werden könnte, ob bestimmte Situationen nicht doch beeinflussbar wären. So könnte man vermuten, dass Greta Thunberg, als sie als einzelne Person die Proteste gegen den Klimawandel initiiert hat, den Klimawandel wohl nicht in den Kreis der unkontrollierbaren Ereignisse (Sorge) eingeordnet hätte. Die Bewertung, ob ich etwas kontrollieren kann oder nicht, kann von Person zu Person verschieden sein! So kann eine Klientin durchaus die Idee haben, das Verhalten ihrer Mutter nicht ändern zu können, während eine andere bei uns in der Beratung Strategien entwickelt, wie sie die Kommunikation zu ihrem Vater verändert, und damit auch seine.

Einfluss: Ich kann etwas beeinflussen – möglicherweise. Der zweite Kreis ist der des Einflusses. Er beinhaltet Situationen, die wir nicht direkt kontrollieren und in denen wir nicht alles entscheiden können. Trotzdem denken wir, dass es Möglichkeiten gibt, durch unseren Einsatz Veränderungen herbeizuführen. Es geht dabei nicht um einen garantierten Einfluss, das wäre Kontrolle, sondern um einen, der *wahrscheinlich* wirken könnte. Ich könnte zum Beispiel versuchen, mit der Mitarbeitendenvertretung zu sprechen, um das gesamte Team auf meine Seite zu bringen. Ich könnte einen neuen bekannten Webdesigner anheuern, damit ich mehr Kundschaft bekomme. Oder ich kann Ökologie studieren, damit ich später professionell gegen den Klimawandel agieren kann und als Expertin vielleicht mehr Gehör bekomme. In sozialen Systemen (bei Freund:innen, am Arbeitsplatz, in der Schule etc.) gibt es häufig keine Garantie, dass meine Kommunikation oder mein Verhalten einen Einfluss haben, aber ich versuche dies und das, um mit einer gewissen Wahrscheinlichkeit Erfolg zu haben. Auch diese Einschätzung ist subjektiv – so mag mancher denken, sein Handeln wäre aussichtslos, während jemand anders versuchen würde zu handeln, weil er eine Erfolgswahrscheinlichkeit sieht.

Kontrolle. Im inneren Kreis liegt die Kontrolle – hier habe ich sozusagen (gefühlt) eine Garantie, dass ich A tue und B erreiche. Das betrifft vor allem eigenes Verhalten, denn oftmals sind wir in der Lage, unser Verhalten und unsere Einstellung zu ändern. Beispiele in diesem Bereich wären unsere Weckzeit, unsere Sprache (Gendern oder nicht? Kraftausdrücke oder nicht? Siezen oder nicht?), tägliche Routinen (Was ziehe ich an? Putze ich meine Schuhe?), unsere Meinungen, unsere Essgewohnheiten und vieles mehr. In diesem Kreis haben wir die größte Macht und können entscheiden. Die Beispiele machen aber wiederum deutlich, dass alles subjektiv unterschiedlich betrachtet werden kann. Ein Mensch mit Essstörungen wird sein Verhalten vermutlich eher im Kreis der Sorge platzieren. Und ein anderer könnte denken, er könne sich die ganze Welt untertan machen (im Sinne einer Kontrollillusion).

Die Kreise können für die Therapie und das Coaching spannend sein. Wir können als beratende Systeme feste Ansichten dekonstruieren, das heißt, Ideen in Frage stellen oder verflüssigen. Wir könnten in manchen Fällen mit den Klient:innen gemeinsam sogar den Verantwortungsbereich erweitern und Handlungsoptionen entwickeln, die zu mehr Einflussnahme führen. In dieser Version kann sich der Klient in die Kreise hineinstellen und Probleme, Themen und Situationen, wie in einem Experiment, einmal in andere Kreise legen, um neue Handlungsoptionen zu bedenken und zu entwickeln.

SCHRITTE:

1. BESTANDSAUFNAHME. Die Therapeutin erklärt die Kreise. Der Klient schreibt auf Moderationskarten seine Themen, Probleme, Konflikte oder »Baustellen« und sortiert sie in die Kreise. Die Therapeutin stellt neugierige Fragen, ohne zu bewerten. Fragen können die Inhalte der »Baustellen« betreffen sowie darum kreisen, warum die Karten in einem bestimmten Kreis liegen und wozu das gut sein könnte, dass sie da und nicht woanders liegen. Es empfiehlt sich, die Klientin aus dem entsprechenden Kreis sprechen zu lassen, in dem die betreffende Karte liegt. Dabei können Körperempfindungen erfragt werden wie zum Beispiel »Wie fühlt sich das an, keine Kontrolle zu haben?« ABC-Impulsfragen bieten sich an.

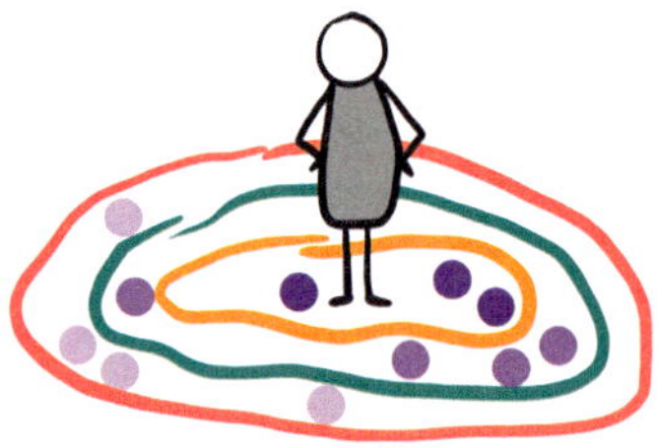

1. INSTRUKTIONEN: *Ich würde Sie gerne dazu einladen, Ihre Themen und Probleme einmal auf Karten zu schreiben und zu sortieren, und zwar in die drei Kreise hier, den Sorgenkreis, den Kreis der Einflussnahme und den Kreis der Kontrolle.*

Der äußere Kreis ist der Kreis der Sorge und umfasst die Situationen, die im Endeffekt außerhalb unserer Kontrolle liegen. Das kann so etwas sein wie der Klimawandel, der wachsende Faschismus in Deutschland oder der Fachkräftemangel. Es können aber auch persönliche Themen sein, wenn Sie zum Beispiel glauben, Sie hätten auf eine Person überhaupt keinen Einfluss oder Sie könnten bestimmten Verführungen überhaupt nicht widerstehen.

Der mittlere Kreis ist der des Einflusses. Er beinhaltet Situationen, von denen wir denken, dass es Möglichkeiten gibt, etwas durch unseren Einsatz zu verändern. Ich könnte beispielsweise einen neuen, bekannten Webdesigner anheuern, damit ich mehr Kundschaft bekomme. Oder ich könnte versuchen mit meiner Tochter zu reden, sodass sie sich nicht so aggressiv verhält. In diesem Kreis habe ich keine Garantie, dass meine Kommunikation oder mein Verhalten irgendeinen erwünschten Einfluss hat, aber ich versuche dies und das, um mit einer gewissen Wahrscheinlichkeit Erfolg zu haben.

Im inneren Kreis liegt die Kontrolle – hier habe ich sozusagen eine Garantie, dass ich A tue und B erreiche. Wir sind ja oftmals direkt in der Lage, unser Verhalten und unsere Einstellung zu ändern. Beispiele in diesem Bereich wären unsere Sprache (Gendern oder nicht? Kraftausdrücke oder nicht? Siezen oder nicht?), tägliche Routinen (Was ziehe ich an? Wann stehe ich auf? Putze ich meine Schuhe?), unsere Meinungen und vieles mehr.

FRAGEN:

ABC-Impulsfragen bezogen auf die Kreise:
Wie fühlt es sich an, keine Kontrolle zu haben? Wie fühlt es sich an, Kontrolle zu haben? Etc.

2. EXPERIMENTIERPHASE. Es kann versucht werden, die Karten einmal woanders zu platzieren. Was würde sich ergeben, wenn eine Karte, die im Sorgenkreis liegt, plötzlich in den Einflussnahmekreis umzieht? Oder wenn eine Karte aus dem Kontrollkreis in den Kreis der Sorge wechselt, also tatsächlich keine Kontrolle mehr über die Handlung sichergestellt werden kann? Es darf hier wild spekuliert werden. Fragen wie oben.

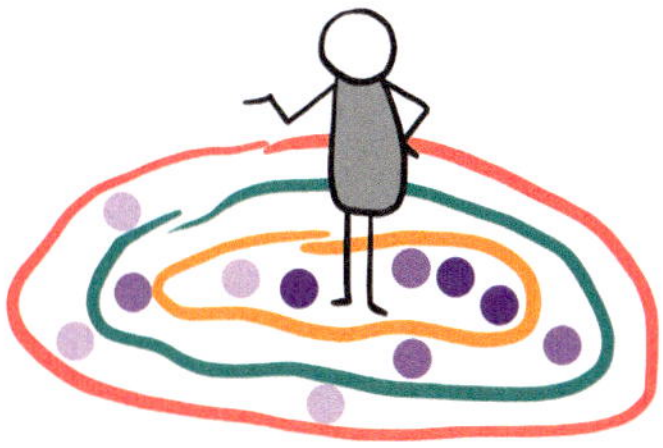

2. INSTRUKTIONEN: *In der Systemik haben wir häufig den Gedanken: Es könnte auch alles ganz anders sein! Nehmen wir einmal an, Sie könnten die Karten woanders platzieren – was nicht kontrollierbar erscheint, wird kontrollierbar, und etwas, wobei Sie denken, Einfluss darauf zu haben, ist tatsächlich außerhalb Ihrer Kontrolle. Ordnen Sie einmal all das um, wobei Sie ein solcher Wechsel, also eine andere Sichtweise auf das Thema, interessiert.*

FRAGEN:

ABC-Impulsfragen

Was ergibt sich daraus?

Wozu war das gut, dass die Karten da lagen, wo sie lagen, und was ist gut oder schlecht an der jetzigen Situation?

3. REALISTISCHE DRAUFSICHT. Falls der Wechsel eher spielerisch, aber unrealistisch war, kann die Karte zurückgelegt werden. Vielleicht bleibt sie aber in dem Kreis, in den sie gewechselt ist, weil es nun durchaus realistisch erscheint, wenn sie da läge. Hier kann erörtert werden, welche neuen Handlungsimpulse daraus erwachsen würden. Wenn eine Karte beispielsweise in den Kreis der Sorge wechselt und da liegen bleibt, was oder wen braucht die Klientin, um das zu akzeptieren? Um es auszuhalten? Wenn eine Karte aus dem Sorgenkreis wechselt, könnte gemeinsam überlegt werden, was oder wen die Klientin braucht, um in die Handlung zu kommen – falls sie das möchte.

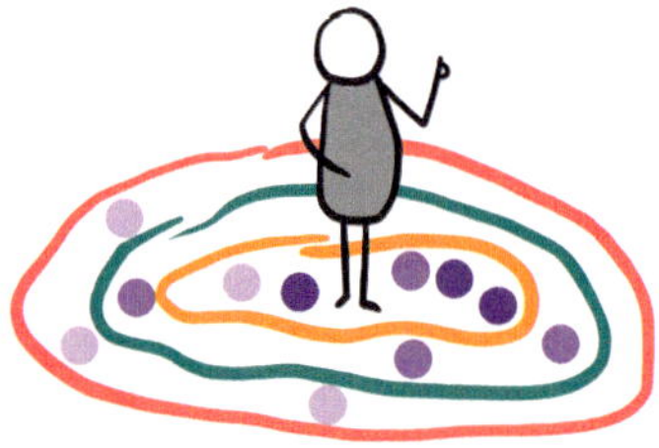

3. INSTRUKTIONEN: *Falls der Wechsel eher spielerisch, aber unrealistisch war, können Sie die Karte zurücklegen. Vielleicht bleibt sie aber in dem Kreis, in den sie gewechselt ist, weil es durchaus realistisch wäre, wenn sie da läge.*

FRAGEN:

ABC-Impulsfragen

Wenn eine Karte zum Beispiel in den Kreis Sorge wechselt und da liegen bleibt: Was oder wen brauchen Sie, um das zu akzeptieren? Um es auszuhalten?

Wenn eine Karte aus dem Sorgenkreis wechselt: Was oder wen brauchen Sie, um in die Handlung zu kommen?

Wollen wir einmal darüber nachdenken, wie wir die Wahrscheinlichkeit der Einflussnahme erhöhen? Wen oder was braucht es dazu?

Was folgt daraus? Welche Impulse wollen Sie gerne besprechen?

Aufmerksamkeitsfoki

Realisierbarkeit. Es sollte vorab geklärt werden, ob realistische Handlungsoptionen entwickelt werden sollen oder ob ein Draufschauen auf Optionen und Situationen genügt. Manchmal werden keinerlei Karten bewegt und die Aufstellung bewirkt trotzdem einen Unterschied.

Aushalten versus Verändern. »Müssen Sie das einfach aushalten oder gibt es eine Möglichkeit der Veränderung?« ist für mich die Grundfrage von Coaching und Therapie. Sie kann in dieser Übung an vielen Stellen erörtert werden, wobei ich sie vor allem am Ende wichtig finde. Es ist nicht immer so, dass Menschen in die Veränderung gehen wollen – wir sollten als Coaches oder Therapeutinnen Veränderungsneutralität bewahren. Manchmal hat das Aushalten weniger Kosten als die Veränderung. Unsere Aufgabe ist es, mit den Klient:innen möglichst viele Vor- und Nachteile für Entscheidungsoptionen zu erarbeiten, damit sie selbst informierte Entscheidungen fällen können.

Variationen

Funktionshypothese. Die Frage »Wozu ist es gut, dass es so ist?« in Bezug auf das erste gelegte Bild, kann noch weiter ausgespielt werden, damit Momente der Hilflosigkeit ins Gegenteil gekehrt werden können. Dies ist besonders dann angeraten, wenn Hypothesen eine erlernte Hilflosigkeit bei Klient:innen vermuten lassen; wenn zum Beispiel sehr viel im Kreis der Sorge platziert wird und die Klientin viel zu klagen scheint. Umgekehrt kann es nützlich sein zu erörtern, was passieren könnte, wenn die Klientin auf nichts Einfluss hätte (s. Schritt 2). Wofür könnten eine Handlungsbereitschaft, eine bestimmte Aktion und die Möglichkeit der Einflussnahme oder der Kontrolle auch schlecht sein? Ich denke hier an Fälle, in denen es strategisch günstig sein könnte, andere handeln zu lassen, damit man selbst nicht in der Verantwortung ist. Oder an Situationen, in denen ich nicht kompetent bin. Es könnte für eine Verwaltungskraft beispielsweise nützlich sein, die Fehler einer Chefin einmal nicht auszubügeln, damit diese ihre eigenen Fehler wahrnimmt und den Arbeitseinsatz ihrer Mitarbeiterin würdigen kann.

ÜBUNG 13: Task-Cleaning. Wie kriege ich meine Aufgaben besser sortiert?

WANN: Es scheint einem alles über den Kopf zu wachsen. Man hat das Gefühl, dass man alles, was an Aufgaben reinkommt, sofort bearbeitet und dabei die Übersicht verliert. Prioritäten werden kaum gesetzt, alles erscheint gleich wichtig. Es geht hier nicht so sehr darum, Aufträge von anderen abzulehnen, sondern eher darum, die anstehenden Aufträge zu priorisieren. Typische Themen sind: »Mein Schreibtisch wird immer voller, obwohl ich so viel arbeite«, »Mein Tag könnte 54 Stunden haben«, »Ich kriege mich nicht sortiert«, »Ich weiß nicht, wo mir der Kopf steht«. Auch bei »Prokrastination« kann mit der Übung experimentiert werden.[19]

In dieser Übung kann sich die Klientin anstehende Aufgaben einmal anschauen und sortieren. Eine Priorisierung kann am Ende stehen, genauso wie eine Hilfe bei der Umsetzung bestimmter, herausfordernder Aufgaben. In diese Übung ist zudem die Wunderfrage von Steven de Shazer und Insoo Kim Berg eingebaut (de Shazer u. Dolan, 2024).

SCHRITTE:

1. ISTZUSTAND. Der Klient legt einen Seilkreis, der eine Zeiteinheit darstellt. Das kann ein Tag, eine Woche, ein Monat, ein Jahr sein. Der Klient beschriftet Moderationskarten mit Aufgaben und Bedürfnissen, die in der Zeiteinheit stattfinden wie zum Beispiel »Steuererklärung«, »Mutter anrufen«, »TÜV«, »Badewanne«, »Hund ausführen«, »Kochen«. Er legt die Karten in den Kreis und stellt sich hinein, um sich damit zu verbinden und sich einzufühlen. Fragen über (Körper-)Gefühle, Stresslevel, Energielevel, Selbstwert bieten sich an (und die ABC-Impulsfragen). Da der Zustand vermutlich automatisch abgewertet wird, ohne gewürdigt zu werden, lohnt es sich, die Funktion zu würdigen. Wozu ist es gut, dass es so ist, wie es ist? Dahinter steckt die systemische Logik, dass niemand etwas tut, was ausschließlich schädigend ist – möglicherweise macht es einen Sinn. Möglicherweise ergeben sich Kosten und Nutzen. Und der Nutzen ist ein ehrenwerter Grund, alles beim Alten zu belassen.

---

19 Allerdings sind in diesem Fall auch häufig Selbstwertübungen angeraten. Die moderne Forschung zeigt eine deutliche Korrelation zwischen Prokrastination und Depression. An dieser Stelle möchte ich noch einmal daran erinnern, dass systemisches Arbeiten nicht linear erfolgt, in dem Sinne von »Wenn A vorliegt, dann mache Übung B«. Die Einleitungen zu den Übungen sind lediglich Orientierungshilfen und vor allem für systemische Anfänger:innen bestimmt. Fortgeschrittene werden die Übungen individuell auf die Klient:innen anpassen.

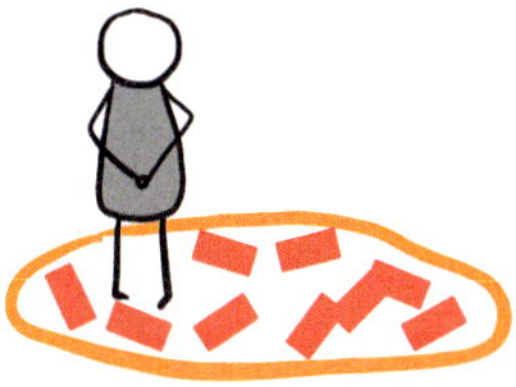

1. INSTRUKTIONEN: *Formen Sie bitte einen Kreis. Dies sind Sie in einer Zeiteinheit, die Sie bestimmen können – es kann ein Tag, zwei Tage, eine Woche, ein Monat, ein Jahr sein. Beschriften Sie nun Moderationskarten mit Aufgaben und Bedürfnissen, die in der Zeiteinheit typischerweise stattfinden. Legen Sie die Karten in Ihr System und stellen Sie sich bitte hinein, um sich damit zu verbinden und sich hineinzufühlen.*

FRAGEN:
ABC-Impulsfragen
Was ist Ihr allgemeiner Eindruck von diesem Bild?
Wie viel Energie kostet Ihr Zustand auf einer Skala von 1 = sehr wenig bis 10 = sehr viel?
Wie ist der Selbstwert auf einer Skala 1 = sehr wenig bis 10 = sehr hoch?
Wie ist Ihr Stresslevel (die gleiche Skala)?
Wozu ist es gut, dass alles so ist, wie es ist?

2. IDEALZUSTAND. Der Klient legt die Karten aus dem Kreis, die draußen liegen würden, wenn ein Wunder passieren würde und er sich in einen Idealzustand katapultieren könnte. Er stellt sich wieder in den Kreis und akzeptiert einmal, wie es wäre, wenn dies Wirklichkeit würde. Fragen wie oben. Unterschiede in Mimik und Gestik können gespiegelt werden.

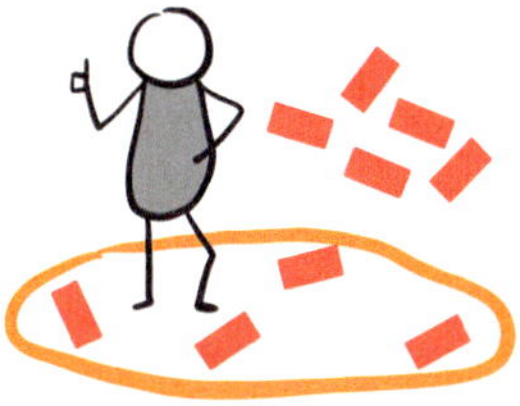

2. INSTRUKTIONEN: *Stellen Sie sich vor, Sie könnten einmal alles frei bestimmen. So, als wäre ein Wunder passiert. So, als hätten Sie volle Kontrolle über Ihr Leben. Legen Sie bitte die Aufgaben einmal aus Ihrem Kreis, die Sie dann nicht bearbeiten müssten.*

FRAGEN:
ABC-Impulsfragen
Was ist Ihr allgemeiner Eindruck von diesem Bild?

Wie viel Energie kostet Ihr Zustand auf einer Skala von 1 = sehr wenig bis 10 = sehr viel?
Wie ist der Selbstwert auf einer Skala 1 = sehr wenig bis 10 = sehr hoch?
Wie ist Ihr Stresslevel (die gleiche Skala)?
Welche Unterschiede zum ersten Bild bilden sich möglicherweise ab und worin bestehen sie für Sie?

3. DER REALISTISCHE ZUSTAND. Hier legt der Klient die Karten so, wie es realistisch in Richtung Verbesserung gehen könnte. Er wird, falls er es selbst nicht schon getan hat, darauf hingewiesen, dass auch die Ränder der Grenzen genutzt werden können. Karten auf der Grenze könnten bedeuten, dass jetzt oder zukünftig noch darüber nachgedacht werden sollte, ob die Aufgabe wirklich erledigt werden muss. Es könnte auch bedeuten, dass sie weniger sorgfältig oder unvollständig erledigt wird. Oder dass sie zweitrangig ist. Andere Sinngebungen durch die Klient:innen sind willkommen. Fragen wie oben.

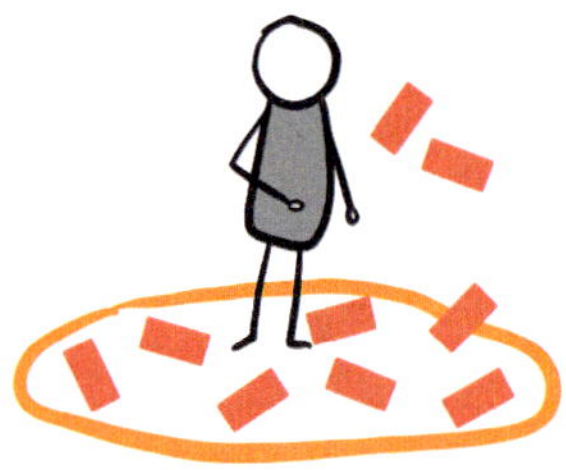

3. INSTRUKTIONEN: *Nun schauen wir einmal auf eine Verbesserung, die realistisch sein könnte. Wie sähe eine realistische Verbesserung aus? Sie können auch die Ränder des Systems nutzen und Karten darauf legen.*

FRAGEN:
ABC-Impulsfragen
Was bedeutet es für Sie, dass Karten auf den Rändern liegen?
Was ist Ihr allgemeiner Eindruck von diesem Bild?
Wie viel Energie kostet Ihr Zustand auf einer Skala von 1 = sehr wenig bis 10 = sehr viel?
Wie ist der Selbstwert auf einer Skala 1 = sehr wenig bis 10 = sehr hoch?
Wie ist Ihr Stresslevel (die gleiche Skala)?
Welche Unterschiede zu den vorigen Bildern bilden sich möglicherweise ab und worin bestehen sie für Sie?

4. DIE SORTIERPHASE. Die Karten können nach Priorität sortiert werden. Der Kern des Kreises ist ein Endpunkt einer Skala, in der die zentralen Aufgaben von hoher Priorität in der Mitte liegen. Das Bild kann so beendet werden. Bei genügend Zeit oder später kann über die konkrete Umsetzung gesprochen werden. Eine Außenposition kann dabei helfen, Pläne zu schmieden.

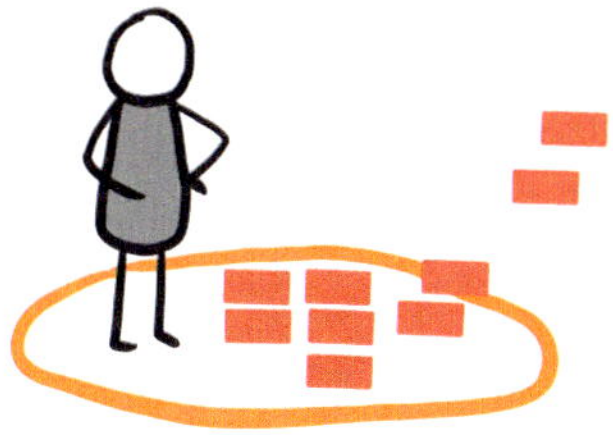

4. INSTRUKTIONEN: *Nun können wir die Karten noch nach Priorität sortieren. Der Kern des Kreises symbolisiert die Aufgabe, die vor allen anderen zentral ist, die erste Priorität hat. Alles, was weiter weg liegt, ist weniger relevant.*

FRAGEN:

ABC-Impulsfragen

Was ist Ihr allgemeiner Eindruck von diesem Bild?

Wie viel Energie kostet Ihr Zustand auf einer Skala von 1 = sehr wenig bis 10 = sehr viel?

Wie ist der Selbstwert auf einer Skala 1 = sehr wenig bis 10 = sehr hoch?

Wie ist Ihr Stresslevel (die gleiche Skala)?

Welche Unterschiede bilden sich möglicherweise ab und worin bestehen sie für Sie?

Was steht jetzt an? Was ergibt sich aus diesem Bild?

Welche Kosten und welcher Nutzen entstehen durch die Veränderung?

Aufmerksamkeitsfoki

Funktionalität. In der Übung sollte nicht vergessen werden, dass Stress oder Überforderung meistens eine Funktion haben. In unserer Leistungsgesellschaft wird es positiv bewertet, wenn jemand viel zu tun hat. Der Ausdruck »Burnout« beinhaltet, dass jemand für etwas gebrannt hat, bevor er zusammengebrochen ist (s. Förster, 2017). Die vielen Aktivitäten, die zum Crash geführt haben, waren zunächst einmal eine Aufwertung: »Ich traue dir zu, dies und das zu tun«, »Du bist fleißig«, »Du kannst was aushalten«. Die Zuschreibungen sind positiv und können der gute Grund dafür sein, dass Menschen sich überfordert haben. Dieses sollte gewürdigt werden. Jede Weltklassemusikerin wurde als Kind und Jugendliche überfordert und dabei ist eine von vielen anderen Menschen unerreichte Fähigkeit herausgekommen – und möglicherweise die Depression. Beide Seiten zu würdigen setzt oftmals mehr Impulse frei als die Abwertung all dessen, was die Klientin bisher getan hat.

Variationen

Biografische Arbeit. Manchmal lohnt es sich, nach ähnlichen Mustern in der Herkunftsfamilie zu suchen. Habe ich erkannt, dass meine Vorfahren sich krankgearbeitet haben, um zu überleben, kann ich mich fragen, ob ich das Muster weiterleben muss. Ob ich es weiterleben kann. Oder ob ich nicht einmal etwas ganz anderes versuchen könnte, weil es mir gut tut. Um es klar zu formulieren: Ich denke nicht, dass ein Systemiker oder eine Systemikerin eine Warum-Frage beantworten kann (»Warum habe ich ein Leistungsmotiv?«). Ich glaube aber, dass ein Klient Muster erkennen kann, die in eine bestimmte Zeit gepasst haben, aber jetzt nicht mehr so hilfreich sind: »Meine Vorfahren haben viel zu viel gearbeitet, um einen gewissen finanziellen Standard zu erreichen. Ich lebe in sicheren Zeiten. Ich muss das Muster nicht nachleben. Es war einmal sinnvoll, aber passt nicht mehr.« Für eine derartige Arbeit ist eine Weiterbildung in Familientherapie hilfreich.

ÜBUNG 14: Die Mut-Schanze. Wie gebe ich mir endlich einen Ruck?

WANN: Jemand steht vor einer neuen Herausforderung, und es fehlt der Mut zum letzten Schritt. Es besteht eine Sorge oder eine Angst oder ein großer Respekt davor, zu handeln und eine Veränderung zu wagen. Man steckt fest, sieht vor allem die Risiken von Veränderungen und möchte am liebsten nichts tun. Themen sind Jobwechsel, der Einstieg in eine neue Beziehung, eine angebotene Position in einer Organisation oder einem Verein oder der Auszug aus einem belastenden Elternhaus. Im Gegensatz zu anderen Übungen geht es hier darum, dass die Entscheidung, diesen Schritt zu gehen, bereits getroffen wurde. Das heißt, es geht darum, den Schritt, der sowieso gemacht werden muss, beherzter anzugehen.

Das Rubikon-Modell von Peter Gollwitzer (s. Gollwitzer u. Brandstätter, 1997) beschreibt solche Situationen: Die Absicht, etwas zu tun, die *Deliberationsphase*, ist bereits abgeschlossen und eine Person muss nun »über den Rubikon schwimmen«, das bedeutet, in die Handlung kommen. Der Name des Modells geht auf eine Legende zurück, als Julius Caesar einst überlegte, Rom anzugreifen. Er war sich bewusst, dass es nach einer Überschreitung des Flusses Rubikon, was einer Kriegserklärung an Rom gleichkäme, kein Zurück mehr gäbe. Bei der Überquerung soll er die berühmten Worte »Alea iacta est« (»Der Würfel ist geworfen«) gesagt haben. Zwischen Entschluss und Tun, so das Modell, ist ein gewaltiger Schritt, der Mut benötigt.[20]

SCHRITTE

1. ICH UND DIE ANGST. Der Klient legt einen Ichkreis und darum einen Angstkreis. An einer anderen Stelle des Raumes liegt sein Zielkreis. Er stellt sich abwechselnd in den Ichkreis, in den Angstkreis und in den Zielkreis und berichtet von Unterschieden. ABC-Impulsfragen bieten sich an. Zudem kann die Frage nach der Funktion der Angst gestellt werden. Wozu ist sie gut? Für wen ist sie gut? Was wäre, wenn sie plötzlich wie durch ein Wunder verschwunden wäre?

---

20 Das Modell ist natürlich komplexer, Interessierte mögen zum Beispiel den Übersichtsartikel von Keller, Bieleke und Gollwitzer (2023) lesen. Die Phase nach der Deliberationsphase heißt übrigens »Implementierungsphase« – hier werden also konkrete Wenn-dann-Pläne gemacht und danach wird die Sache durchgezogen (Aktionale Phase).

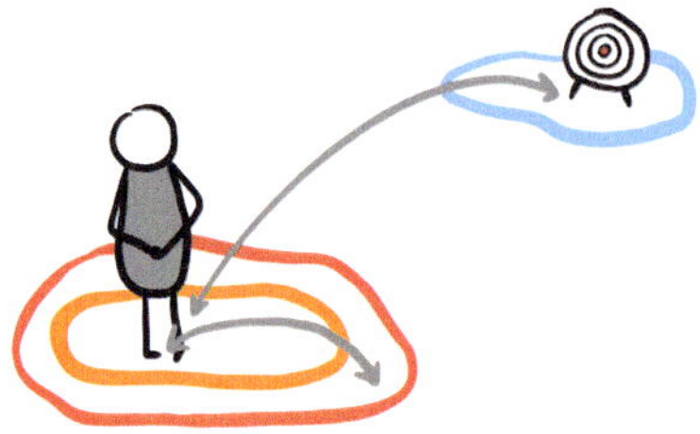

1. INSTRUKTIONEN: *Formen Sie bitte einen Kreis, das ist Ihr Ichkreis. Alles, was drin ist, sind Sie. Die Grenze ist Ihre Ichgrenze. Legen Sie bitte jetzt einen anderen Kreis für den Zielzustand, den Sie erwarten. Zum Schluss legen Sie einen Angstkreis um sich herum. Stellen Sie sich bitte abwechselnd in den Ichkreis, den Zielkreis und den Angstkreis.*

FRAGEN:
ABC-Impulsfragen
Beschreiben Sie doch einmal die Unterschiede in den Kreisen.
Wozu ist die Angst gut? Für wen ist sie gut?
Was wäre, wenn Ihre Angst plötzlich, wie durch ein Wunder, verschwunden wäre?

2. ICH UND MEIN MUT. Zwischen Ich- und Angstkreis wird ein Mutkreis gelegt. Der Therapeut lädt dazu ein, Erinnerungen wachzurufen, in denen der Klient Mut gezeigt hat. Der Klient kann Moderationskarten beschriften und an den Rand legen mit Stichpunkten von Situationen, in denen er schon Mut bewiesen hat. Was oder wer hat ihm dort genutzt, was oder wer hat ihn unterstützt?

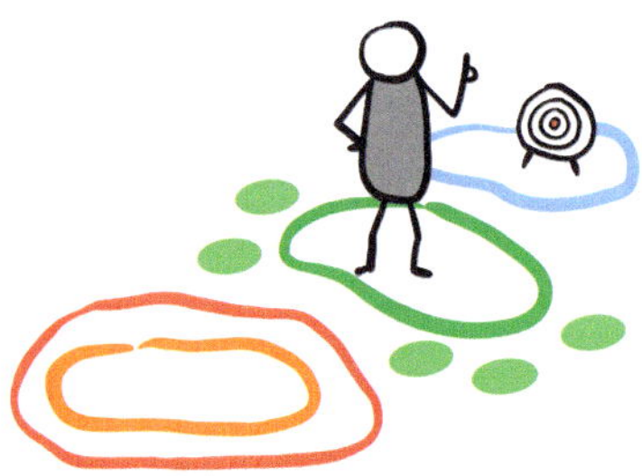

2. INSTRUKTIONEN: *Legen Sie bitte zwischen Ich- und Angstkreis einen Mutkreis. Sicherlich haben Sie in Ihrem Leben schon einige Male Mut bewiesen. Wollen Sie mir vielleicht ein paar Geschichten erzählen von solchen Situationen, in denen Sie mutig waren? Sie dürfen auch gerne Moderationskarten mit Stichpunkten beschriften, wann Sie schon Mut bewiesen haben, und sie dort an den Rand legen. Was oder wer hat Ihnen genutzt, was oder wer hat Sie unterstützt? Bitte gehen Sie danach einmal in den Mutkreis und schauen Sie sich die Lage noch einmal an.*

FRAGEN:

ABC-Impulsfragen

Wie geht es Ihnen hier im Unterschied zu den anderen Kreisen?

Wozu ist es gut, Mut zu haben, und wozu ist es manchmal nicht gut?

Wie sieht der Zielkreis von hier aus aus?

Was brauchen Sie, um von hier zum Ziel zu kommen?

3. MUTSPRUNG. Der Klient geht oder springt sogar, wenn das passt, vom Ich- und Angstkreis in den Mutkreis und dann ins Ziel. Der Therapeut könnte zu solchen »verrückten« Bewegungen einmal motivieren. Wie fühlt sich das an?[21]

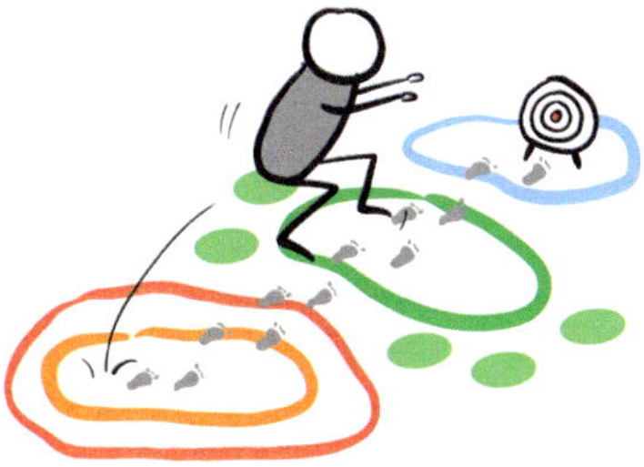

3. INSTRUKTIONEN: *Wir können jetzt einmal ein kleines Experiment machen. Sie dürfen vom Ichkreis über den Angstkreis und dann über den Mutkreis in den Zielkreis gehen. Sie dürfen sogar einmal in den Mutkreis und den Zielkreis springen, wenn Sie mögen. Wir können hier ja ruhig auch einmal etwas Verrücktes tun – und wenn Sie nicht wollen, dann lohnt es sich auch, den Weg einmal abzuschreiten. Sie können das gerne auch mehrmals tun, um einmal in sich hineinzuspüren.*

FRAGEN:

ABC-Impulsfragen

Wie fühlt sich das an?

Beschreiben Sie doch einmal die Unterschiede zu vorher.

Wie ist es, wenn der Mut, den Sie woanders schon gezeigt haben, wiederkäme?

Was können Sie tun, damit das auch draußen so geschieht? Was brauchen Sie konkret, um in eine solche Stimmung zu kommen?

An welche Ressourcen erinnern Sie die Karten mit den bewältigten Situationen? Wie haben Sie das damals eigentlich geschafft?

Was aus den vorigen Situationen können Sie heute gebrauchen?

---

21 Der Sprung ist der Grund, warum die Karten außerhalb liegen. Wenn Klient:innen auf Moderationskarten springen, könnten sie ausrutschen. Ist schon passiert …

4. AUSSENPERSPEKTIVE. Der Klient schaut sich das Ganze von außen an und überlegt gemeinsam mit dem Therapeuten, wie er das Erlebte konkret in die Realität umsetzen kann.

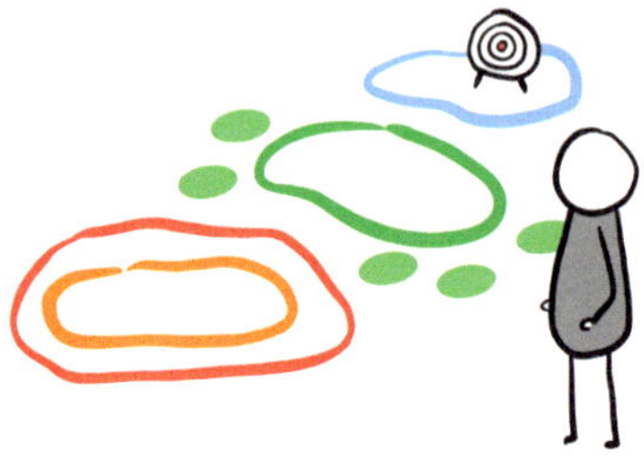

4. INSTRUKTIONEN: *Jetzt können wir uns das Ganze von außen anschauen und noch einmal zusammen überlegen, wie Sie das Erlebte konkret in die Realität umsetzen können. Suchen Sie sich doch einmal eine bequeme Außenposition und beschreiben Sie mir, was hier gerade passiert ist.*

FRAGEN:

ABC-Impulsfragen
Was ist hier gerade geschehen, wie würden Sie das beschreiben?
Was brauchen Sie konkret, um in eine solche Stimmung zu kommen?
Was erzählt Ihnen unsere Arbeit über Ihren Mut und Ihre Angst?
Wie können Sie das Erlebte im Alltag umsetzen?

Aufmerksamkeitsfoki

Stabilität. Die Übung hat einen eher spielerischen Charakter und ist damit für Menschen in sehr schlechter Stimmung häufig nicht passend. Der Klient sollte möglichst stabil sein. In Krisenzeiten können die spielerischen Elemente wie das Springen auch weggelassen werden. Zudem könnte vor dem Angstkreis der Mutkreis gelegt werden, damit die Bahnung schon von Anfang an positiv erlebt werden kann.

Variationen

Ressourcen. Es kann noch mehr mit Ressourcen gearbeitet werden, vor allem, wenn die Stimmung des Klienten eher schlecht ist. Es können zum Beispiel, wie in Übung 18, Symbole an die Kreise gelegt werden. Es empfiehlt sich dann, die guten, positiven Aspekte der Symbole zu benennen, um sie positiv aufzuladen und den Klient:innen Sicherheit zu geben. Ein Symbol für den Angstkreis hat zudem den Vorteil, dass Angst damit greifbar und aus der Distanz betrachtet werden kann, sogar mit einem etwas humorvollen Touch. Eine solche Arbeit dauert jedoch etwas länger. Es ist aber auch nicht wichtig, dass die Übung ganz bis zum Ende durchgeführt wird. Man kann sie an jeder Stelle »einfrieren« und in der nächsten Sitzung fortführen. Als Übung für zu Hause sollten dann positiv konnotierte Impulse mitgegeben werden (»Wozu ist die Angst gut?«, »Schreiben Sie alle Situationen auf, in denen Sie Mut bewiesen haben«).

Misserfolgserleben. Falls der Sprung oder das Gehen durch den Mutkreis keine Stimmungsverbesserung erbracht hat, kann konkret überlegt werden, wie der Gang vom Ich- zum Zielzustand flüssiger oder leichter gelingen kann. Hier würde ich gar nicht konkret das inhaltliche Ziel benennen, sondern tatsächlich an der Haltung des Rückens oder des Kopfes und an Bewegungen der Arme und der Beine, also rein körperlich arbeiten: »Welche Bewegung erleichtert Ihren Gang zum Ziel?«, »Wie würde sich das anfühlen, wenn Sie die Arme bequem schlenkern ließen?«, »Wie wäre ein gerader Rücken als Versuch?« Falls dann eine Verbesserung beobachtet werden kann, würde ich fragen, wie diese körperliche Erleichterung auf die eigentliche Zielerreichung übertragen werden könnte. Ein solches Arbeiten zeigt eine starke Nähe zur narrativen Therapie (White, 2024).

Angst als Symbol. Falls der Klient mitspielt, kann die Angst auch direkt angesprochen werden, wozu sie gut ist und warum sie gerade bei dieser Aufgabe auftaucht. Ein Dialog zwischen Angst und Klient kann motiviert werden, bei dem der Klient die Rollen wechselt. Als Alternative könnte der Therapeut die Angst spielen und auf Fragen des Klienten antworten. Wird mit Symbolen gearbeitet, kann das Symbol mit nach Hause genommen werden und die Klientin ermuntert werden, einmal in der Woche für eine halbe Stunde mit diesem Angstsymbol zu sprechen und ihm ähnliche Fragen zu stellen.

ÜBUNG 15: Der VorRückspiegel. Von vorne nach hinten mit weniger Angst

WANN: Es steht eine Veränderung an. Die Klientin weiß, was sie gern erreichen will, zweifelt aber an ihren Fähigkeiten. Oder es steht ein Ereignis an, vor dem sie Angst hat. Sie schaut, allgemein gesprochen, sorgenvoll in die Zukunft. Diese Sichtweise, das Schauen in die Zukunft, könnte man als prognostische Perspektive bezeichnen, die oftmals angstbesetzt ist. Aus meiner Praxiserfahrung ist die Regnose (Horx, 2024), also der Blick aus der Zukunft zurück ins Hier und Jetzt, weniger angstbesetzt. Oft ermöglicht sie einen neuen lösungsorientierten Zugang zu altbekannten Problemen.

Die folgende Version mit Seilen und Aufstellungen nutze ich gern in meiner Praxis, um positive Körperempfindungen zu verankern. Die Logik ist einfach: Die Klientin versetzt sich in eine Situation, in der sie als 85-Jährige auf ihr Leben zurückschaut. In diesem imaginierten Zustand geht es ihr körperlich und geistig gut. Ihr Leben ist im Allgemeinen gut, zufriedenstellend verlaufen. Sie befindet sich an einem angenehmen Ort und genießt den Tag. Aus dieser Position heraus gibt sie sich – der jüngeren Klientin – Ratschläge.

Tatsächlich nutze ich diese Methode in sehr vielen Situationen, bei manchen Klient:innen sogar mehrfach während eines längeren Beratungsprozesses. Ich sehe kaum Randbedingungen oder Bedenken, außer wenn es sich um eine sehr alte Person handelt, die der Überzeugung ist, dass es ihr in zehn Jahren nicht so gut geht. Allerdings habe ich die Übung auch schon einmal mit einer 75-Jährigen gemacht, die dadurch ein paar Schritte weitergekommen ist.

SCHRITTE

1. ICH UND MEINE PROJEKTE IM HIER UND JETZT. Die Klientin wird eingeladen, ein Seil für ihr jetziges Ich zu wählen und einen Kreis für sich an der Stelle im Raum zu legen, der sich wie das »Hier und Jetzt« anfühlt. Auf einen Zettel schreibt sie die Aufgabe oder die Herausforderungen, die anstehen, und legt sie ebenfalls in den Raum. Falls es mehrere Aufgaben geben sollte, sollte die Therapeutin erwägen, ob es nützlicher wäre, sich auf ein Anliegen zu konzentrieren. Ich finde es häufiger nützlich, ein Anliegen im Einzelnen anzugehen – die Methode erlaubt allerdings auch einen Blick auf mehrere »Baustellen«. Während die Klientin die Karten legt und einmal auf ihnen steht, kann sie kurz von ihren Empfindungen erzählen und welche Gedanken ihr in den Kopf kommen. Dann stellt sie sich in ihren Kreis und beschreibt ihre Befindlichkeit. ABC-Impulsfragen sind nützlich sowie Fragen nach dem Selbstwert. Die Stelle im Körper, die sich vielleicht gerade meldet, kann ebenfalls erfragt werden.

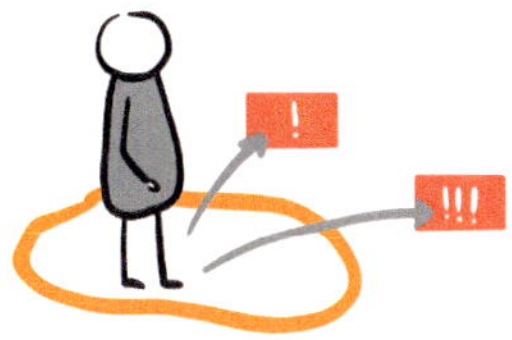

1. INSTRUKTIONEN: *Formen Sie bitte einen Kreis. Alles, was drin ist, sind Sie im Hier und Jetzt. Schreiben Sie dann bitte die Aufgaben, die vor Ihnen liegen und die Ihnen Respekt einflößen, auf Zettel und suchen Sie einen guten Platz für sie im Raum. Stellen Sie sich einmal nacheinander auf die Aufgaben und erzählen Sie einmal, was es damit auf sich hat. Danach stellen Sie sich wieder in Ihren Ichkreis.*

FRAGEN:
ABC-Impulsfragen
Wie geht es Ihnen? Gibt es vielleicht eine Körperstelle, die sich gerade meldet?
Kennen Sie das irgendwoher?
Falls da eine Angst ist, wozu könnte sie gut sein?
Wie steht es um Ihren Selbstwert auf einer Skala von 1 = sehr niedrig bis 10 = sehr hoch?

2. ICH, MIT 85, ES GEHT MIR GUT. Die Klientin nimmt ein weiteres Seil und markiert damit im Raum einen Bereich, der sich sehr angenehm anfühlt. Sie stellt sich hinein und imaginiert sich als 85-Jährige, der es gut geht. Sie wäre körperlich fit, guter Laune und blicke gern auf ihr Leben zurück. Wo würde sie wohl gerade sein? Viele sehen einen Schaukelstuhl, einen Liegestuhl am Meer, auf dem sie liegen, etc. Zunächst einmal soll sich die Klientin die Situation so klar wie möglich vorstellen. Die Coachin kann die Imagination unterstützen, indem sie nach allen Sinnen fragt: Wie riecht es da? Welche Geräusche sind da? Gibt es Geschmäcker? Welche Farben sind zu sehen? Wie hell ist es da? Gibt es andere Menschen? Etc. Diese Phase darf ruhig länger dauern und profitiert von Ruhe. Häufig sehe ich Stimmungsunterschiede, die ich spiegeln kann – Klient:innen lächeln, streicheln sich, schließen die Augen. Zudem kann die Stelle im Körper erfragt werden, die sich gerade gut anfühlt.

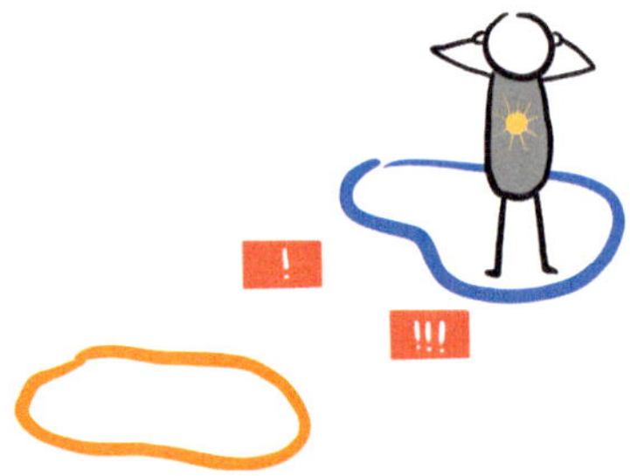

2. INSTRUKTIONEN: *Dies war jetzt der Istzustand. Ich würde Sie gern zu einem Experiment einladen. Bitte nehmen Sie sich ein Seil und suchen dafür einen Platz im Raum, der sehr angenehm ist. Es ist der Raum für die 85-Jährige in Ihnen, der es richtig gut geht. Sie blickt gern auf ein gutes Leben zurück, ist körperlich wie geistig fit und genießt den Tag an einem Lieblingsort bei Lieblingswetter und zur Lieblingstageszeit.*

FRAGEN:
ABC-Impulsfragen
Was sehen Sie vor Ihrem inneren Auge? Was ist da zu sehen?
Sind da Menschen, Tiere, Pflanzen? Welche Farben sehen Sie? Wie ist die Helligkeit? Wie ist das Wetter? Wie riecht es da? Was hören Sie? Gibt es vielleicht sogar einen Geschmack auf der Zunge?
Was fühlen Sie? Wie geht es Ihnen? Gibt es vielleicht eine Körperstelle, die sich gerade meldet? Kennen Sie das irgendwoher?
Wie steht es um Ihren Selbstwert auf einer Skala von 1 = sehr niedrig bis 10 = sehr hoch?

3. BEWEGUNG MIT DER WEISHEIT DES ALTERS. Die Klientin läuft langsam als gutgelaunte 85-Jährige auf die Aufgaben zu. Sie sind aus ihrer Sicht erledigt, liegen in der Vergangenheit. Sie berichtet, wie sie die Aufgabe angepackt hat. Sie erzählt, wie sie das geschafft hat, was sie nutzen konnte und was sie brauchen konnte. Falls sie schon voraussieht, dass bestimmte Dinge scheitern, kann sie berichten, wie sie das aushalten konnte.

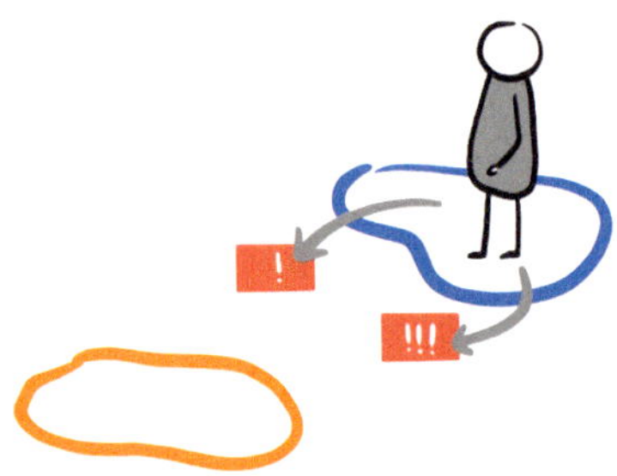

3. INSTRUKTIONEN: *Jetzt würde ich Sie gerne dazu einladen, auf die Aufgaben zuzugehen, als 85-Jährige Frau, die gerne auf ihr gutes Leben zurückblickt. Wie sehen Sie das aus Ihrer Perspektive? Stellen Sie sich ruhig einmal auf jede Aufgabe drauf und erzählen Sie mir, wie Sie das bewältigt haben und wie Sie die Aufgabe wahrnehmen. Und raten Sie Ihrem jüngeren Ich doch einmal, was es tun sollte.*

FRAGEN:

ABC-Impulsfragen

Wie schwierig erscheint Ihnen Ihr Problem nun?

Wie haben Sie es geschafft, das zu bewältigen? Was haben Sie gebraucht? Was stand Ihnen an Ressourcen, Talenten und Stärken zur Verfügung?

Was haben Sie dadurch gelernt? Wozu war es gut, dass Sie Respekt vor der Aufgabe hatten?

Falls es etwas auszuhalten galt: Wie haben Sie das geschafft? Wer oder was hat Ihnen geholfen, diese Zeit gut zu überstehen?

4. ZURÜCK INS HIER UND JETZT. Von hier aus geht die Klientin in ihren Ichkreis zurück und kann spüren und schildern, wie es ihr jetzt geht. Welche Impulse nimmt sie mit und wie setzt sie das Erfahrene um? Welchen ersten Schritt könnte sie machen und wie sieht er aus? Der Prozess kann auch in der Einsicht enden, dass Pläne zu groß oder unrealistisch waren und aufgegeben werden müssen. Hier kann die Coachin unterstützen, indem sie fragt, wie das auszuhalten ist, oder wie das Ziel modifiziert werden müsste, um erreichbar zu sein. Manchmal lohnt es sich, sich am Ende noch einmal auf die Position »der Alten« zu stellen, um noch einmal in das Wohlgefühl hineinzuspüren und mit ihm die Sitzung zu verlassen.

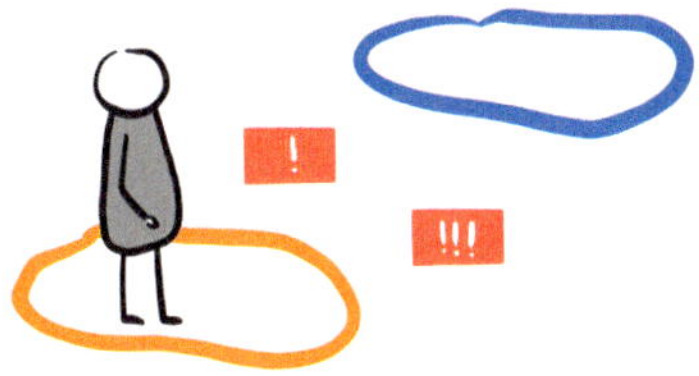

4. INSTRUKTIONEN: *Gehen Sie doch noch einmal auf das Hier und Jetzt und fühlen Sie sich ein.*

FRAGEN:

ABC-Impulsfragen

Wie fühlt sich das jetzt an?

Falls es Unterschiede zum ersten Mal an dieser Stelle gibt, welche wären das?

Wie steht es um Ihren Selbstwert auf einer Skala von 1 = sehr niedrig bis 10 = sehr hoch?

Falls es Impulse in Richtung Verbesserung Ihrer Situation gegeben haben sollte: Welche wären das?
Wie sieht es mit Ihren Zielen aus dem Hier und Jetzt aus: Sind es noch dieselben?
Falls Pläne aufgegeben werden müssten: Was brauchen Sie, um das auszuhalten? Gesetzt den Fall, die Pläne könnten so umkonstruiert werden, dass sie erreichbar erscheinen: Wie klingt das? Was müssten Sie dazu tun?

Aufmerksamkeitsfoki

Autopoiese. Die Übung schafft es oft mit minimalem Aufwand, kreative Prozesse zu aktivieren. Ich habe sehr gute Erfahrung damit gemacht – ich kann mich an keinen Fall erinnern, in dem es nicht zu irgendwelchen neuen Impulsen, Ideen oder Erkenntnissen kam. Allerdings sollte durch ein demütiges Framing zu hohen Erwartungen entgegengewirkt werden. Es ist ratsam, von »kleinen Schritten in Richtung Lösung« zu sprechen, statt von Wundern, die geschehen könnten.

Falls einmal nichts Neues dabei herauskommt, kann die Beraterin – angeregt durch die Gedanken der Klientin – auch Ideen mit- oder weiterentwickeln. Allerdings habe ich mehrfach erlebt, dass die Prozesse auch von allein nachwirken und man nicht unbedingt am Gras ziehen muss – das bekanntlich dann nicht schneller wächst. Ich habe Klient:innen erlebt, die nach der Sitzung mit einem guten Gefühl gehen, aber weit entfernt von Lösungen erscheinen – und in der nachfolgenden Sitzung berichten sie, welch kreative Ideen ihnen in der Zwischenzeit eingefallen sind.

Variationen

Timeline. Die Methode ist an die Zeitlinie (s. z. B. Förster, 2024) angelehnt. Daher kann, wenn Zeit vorhanden, auch auf vorher bewältigte Aufgaben zurückgeschaut werden. Hier können Klient:innen überlegen, wie sie Krisen im Leben gut überstanden haben und welche Ressourcen und Fähigkeiten ihnen auch heute noch zur Verfügung stehen, um Anstehendes zu meistern.

ÜBUNG 16: Der Traumkritrealismus. Wann sollte ich meinen Träumen mehr Raum geben als dem kritischen Anteil in mir – und was ist eigentlich realistisch?

WANN: Eine Klientin hat ein Projekt im Kopf, das sie schon länger begleitet und das sie nicht loslässt. Aber sie zweifelt stark daran, dass sie es jemals umsetzen kann. Negative Glaubenssätze spielen womöglich eine Rolle, vielleicht auch ein mangelnder Selbstwert oder die Idee, dass einem irgendein Schwarzmaler oder eine Kritikerin im Nacken sitzt, die lautstark verkündet, dass ein Wunsch oder Traum zu hochfliegend ist. Auf der anderen Seite gibt es Grund zu der Annahme, dass das Projekt doch gelingen könnte. Trotzdem kommt nichts zustande, tritt die Klientin auf der Stelle und ist unzufrieden mit ihrem Leben, weil sie nicht einmal ansatzweise versucht, ihren Traum umzusetzen.

Die Disney-Methode wurde angeblich von Walt Disney entwickelt, um kreatives Denken zu beflügeln (Dilts, Epstein u. Dilts, 1994). In dieser Version werden verschiedene Anteile erlebt und gespürt. Dabei wird mit Seilen ein Raum für die innere Kritikerin, einer für die innere Träumerin und einer für die innere Realistin gelegt und das Projekt von allen drei Seiten angeschaut. Zudem gibt es eine von mir entwickelte Big-Brother-Position, die alles weiß und Kommentare gibt. Themen sind: Neuanfang wagen ja oder nein (neuer Beruf, Selbstständigkeit, Sabbatical, neues Studium anfangen etc.), Wohnortveränderungen, Neudefinitionen von Beziehungen etc.

SCHRITTE

1. INNERE KRITIKERIN, INNERE TRÄUMERIN, INNERE REALISTIN. Die Klientin wählt, nachdem sie ihr Projekt geäußert und auf eine Karte geschrieben hat, drei Seile. Eins für die innere Kritikerin, eins für die innere Realistin und eins für die innere Träumerin. Sie sucht zunächst für das Projekt einen Platz im Raum und dann für die drei Anteile. Dabei sollten sie kurz und eher abstrakt erklärt werden, damit die Klientin das daraus machen kann, was sie will.

Kritikerin: Der Teil von dir, der meint, dass dir etwas Entscheidendes fehlt, um das Projekt zum Erfolg zu bringen. Der sagt: Mach das nicht.

Träumerin: Der Teil von dir, der meint, dass du den Traum verwirklichen sollst. Der sagt: Mach das einfach!

Realistin: Der Teil, der sagt: Schau dir die Sache genau an – welche Hindernisse liegen im Weg und was brauchst und hast du, um sie zu überwinden? Mach das, zieh das durch, aber nur, wenn es eine realistische Erfolgserwartung gibt.

Diese Triade gleicht übrigens vielen Motivationsmodellen. So kann man den Traum als Wunsch (desirability, da spielt die Wertigkeit eine Rolle), die realistische Betrachtung als Erwartung (feasability, da spielt die Einschätzung der Eintretenswahrscheinlichkeit eine Rolle) und den Kritiker als Hinderniskonstruktion (obstacles) begreifen (Liberman u. Trope, 1998; Marguc, Van Kleef u. Förster, 2015).

Die erste Runde ist schnell: Die Klientin soll nicht länger als 3 Minuten auf einem Anteil stehen und kurz sagen, was in ihr vorgeht. Danach geht sie auf das Projekt und schaut, ob es noch dasselbe ist. Sollte es sich verändert haben, kann sie es umschreiben. Hier sind ABC-Impulsfragen zu viel – es reicht eine Skalierung des Selbstwerts.

1. INSTRUKTIONEN: *Schreiben Sie bitte Ihr Projekt auf eine Karte und legen Sie es in den Raum. Nehmen Sie dann bitte ein Seil für die inneren Anteile der Kritikerin, der Realistin und der Träumerin. Stellen Sie sich bitte einmal auf Ihr Projekt. Dann bitte in die Anteile. Die erste Runde ist schnell. Sagen Sie mir bitte spontan und nur kurz, was die Anteile zu sagen haben und was Sie empfinden. Gehen Sie dann wieder auf das Projekt.*

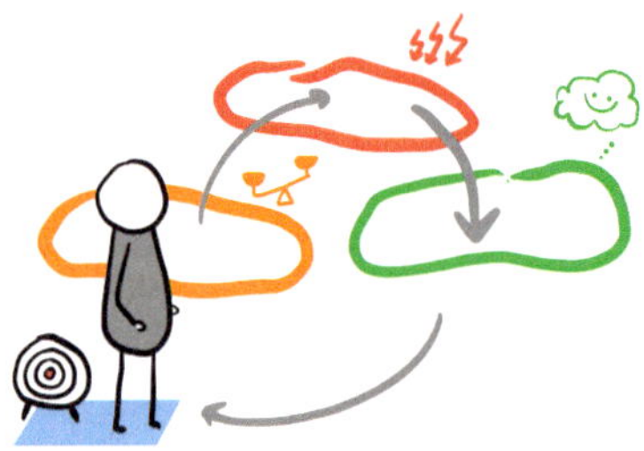

FRAGEN:

Was hat Ihnen Ihre Kritikerin/Realistin/Träumerin zu sagen? Wie geht es ihr da?
Falls das Projekt sich verändert hat, inwiefern hat es sich verändert?
Wie steht es um Ihren Selbstwert auf einer Skala von 1 = sehr niedrig bis 10 = sehr hoch?

2. BIG BROTHER. Dann nimmt die Klientin sich eine Moderationskarte und malt darauf spontan und ohne nachzudenken »Big Brother« und legt ihn in den Raum. Big Brother ist derjenige, der die Klientin voll und ganz durchschaut, ihre unbewussten und bewussten Anteile. Die Klientin stellt sich auf Big Brother und darf einmal beschreiben, was sie für Unterschiede zwischen den Anteilen gesehen hat. Da er alles sieht, darf er auch über die Anordnung an sich spekulieren (Wie nahe liegt X bei Y? Etc.). Dann stellt sich die Klientin auf ihr Projekt, schaut, was sich verändert hat, und beantwortet die Frage nach dem Selbstwert erneut.

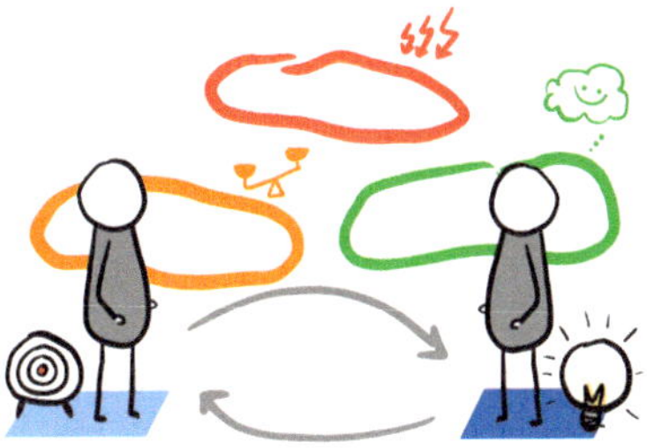

2. INSTRUKTIONEN: *Bitte nehmen Sie sich einen Zettel und malen darauf ein Symbol für Big Brother – der unbewusste Anteil in Ihnen, der genau weiß, was Sie tun sollten. Der Sie ganz genau kennt und der ganz genau weiß, wie Ihr Projekt Erfolg haben kann und was es für Sie bedeutet und kostet. Big Brother mag Sie, ist wertfrei und allwissend. Stellen Sie sich einmal auf Big Brother. Danach wieder auf das Projekt.*[22]

FRAGEN AN BIG BROTHER:

Was sehen Sie als derjenige, der Frau X genau kennt?
Welche Unterschiede haben Sie zwischen den Anteilen von Frau X beobachtet?
Welchen Sinn macht das Gesamtbild?

FRAGEN AN DIE KLIENTIN:

Falls das Projekt sich verändert hat, inwiefern hat es sich verändert?
Wie steht es um Ihren Selbstwert auf einer Skala von 1 = sehr niedrig bis 10 = sehr hoch?

3. ZWEITE RUNDE ANTEILE. Die Klientin geht wieder auf die Positionen und nimmt sich nun jeweils etwas mehr Zeit. Im Träumerinkreis soll sie sich einen inneren Raum, eine Stelle im Körper suchen, die sich gut anfühlt. In diesem Teil des Körpers sei ein Bild aufbewahrt – das Bild vom Ziel. Dieses Bild darf die Klientin einmal malen oder beschreiben. Im Kritikerinkreis darf die Klientin die drei fiesesten Glaubenssätze einmal niederschreiben, die sie an der Durchführung hindern könnten. Sie legt sie in den Kreis. Im Realistinkreis überlegt sie, unter welchen Umständen das Projekt verwirklicht werden kann, und versucht, aktiv und lösungsorientiert die Glaubenssätze zu zerlegen: Was spricht dafür, dass es sie gibt? Wer hat sie wann geäußert und ist das noch relevant? Was braucht die Klientin und was ist wie beschaffbar? Die Klientin darf hin und her wechseln, darf auch gern in Kommunikation mit dem inneren Team gehen. Die Glaubenssätze sind erst zerlegt, wenn die Kritikerin sich geschlagen gibt. Dabei kann auch überlegt werden, wozu sie gut sind beziehungsweise waren.

---

22 Falls die Klientin Big Brother als zweite Kritikerin konstruiert, kann die Therapeutin entgegenwirken: Es braucht eher jemanden, der wertfrei und allwissend auf das Ganze schaut.

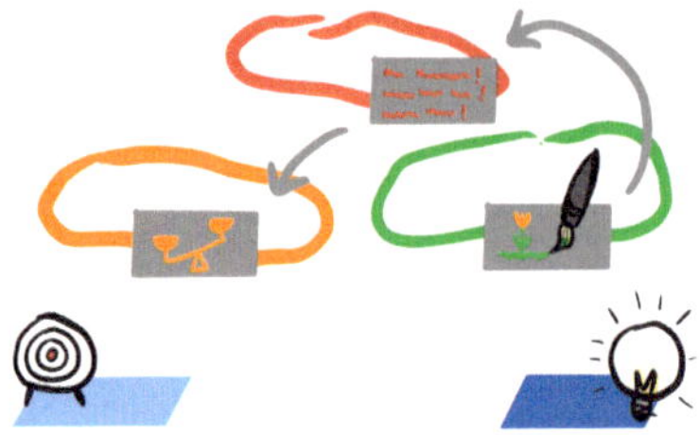

3. INSTRUKTIONEN: *Im Träumerinkreis können Sie sich nun einen inneren Raum im Körper suchen, der sich gut anfühlt. In diesem Teil des Körpers ist vielleicht ein Bild aufbewahrt – das Bild vom Ziel. Dieses Bild dürfen Sie gern einmal malen oder beschreiben. Im Kritikerinkreis dürfen Sie die drei fiesesten Glaubenssätze einmal auf Zetteln niederschreiben, die Sie an der Durchführung hindern könnten. Im Realistinkreis können Sie einmal überlegen, unter welchen Umständen das Projekt verwirklicht werden kann. Sie können versuchen, aktiv und lösungsorientiert die Glaubenssätze zu zerlegen.*

FRAGEN:

Nehmen wir einmal an, die Glaubenssätze wären für irgendetwas gut gewesen oder sind es noch, was wäre das?
Wer hat sie wann geäußert und ist das noch relevant?
Was brauchen Sie für Ihr Projekt und was ist wie beschaffbar?
Wie steht es um Ihren Selbstwert auf einer Skala von 1 = sehr niedrig bis 10 = sehr hoch?

4. ZWEITE RUNDE BIG BROTHER. Zum Schluss stellt der Klient sich wieder auf Big Brother. Was hat er gesehen? Was schlägt er vor? Was würde Big Brother sagen, wenn sich der Klient vorstellt, dass dieser alles über ihn wüsste und er auch genau wüsste, was der Klient machen sollte?

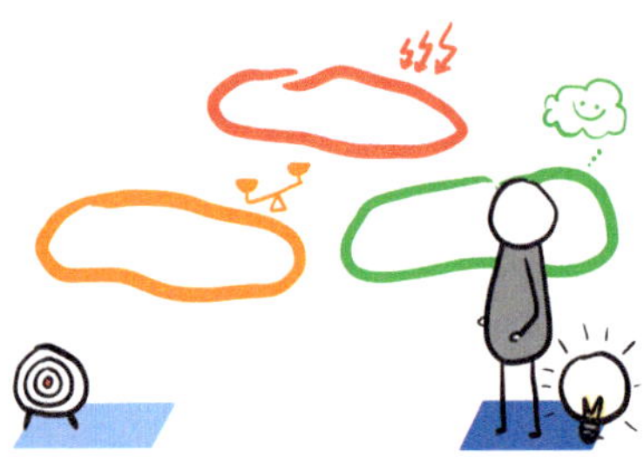

4. INSTRUKTIONEN: *Zum Schluss können Sie sich noch einmal auf Big Brother stellen.*

ÜBUNG 16

FRAGEN:

Stellen Sie sich einmal vor, Big Brother wüsste alles über Sie und er wüsste auch genau, was Sie machen sollten. Was hat er gesehen? Was würde er Ihnen sagen? Was schlägt er vor?

Wie steht es um Ihren Selbstwert auf einer Skala von 1 = sehr niedrig bis 10 = sehr hoch?

Nehmen wir an, Sie hätten hier neue Fragen oder Impulse mitgenommen: Welche wären das?

Was machen Sie jetzt konkret?

Aufmerksamkeitsfoki

Realismus: Menschen bei großartigen und scheinbar unrealistischen Projekten zu begleiten, ist nicht einfach. Die üblichen »Erwartungs- x Wertmodelle« sind oftmals nützlich, in dem sie die Wichtigkeit des Projekts von der Erfolgserwartung unterscheiden (z. B. Beckmann u. Heckhausen, 2018). Demnach müssen Erfolgswahrscheinlichkeit und Anreiz hoch sein, um Ziele zu erreichen.

Erfahrung wie Forschung zeigen, dass Träumen oder positive Fantasien allein nicht ausreichen, um sie zu verwirklichen, und dass eine realistische Betrachtung der Hindernisse wichtig ist, um Frustration und einem zu großen Verbrauch von Energie vorzubeugen. Wenn jemand zwanzig Jahre lang versucht, Opernsängerin zu werden, und dabei chancenlos ist, weil sie den erwarteten Stimmrange einfach nicht erreicht, dann kann das in die Verzweiflung führen.[23] Gabriele Oettingen (s. Oettingen et al., 2009) hat in ihren Arbeiten darauf hingewiesen, dass es, auch ethisch betrachtet, bedenklich ist, Menschen zu ermutigen, etwas zu tun, was sie gar nicht schaffen können.

Zudem eröffnen solche Modelle neue Handlungsoptionen. Ich persönlich finde die Idee, dass Träume auch mal Träume sein können und als solche schön sind, erleichternd. Warum nicht einmal auf dem Sofa liegen und sich vorstellen, den Oscar zu bekommen, einschließlich einer Oscar acceptance speech? Wenn man den Traum als Traum versteht, kann das wie eine innere Ressourcendusche wirken.

Allerdings sollten Hirngespinste oder hochfliegende Projekte auf Durchführbarkeit genau überprüft werden können, damit sie eine reelle Chance bekommen. Das ist auch deshalb wichtig, damit vielleicht Unwahrscheinliches doch erreicht werden kann. Wenn niemand vom Oscar träumen würde, würde ihn vielleicht auch niemand bekommen.

---

23 Ich habe Operngesang studiert und habe beobachtet, wie viele sich quälen, ohne eine Chance zu haben oder zu bekommen. Es ist aber auch bekannt, dass manche Bücher, nachdem sie von dreißig Verlagen abgelehnt wurden, Weltbestseller wurden. Wir sind keine Hellseher:innen.

Wer weiß denn, ob das kleine Mädchen, das vor mir sitzt und unbedingt Rapperin werden will, es nicht in die Spitze der Charts schaffen könnte? Wer bin ich, das beurteilen zu können? Ich denke, bei solchen Projekten sollten wir uns zurücknehmen und die Klient:innen bei der Reise durch kritische, träumerische und realisierende Aspekte ihrer Persönlichkeit schlichtweg *begleiten,* statt sie zu führen. Und letztendlich machen sie sowieso, was sie wollen.

Variationen

Materialien. Die Träumerinnen können Wünsche auch kneten, schnitzen, aus Papier falten oder anderswie künstlerisch gestalten. Eine bildliche Erarbeitung bietet sich für die Konstruktion von Visionen an, weil Forschung zeigt, dass bildliche Repräsentationen besonders motivierend sein können und Idealziele rechtshemisphärisch verarbeitet werden (Friedman u. Förster, 2005).

ÜBUNG 17: Mein Haus der Selbstwirksamkeit. Was kann ich und wenn ja, wie vieles?

WANN: Therapie, Coaching und fast jede Art von Beratung beinhalten die Vorstellung, dass über Probleme geredet werden muss. Die Klientin redet also über Probleme. Schnell kann der Eindruck entstehen: Ich rede über meine Probleme, also habe ich viele Probleme – ich muss ein hoffnungsloser Fall sein (zum Phänomen des Priming s. Förster u. Liberman, 2007). Der Kontext »Therapie« lädt zu negativen Wahrnehmungsfiltern ein, etwas, was Daniel Kahneman eine Wahrnehmungsverzerrung (Bias) genannt hätte (Tversky u. Kahneman, 1974). Manche Klientin glaubt, und das wird durch den Problemfokus des Therapiekontexts noch verstärkt, sie könne nichts, sie sei nichts wert. Ein Loserblick führt selten zu Lösungsimpulsen. Stattdessen können wir Klient:innen daran erinnern, was sie können. Wir wollen sie stabilisieren, wir wollen ihnen Mut machen, ihren Selbstwerttopf füllen (Satir, 2019). Aus diesen Bestandteilen können wir Lösungen kreieren. Manchmal gilt es, negative Glaubenssätze und Ansichten über sich selbst zu verflüssigen, genauso, wie Menschen daran zu erinnern, was sie schon geleistet haben. Selbstwirksamkeit (englisch »self-efficacy«, Bandura, 2013), die auch als *Vertrauen in die eigene Tüchtigkeit* bezeichnet wird, beinhaltet das Zutrauen in die eigenen Möglichkeiten, Stärken und Kompetenzen, Aufgaben wirksam bewältigen zu können. Dabei geht es nicht darum, *alles* zu können oder eine *allgemeine Idee* zu haben, *alles* zu können, sondern *individuell bestimmte* Bereiche gut bewältigen zu können (Förster, 2018): In welchem Kontext bin ich gut und habe ich (gefühlt) Kontrolle über die Prozesse? Beispielsweise kann ich beim Haareschneiden sehr selbstwirksam sein, beim Rollerfahren aber nicht etc.

Diese Methode mit Seilen ermöglicht es, die Selbstwirksamkeit körperlich zu spüren. Fragen drehen sich um den Selbstwert, wobei Skalierungen hier nützlich sein können.

SCHRITTE:

1. LISTE DER PERSÖNLICHEN KOMPETENZEN. Die Klientin wird eingeladen, alle Bereiche, in denen sie gut ist, aufzulisten. Falls Beispiele nötig sind, können das berufliche Leistungen, Fähigkeiten, Talente und Stärken sein – im Hobby, im Privaten, im Sozialen, im Technischen, im Spielerischen, in der Cleverness, in der Kommunikation, im Spirituellen – es kann alles sein, worin sich die Klientin kompetent fühlt. Falls sie nichts sagen kann, sollte sie aus der Perspektive einer ihr wohlwollenden Person (ihre beste Freundin/ihr bester Freund) berichten, in welchen Kontexten sie etwas gut kann. Vorher und nachher bieten sich Skalierungsfragen bezüglich des Selbstwerts an. Danach soll sie mit +, ++ und +++ auf der Liste markieren, welche Bereiche stark sind, welche besonders stark und welche überdurchschnittlich stark.

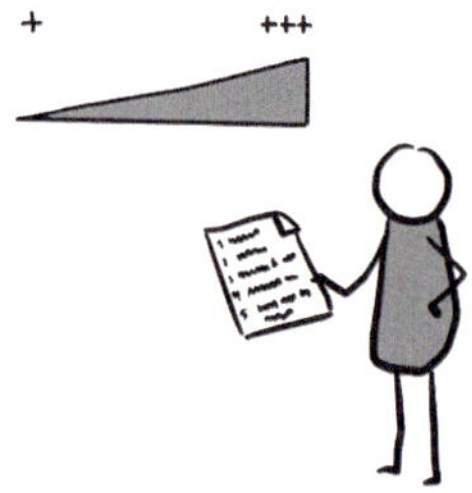

1. INSTRUKTIONEN: *Schauen wir doch einmal auf all das, was Sie gut können. Listen Sie doch einmal alle Bereiche auf, in denen Sie gut sind. Das können berufliche Leistungen, Fähigkeiten, Talente und Stärken sein, im Hobby, im Privaten, im Sozialen, im Technischen, im Spielerischen, in der Cleverness, in der Kommunikation, im Spirituellen – es kann alles sein, worin Sie sich gut und kompetent fühlen. Falls Ihnen nichts einfällt, können Sie aus der Perspektive einer Ihnen wohlwollenden Person (Ihrer besten Freundin/Ihres besten Freundes) berichten, in welchen Bereichen Sie etwas gut können. Bitte markieren Sie dann mit einem +, ++ oder ++, wie stark die Bereiche sind.*

FRAGEN:
Wie steht es um Ihren Selbstwert auf einer Skala von 1 = sehr niedrig bis 10 = sehr hoch?

2. HAUS DER SELBSTWIRKSAMKEIT – DER GRUNDRISS. Die Klientin legt mit Seilen ihr Haus der Selbstwirksamkeit. Es kann eine sehr eigene Grundrissform entstehen. Sie kann rechteckig sein, rund oder völlig freestyle. Die Klientin wird instruiert, die Form so zu gestalten, dass sie ihrer Persönlichkeit irgendwie entspricht. Dann sollen Räume gelegt werden, die bestimmte Kompetenzbereiche ihres Lebens kennzeichnen. Aufgaben, die die Klientin gut bewältigt, Ziele, die sie gut erreicht, Verhaltensweisen, die sie zum Erfolg geführt haben, Erwartungen, die sie gut erfüllt, etc. Die Liste ist die Grundlage, es dürfen jedoch auch neue Bereiche und Zimmer dazukommen. Die Größe der Räume soll der Größe der Selbstwirksamkeit entsprechen.

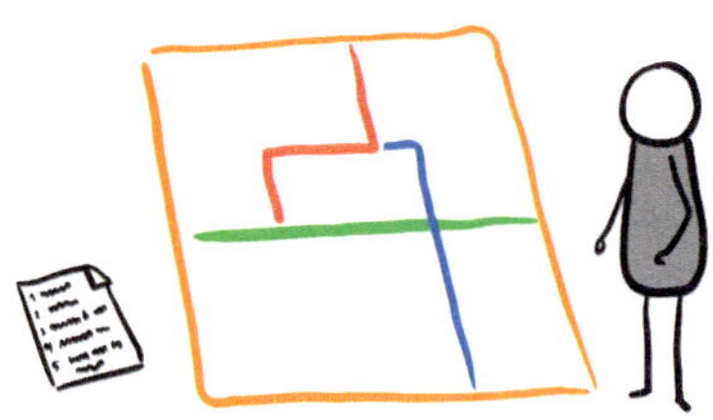

2. INSTRUKTIONEN: *Legen Sie doch jetzt einmal mit Seilen Ihr »Haus der Selbstwirksamkeit«. In diesem Haus gibt es nur Zimmer der Selbstwirksamkeit. Zimmer, in denen jeweils ein Bereich zu Hause ist, den Sie »gut können«. Fangen Sie mit dem Grundriss an. Der Grundriss kann sehr eigen sein – er sollte zu Ihnen passen. Dann legen Sie die Räume. Die von Ihnen angefertigte Liste ist die Grundlage, Sie dürfen jedoch auch noch etwas dazuschreiben oder neue Zimmer dazulegen, wenn Ihnen noch etwas einfällt. Die Größe der Zimmer sollte abbilden, welche Bereiche besonders stark sind: je selbstwirksamer und kompetenter, umso größer der Raum.*

FRAGEN:

Wenn Sie so draufschauen: Wie steht es um Ihren Selbstwert auf einer Skala von 1 = sehr niedrig bis 10 = sehr hoch?

3. DAS HAUS BETRETEN UND FÜHLEN. Die Klientin stellt sich nacheinander in die einzelnen Räume und spürt einmal die Selbstwirksamkeit in dem entsprechenden Raum. Sie erzählt Anekdoten, die Therapeutin fragt neugierig nach. Beide dürfen in Ruhe die positive Energie spüren, die in den Räumen entsteht. ABC-Impulsfragen erfassen Emotionen, Körpergefühle und Gedankliches. Unterschiede zwischen den Räumen (»In welchem Raum erleben Sie sich als besonders energievoll?«, »In welchem Zimmer sind Sie besonders selbstwirksam?«) und vor allem auch Veränderungen des Selbstwerts können eruiert werden.

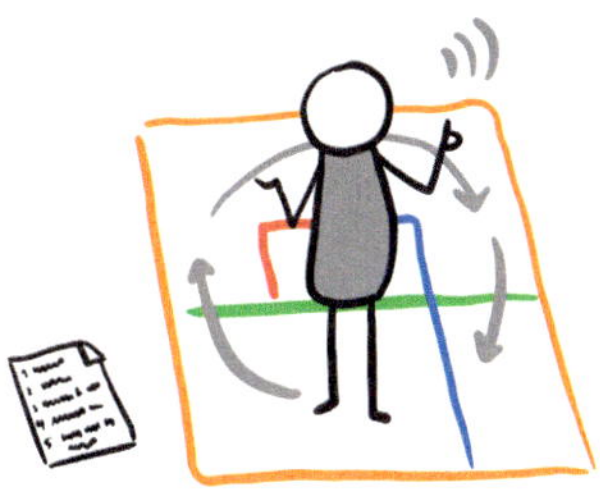

3. INSTRUKTIONEN: *Stellen Sie sich nun nacheinander in die einzelnen Räume und spüren einmal die Selbstwirksamkeit in jedem Raum. Erzählen Sie mir doch einmal ein paar Geschichten oder kleine Szenen, was es damit auf sich hat! Und sagen mir, wie es Ihnen geht.*

FRAGEN:

ABC-Impulsfragen

Wie steht es um Ihren Selbstwert auf einer Skala von 1 = sehr niedrig bis 10 = sehr hoch?

Gesetzt den Fall, es gäbe in jedem Raum auch unterschiedliche Empfindungen und Emotionen: Welche wären das? Wo fühlen Sie sich besonders stark? Was macht diese Stärke aus? Woher kommt sie?

4. AUSSENPOSITION. Nun kann sich die Klientin eine bequeme Außenpositionen suchen und von da aus das Ganze noch einmal anschauen. Was folgt daraus für die nächsten Wochen, was folgt daraus für die nächsten Jahre?

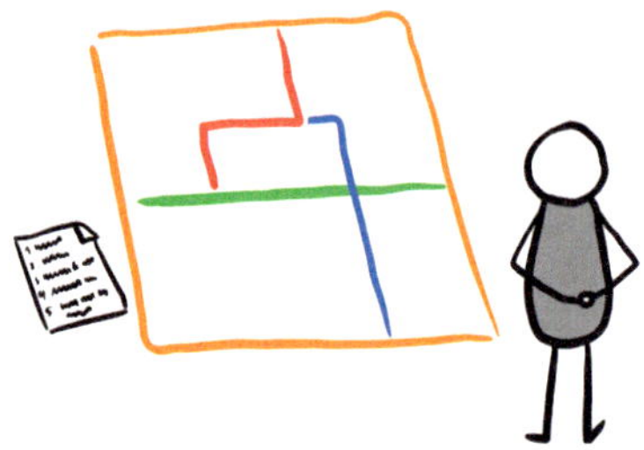

4. INSTRUKTIONEN: *Nun können Sie sich eine bequeme Außenposition suchen und von dort aus das Ganze noch einmal anschauen.*

FRAGEN:

ABC-Impulsfragen

Wie steht es um Ihren Selbstwert auf einer Skala
von 1 = sehr niedrig bis 10 = sehr hoch?
Wie können Sie das Haus der Selbstwirksamkeit (öfter) in den Alltag holen?
Was folgt daraus für die nächsten Wochen?
Was folgt daraus für die nächsten Jahre?

Aufmerksamkeitsfoki

Negativität. Diese Übung setzt voraus, dass sich die Klientin auch mit den positiven Seiten des Lebens beschäftigen will. Ich habe es einmal erlebt, dass einer Klientin gar keine Bereiche eingefallen sind, in denen sie selbstwirksam war. Über zirkuläre Fragen sind wir der Sache dann nähergekommen (»Wenn Ihre beste Freundin die Frage beantworten müsste, was würde sie sagen, was Sie gut können?«). Im Fall eines »Widerstands«, das heißt, wenn die Klientin partout nicht über Gelungenes nachdenken will, würde ich das Nein akzeptieren und mit einer neuen Auftragsklärung beginnen. Es ist auch vorstellbar, das Gegenteil, ein Haus des Scheiterns, bauen zu lassen. In diesem Fall sollte auf die Funktion des Nichtkönnens eingegangen werden: »Was ist gut daran, etwas Bestimmtes nicht zu können beziehungsweise keine Kontrolle zu haben? Was brauchen Sie um ein »My«, ein Quäntchen, ein kleines bisschen mehr Kontrolle gewinnen zu können?« Diese Variante nutze ich allerdings sehr selten, weil sie eher destabilisiert.

Variationen

Körpereinsatz. Bei experimentierfreudigen Menschen kann die Beraterin auch dazu einladen, eine positive Bewegung oder eine körperliche Position in jedem Raum einzunehmen. Damit kann eine nachhaltige Verankerung unterstützt werden. Zudem könnten damit unbewusste positive Aspekte des Lebens wachgerufen werden. Die Theorie von Wilma Bucci (2002) besagt, dass somatische Marker Menschen an zurückliegende Ressourcen erinnern können, die vormals unbewusst waren. In diesem Fall wären es positive Marker, die aktiviert werden und in der Zukunft stabilisieren könnten.

ÜBUNG 18: Das wundersame Schwellenland. Wie gestalte und meistere ich den Übergang?

WANN: Wenn gerade eine Veränderung ansteht, vor der ein Klient Respekt oder gar Angst hat. Hier kann der erwartete zukünftige Zustand nicht gewählt werden, sondern er tritt mit großer Wahrscheinlichkeit von selbst ein. Systemische Entwicklungskrisen gehören dazu, wie Schulabschluss, Eintritt in den Beruf, Beginn eines Studiums oder einer Ausbildung, ein Kind bekommen, die Wechseljahre, eine chronische Erkrankung, Hausbau, Empty Nest, Einstieg ins Rentenalter, aber auch individuelle Übergänge wie ein Jobwechsel, ein Umzug in eine andere Stadt, die Änderung der Beziehung von einer monogamen in eine polyamouröse etc. Schwellen sind häufig Übergänge in etwas Neues, sie bezeichnen ein Zwischenstadium zwischen dem Hier und Jetzt. Die Seileübung kann als Übergangsritual verstanden werden (van Gennep, 1909/2005), das den Gang über die Schwelle vorwegnimmt und damit erlebbar und greifbarer macht. Sie kann auch eine neue Haltung oder Einstellung zum Change ermöglichen.

Diese Übung mag sehr an Übung 14 erinnern. Hier geht es aber eher darum, die Schwelle als positive, eigene Phase zu würdigen, sie anzunehmen und sie letztendlich zu bewältigen. Meine Beobachtung ist, dass Menschen sehr hastig von einer Phase in die andere springen und diese Sprünge ins kalte Wasser als sehr belastend empfunden werden. Hier können sie sich einmal Zeit für Reflexion beim Schwellengang nehmen. Außerdem dauern Schwellenzustände im wirklichen Leben häufig recht lang: Da arbeitet man noch Monate bis zum Kündigungsdatum, da packen die Kinder ewig, bevor sie endlich ausziehen, da vergehen Wochen, bis ein Umzug stattfindet ... Zudem geht es hier oftmals um Angstreduktion – es kommt etwas auf mich zu und ich schaue es mir genau an, um damit besser umgehen zu können.

SCHRITTE:

1. ICH, HIER UND JETZT UND DA UND BALD. Der Klient legt sein Ichsystem und den zu erwartenden Zukunftszustand mit je einem Seil seiner Wahl in den Raum. Das Ichsystem betrifft das Ich im Jetzt und Hier. Beide Kreise können mit Symbolen ausgestattet werden, einer Bildkarte, einem Spielzeugtier, einer Blume – es können nahezu alle Gegenstände des Raumes genutzt werden. Alternativ kann der Klient gebeten werden, zwei Symbole in die Sitzung mitzubringen. Die subjektiven Assoziationsräume der beiden Symbole können erörtert werden (»Was verbinden Sie mit XY?«). Sie können auch positiv aufgeladen werden, falls das Thema das zulässt (bei potenziell positiven Zuständen wie Jobwechsel passt dies eher als zum Beispiel bei erwarteten gesundheitlichen Einschränkungen), indem die Therapeutin positive Assoziationen beisteuert oder den Klienten positiv assoziieren lässt (z. B.: »Fledermäuse sind faszinierende Tiere, die so schnell fliegen und alles hören können«). Der Klient kann sich abwechselnd in die beiden Kreise stellen und berichten, wie es ihm geht und was in ihm vorgeht (ABC-Impulsfragen).

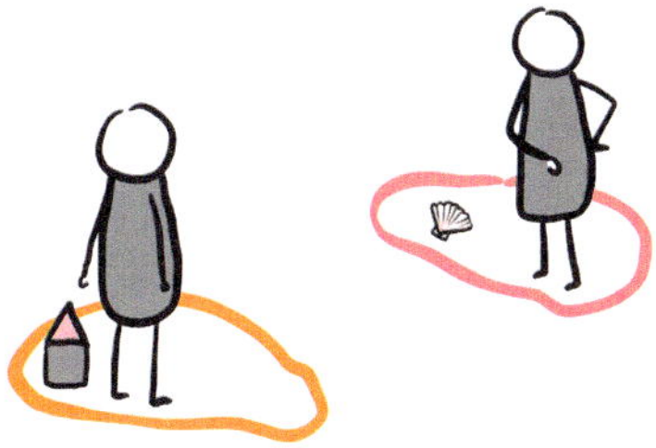

1. INSTRUKTIONEN: *Formen Sie bitte einen Kreis. Alles, was drin ist, sind Sie. Die Grenze ist Ihre Ichgrenze. Es soll sich hier um den Istzustand handeln – wie ist es jetzt? Legen Sie bitte jetzt einen anderen Kreis für den Zukunftszustand, den Sie erwarten. Wählen Sie zudem Symbole für die beiden Zustände. Stellen Sie sich bitte einmal in Ihr Ichsystem und dann in den Zukunftskreis. Vergegenwärtigen Sie sich einmal, dass diese Situation passieren wird. Es ist unausweichlich. Sie werden sich darauf zubewegen. Wir können hier einmal schauen, wie es sich anfühlt und was Sie brauchen, damit es sich gut oder besser anfühlt.*

FRAGEN:

ABC-Impulsfragen

Was verbinden Sie mit den beiden Symbolen?

Wie nah oder entfernt ist der andere Kreis für Sie?

Welche Gedanken und Gefühle kommen hoch, wenn Sie in einem der Kreise stehen? Wie sieht dann der andere Kreis für Sie aus?

2. ÜBER DIE SCHWELLE GEHEN. Der Klient wird gebeten, den Weg vom Ichsystem zum Zukunftskreis einmal zu gehen. Er wird eingeladen, in sich hineinzufühlen und sich dabei zu beobachten. Er darf gehen und berichten, was so passiert. Die Therapeutin sollte herausfinden, welcher Begriff für den Klienten passend ist, und ihn dann entsprechend verwenden: Ist es Schwelle, Übergang, Durchgang, Wendepunkt, Stufe etc.?

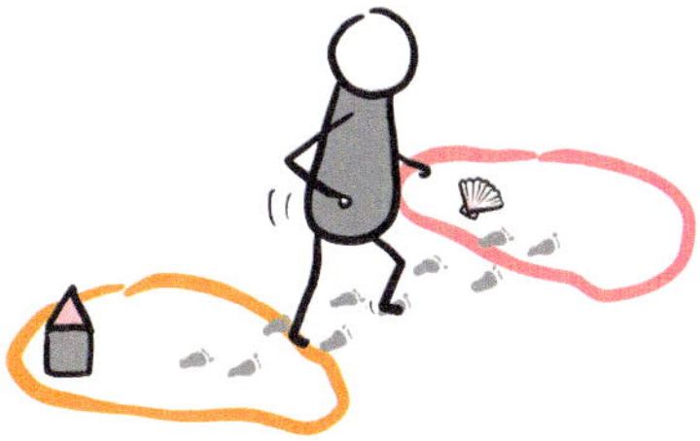

2. INSTRUKTIONEN: *Und nun wird es ja so kommen, dass Sie vom Hier und Jetzt in den Zukunftszustand gehen werden. Das, was dazwischen ist, können wir als Schwellenland beschreiben. Schreiten Sie den Weg doch einmal im Zeitraffer so ab und beobachten sich, Ihre Gefühle, Ihre Gedanken. Gehen Sie über die Schwelle! Betreten Sie den Übergang!*

FRAGEN:

ABC-Impulsfragen

Falls es Unterschiede gibt zu eben, im Erleben oder Fühlen, welche wären das?
Wie nah oder entfernt ist das für Sie jetzt?
Wie erleben Sie den Übergang?
Wo erleben Sie eine Veränderung beim Gehen, gibt es irgendeinen Punkt, an dem Sie merken: Hier hört die Gegenwart auf und die Zukunft beginnt? Was fühlen Sie da? Wie unterscheidet sich das Gefühl vor diesem Schwellenpunkt und nach diesem Schwellenpunkt?

3. SCHWELLENPUNKT. Die Therapeutin lädt den Klienten dazu ein, den Übergang mit einem eigenen Seilkreis zu markieren. Der soll Ichsystem und Zukunftskreis miteinander verbinden wie eine Perlenkette. Es kann sein, dass hierfür mehrere Seile notwendig sind. Der Klient wird gebeten, den Übergang zu beschreiten, er darf dies mehrere Male tun und Unterschiede beschreiben. Er darf den Übergang auch einmal in sich erwandern, das heißt, den ganzen Raum und die Grenzen des Übergangs austesten und nutzen. Er wird eingeladen zu berichten, wie sich dieser Übergang anfühlt. Ressourcenorientierte Fragen bieten sich an, genauso wie Fragen nach der positiven Funktion des Übergangs: Wozu sind Veränderungen, Übergänge, die damit verbundene Angst gut? Er kann ein Symbol für den Übergang wählen.

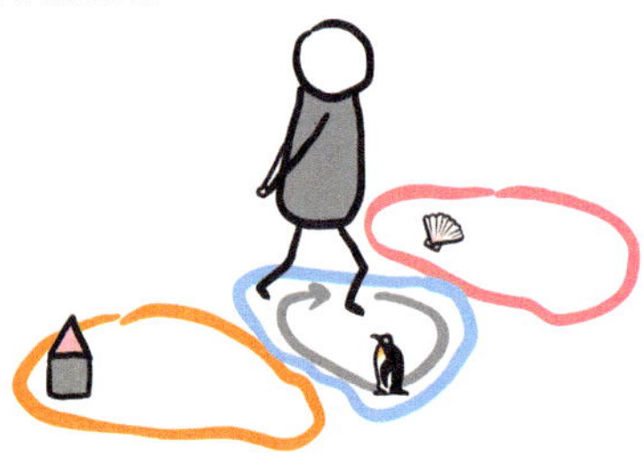

3. INSTRUKTIONEN: *Sie können jetzt einmal den Übergang mit einem eigenen Seilkreis markieren. Der soll Ichsystem und Zukunftskreis miteinander verbinden wie eine Perlenkette. Sie dürfen diesen Übergang auch einmal beschreiten. Sie können dies mehrere Male tun und einmal alles erzählen, was Ihnen so dabei auffällt. Sie dürfen in dem Übergangsraum auch einmal herumwandern, das heißt, den ganzen Raum und die Grenzen des Übergangs erkunden. Gibt es ein Symbol für den Übergang?*

FRAGEN:

ABC-Impulsfragen

Falls es Unterschiede gibt zu eben, im Erleben oder Fühlen, welche wären das?

Wie nah oder entfernt sind die Kreise jetzt für Sie?

Wie erleben Sie den Übergang?

Wofür steht das Symbol? Was ermöglicht es, was behindert es?

Wozu ist dieser Übergang gut? Wozu sind Veränderungen gut? Wozu eine eventuell damit verbundene Sorge oder Angst? (*Achtung: nur fragen, wenn die Klientin so etwas anspricht – wir wollen keine Probleme herbeireden!*)

Welche Ressourcen stehen Ihnen in dem Übergang zur Verfügung?

Falls Sie eben einen Punkt der Veränderung beim Gehen gefunden haben, hat sich die Position verändert? Wenn ja, was könnte das bedeuten?

4. DIE ZUKUNFT IST DA. Der Klient begibt sich in den Zukunftskreis und schaut zurück. Er soll sich vorstellen, jetzt da angekommen zu sein, wo er unweigerlich einmal sein wird. Er kann sich einmal vorstellen, dass sich hier alles ein bisschen besser anfühlt als erwartet. Welchen Ratschlag kann er sich aus dieser guten Situation heraus selbst geben? Was sollte er wie tun, um hier anzukommen?

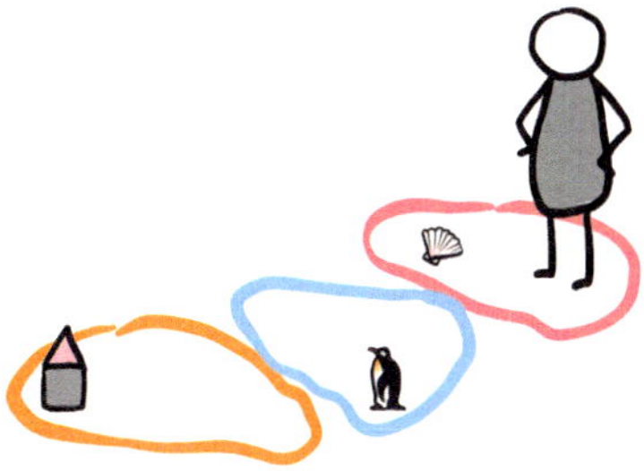

4. INSTRUKTIONEN: *Bitte gehen Sie einmal in den Zukunftskreis und stellen sich vor, dass dieser erwartete Zustand sogar ein bisschen besser ist, als Sie sich gewünscht haben. Welchen Ratschlag können Sie sich aus dieser guten Situation geben? Was rät Ihnen Ihr Ich aus der Zukunft? Was haben Sie, die Sie ja in der Zukunft sind und es besser wissen, wohl gemacht, um in diese Verbesserung zukommen?*

FRAGEN:

ABC-Impulsfragen

Wo sind Sie jetzt gelandet? Was steht an?

Auf welche Position möchten Sie noch einmal gehen, um sich ein letztes Mal hineinzufühlen?

Was brauchen Sie noch von mir, um gut in den Übergang zu gehen?

Was sind die nächsten Schritte?

Aufmerksamkeitsfoki

Krisen. Falls es sich um eine heftige zu erwartende Krise handelt (z. B. die Kinder ziehen aus, die Mutter kommt ins Pflegeheim, die erste Chemotherapie steht an etc.), sollte die Therapeutin eher stabilisieren. Es können zum Beispiel in jeden Kreis Ressourcen gelegt werden, die in dem Zustand helfen können.

Übergänge schaffen. Manchmal wird deutlich, dass ein Klient von einem Zustand in den anderen rauscht, ohne dass der Übergang als solcher empfunden wird. Manche Menschen haben sofort nach einer Trennung eine neue Beziehung, manche erklären Trauerphasen nach einer Woche für beendet etc. Hier kann überlegt werden, ob es eines spürbaren, längeren Übergangs bedarf, damit der Zielzustand besser erreicht oder ausgehalten werden kann. Die Frage wäre dann: »Wie schaffen Sie Zeit und Raum für die Zwischenzeit? Was oder wen können Sie dazu brauchen?«

Variationen

Biografiearbeit. Es kann noch mehr auf vergangene Krisen eingegangen werden, also biografisch gearbeitet werden, immer mit dem Ziel, zu erfragen, was früher schon in vergleichbaren Situationen geholfen hat, Krisen anzugehen. Das, was damals geholfen hat, könnte jetzt auch helfen.

ÜBUNG 19: Schlussstrich-Ritual. Wie kann ich mit meiner Kindheit abschließen?

WANN: Die Übung kann eingesetzt werden, wenn biografische Themen wichtig erscheinen. Oftmals geht es in der Therapie – und nicht selten auch im Coaching – darum, ungünstige Glaubenssätze oder Geschehnisse der Kindheit zu bearbeiten. In vielen Fällen wollen Klient:innen sie verabschieden oder »begraben«. Beim biografischen Arbeiten bieten sich Familienaufstellungen an, die einen ähnlichen Zweck verfolgen: einen Punkt hinter die Kindheit zu machen und nach vorne zu blicken. Ich persönlich denke allerdings nicht, dass es möglich ist, Gedächtnisspuren zu löschen, um tatsächlich einen Schlussstrich zu ziehen, und damit die Kindheit aus dem zukünftigen Alltag zu verbannen. Daher spreche ich lieber von einem Semikolon, das wir hinter die Kindheitsgeschichte setzen können: Etwas wird immer bleiben. In der Beratung kann ein anderer Blick auf die Geschichte entwickelt werden, damit sie anders erzählt und ausgehalten werden kann.[24]

Diese Haltung der »kleinen Erfolge« kommuniziere ich auch meinen Klient:innen, damit sie nicht in Erwartung von Heilsversprechen mit mir arbeiten. Zu hohe Erwartungen verstärken häufig Misserfolgserlebnisse, falls schmerzhafte Erinnerungen einmal wieder auftauchen sollten. Üblicherweise sage ich so etwas wie: »Das Geschehene wird sicher immer mal wieder vorbeikommen, aber vielleicht ist es schneller weg, kommt nicht so nah und ist nicht so intensiv wie jetzt.«

Manchen wird die Übung an die Timeline oder Zeitlinie erinnern, die von Richard Brandler und John Grinder (1975) entwickelt und ständig weiter modifiziert (s. Dilts, 2006) wurde.[25] Dabei wird in einem ersten Schritt die Lebenslinie in den Raum gelegt, mit den Endpunkten Geburt und Tod. Im Unterschied zu der herkömmlichen Timeline werden drei Räume mit Seilkreisen gelegt, ein Vergangenheitsraum, ein Gegenwartsraum und ein Zukunftsraum. Dadurch soll der Eindruck vermittelt werden, dass die Räume Grenzen haben, also »abgeschlossen« werden können. Dies ist jedoch, wie oben beschrieben, ein Idealzustand, der eventuell nicht erreicht werden kann. Übung 20 kann eine Alternative zu dieser Übung sein, wenn es speziell um Glaubenssätze gehen sollte.

---

24 Tatsächlich betrafen die ersten Forschungsfragen, mit denen ich mich als wissenschaftliche Hilfskraft an der Universität Trier beschäftigte, ob Gedächtnisspuren gelöscht oder überschrieben werden können. Mittlerweile wissen wir, dass dies nicht möglich ist. Wir können neue Gedächtnisnetzwerke erschaffen, die stärker und aktiver sind als die früheren, aber alles, was wir gelernt haben, bleibt erst einmal (s. Loftus u. Loftus, 2018).

25 Kreative Ideen mit der Zeitlinie finden sich auch bei Natho und Pohl (2020).

In dieser Übung hier geht es um alle möglichen schmerzhaften und energieraubenden Erinnerungen. Ein wichtiger Unterschied ist weiterhin, dass entschieden werden kann, welche Erinnerungen und Gedanken in die Gegenwart und Zukunft ausstrahlen. Dies ist in der Timeline nicht vorgesehen.

SCHRITTE:

1. ZEITLINIE LEGEN. Der Klient legt mit einem Seil seiner Wahl eine Zeitlinie mit den Endpunkten Geburt und Tod in den Raum. Auf das Hier und Jetzt stellt er eine Moderationskarte oder ein Symbol. Manche Klient:innen haben eine besonders relevante, prototypische Erinnerung, die ihre Kindheit sozusagen am besten beschreibt. Diese meist therapierelevante Episode wird mit einem weiteren Kreis umrundet, es entsteht also ein Vergangenheitsraum mit einer Grenze zum Hier und Jetzt. Gegebenenfalls kann auch die gesamte Vergangenheit umrundet werden. Der Zukunftsraum kann ebenfalls mit einem Kreis gekennzeichnet werden und, wenn es passt, auch die Gegenwart. In die Vergangenheit werden Moderationskarten für die schmerzlichen Ereignisse, Gedanken und Gefühle gelegt, die überwunden werden sollen, nebst den Ressourcen, die der Klient in den Krisen aktivieren konnte, um Schlimmes auszuhalten. Vergangene Ereignisse, die den Klienten immer noch beschäftigen, könnten auf den Rand des Vergangenheitskreises gelegt werden. Die Karten können beschriftet oder auch mit Symbolen bezeichnet werden. In den Zukunftsraum kann ein Bild, eine Skizze gelegt werden, die der Klient entweder mitgebracht oder in einer vorigen Sitzung erarbeitet hat. Das Bild sollte einen erwünschten, positiven Zielzustand darstellen. Auch fertige Bildkarten können angeboten werden.

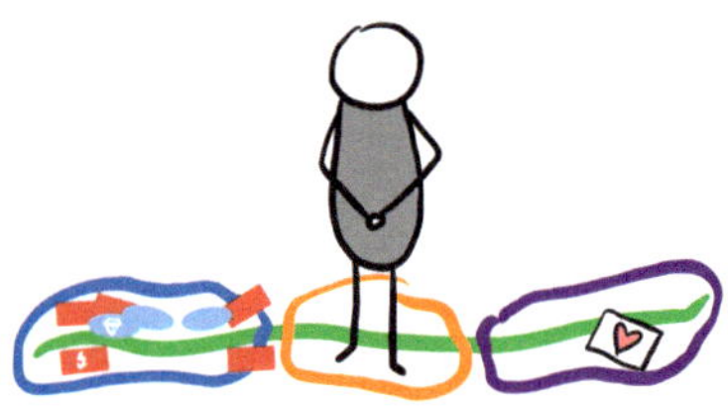

1. INSTRUKTIONEN: *Legen Sie bitte mit einem Seil Ihrer Wahl eine Zeitlinie mit den Endpunkten Geburt und Tod in den Raum. Auf das Hier und Jetzt können Sie eine Moderationskarte oder ein Symbol stellen. Nun können Sie ein weiteres Seil nehmen und einen Raum in der Vergangenheit abstecken, um den es gehen soll – Sie können einen Kreis legen oder was immer Sie wollen. Dies ist Ihr Vergangenheitsraum, über den wir sprechen wollen. Sie können mit einem anderen Seil Ihren Zukunftsraum legen und mit einem weiteren den Raum der Gegenwart. In die Vergangenheit können Sie Karten für die schmerzlichen Ereignisse legen, die überwunden werden sollen, nebst den Ressourcen, die Sie in zurückliegenden Krisen genutzt*

haben. Die Ereignisse, die Sie noch heute stark belasten, können Sie an den Rand zur Gegenwart legen. Die Karten können beschriftet oder auch mit Symbolen bezeichnet werden. In den Zukunftsraum können Sie ein Bild legen, das Ihrem Wunsch entspricht. Bitte stellen Sie sich in das Hier und Jetzt und erzählen mir einmal, wie es Ihnen geht und um was es gehen soll. Die Übung ist zeitlich recht aufwändig, Fragen ergeben sich im Tun.

FRAGEN:
ABC-Impulsfragen

2. EINTAUCHEN IN DIE VERGANGENHEIT. Nachdem der Klient sich auf das Hier und Jetzt gestellt hat und einen kurzen Einblick in sein Problem und die ihn begleitenden Gefühle gegeben hat, geht er in die Vergangenheit und spricht über die Krisen und die Ressourcen, die er damals erlebt und gespürt hat. Dinge, die ihm noch wehtun, legt er auf den Rand des Kreises in Richtung Gegenwart. Dann geht er zurück in die Gegenwart, schaut über die Schulter hinweg nach hinten, um seine Ressourcen und seine Kraft zu würdigen, die ihn am Leben gehalten haben.

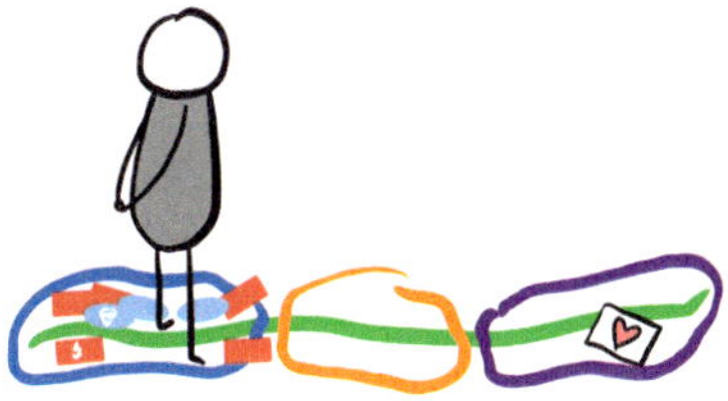

2. INSTRUKTIONEN: *Nun gehen Sie in die Vergangenheit und erzählen mir doch einmal, was Sie da am meisten beschäftigt. Um welche Themen oder Krisen geht es? Mit Hilfe welcher Ressourcen, die Sie damals nutzen konnten, haben Sie das durchgestanden? Danach gehen Sie bitte zurück in die Gegenwart und schauen über die Schulter hinweg nach hinten, um Ihre Ressourcen und Ihre Kraft zu würdigen, die Sie damals am Leben gehalten haben.*

FRAGEN:
ABC-Impulsfragen
Wie wäre es, jetzt mit dem Belastenden abzuschließen?
Was wäre gut daran, was wäre auch ein Nachteil?
Was würde passieren, wenn Sie die Dinge, die da hinten liegen, einfach vergessen würden?
Wer würde das gut finden, wen würde das stören?
Was könnte schlimmstenfalls passieren, wenn Sie das Vergangene nie wieder loslassen würde?

3. ZURÜCK AUS DER ZUKUNFT. Dann geht er in die Zukunft und blickt auf sein Leben zurück. Der Therapeut kann ihn ermuntern, sich eine gute Szene in der Zukunft vorzustellen, wo der Klient an einem angenehmen Ort in einer guten Stimmung sitzt und auf sein Leben zurückschaut. Von hier aus verabschiedet er die belastenden Ereignisse. Er kann sich eine Formulierung überlegen wie »Hiermit verabschiede ich dich, den Glaubenssatz, dass ich als Mann keine Emotionen zeigen darf« oder »Meine Erinnerungen an dich, Vater, der du dich nie um mich gekümmert hast, schicke ich jetzt ins Vergessen«. Es kann aber auch etwas gemäßigter klingen wie »Meine Kindheit werde ich wohl auch hier nicht los sein, aber ich habe einen milderen Blick auf mich.« Von hier aus kann gemeinsam überlegt werden, ob Karten, die am Rand der Vergangenheit liegen, in die Vergangenheit gelegt werden können und damit ein Vergessen eingeleitet werden kann. Falls sie da liegen bleiben sollen, kann ein neuer Umgang mit dem Geschehenen erarbeitet werden.

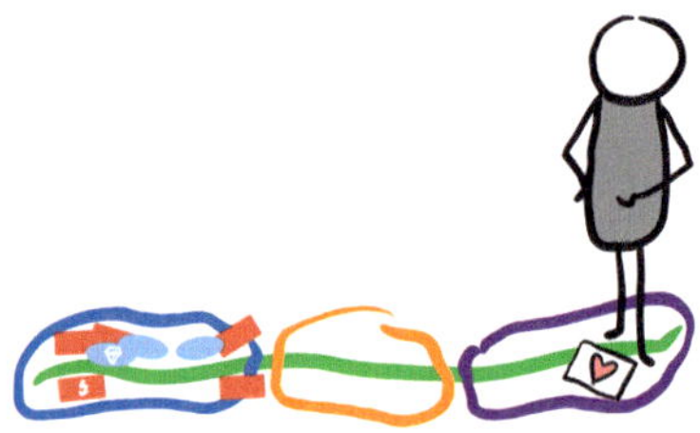

3. INSTRUKTIONEN: *Nun können wir einmal die Zukunft besuchen. Schauen Sie einmal von der Zukunft aus in Ihr vergangenes Leben. Stellen sich eine gute Szene in der Zukunft vor, wo Sie an einem angenehmen Ort in einer guten Stimmung sitzen und lächelnd auf Ihr Leben zurückschauen. Von hier aus können Sie einmal versuchen, alle belastenden Ereignisse zu verabschieden. Sie können das in Ihren eigenen Worten tun. Schauen Sie einmal, ob sich dadurch Karten verschieben. Gehören die Karten am Rand noch an diese Stelle, und wenn nicht: Wo sollten sie liegen? Falls Sie nicht alles vergessen oder hinter sich lassen können, dann beschreiben Sie doch von hier aus bitte eine positive Verbesserung in die von Ihnen gewünschte Richtung.*

FRAGEN:

ABC-Impulsfragen

Was könnte schlimmstenfalls passieren, wenn Sie das Vergangene wieder einholt?
Was können Sie aktivieren, um damit leben zu können? Wer oder was könnte Ihnen dabei helfen?

4. AUSSENANSICHT. Aus einer Außenposition heraus überlegt der Klient, was er mit den Ereignissen tun will – zerreißen, verbrennen, vergraben etc. Oder ob er sie im Gegenteil präsent halten möchte und wie er mit ihnen weiterhin umgehen kann.

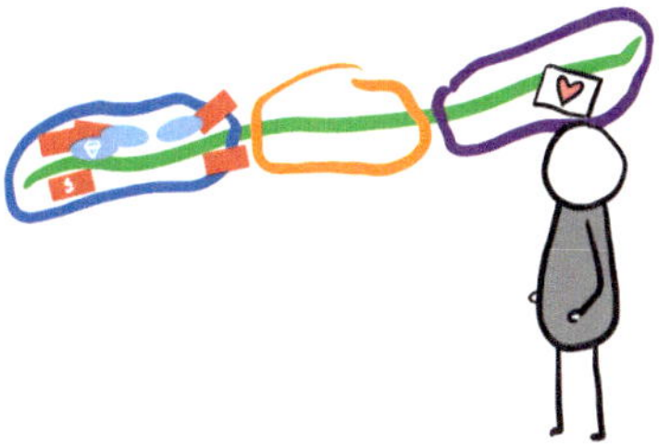

4. INSTRUKTIONEN: *Suchen Sie sich doch einmal zum Schluss eine Außenposition. Von hier aus können wir ja einmal überlegen, was Sie mit den Ereignissen tun wollen – zerreißen, verbrennen, vergraben, zusammenfalten und hier lassen, in den Papierkorb schmeißen etc. Oder ob Sie sie im Gegenteil präsent halten möchten und wie Sie dann mit ihnen weiterhin umgehen können.*

FRAGEN:
ABC-Impulsfragen
Wie können wir jetzt damit abschließen?
Nehmen Sie doch einmal die Zettel aus der Vergangenheit in die Hand – was möchten Sie tun?
Was bedeutet das jetzt für Ihr alltägliches Leben?
Was müssten Sie konkret tun?
Wen oder was brauchen Sie noch, um diesen Schritt zu tun?

Aufmerksamkeitsfoki

Prozessorientierung. In dieser Übung, so ist meine Erfahrung, übernehmen irgendwann die Klient:innen die Regie. Sie erzählen uns, ob sie sich mehr mit der Vergangenheit, der Gegenwart oder der Zukunft beschäftigen wollen. Sie werden uns auch erzählen, wie realistisch es ist, die Kindheit hinter sich zu lassen. Ich habe Klient:innen erlebt, die sich das ganz fest vorgenommen hatten. Einigen hat die Übung dabei geholfen, ganz neue Schritte zu wagen, die sie mit den belastenden Glaubenssätzen der Kindheit nicht hätten bewältigen können. Und ich habe Klient:innen erlebt, die mit den Metaphern am Ende nicht viel anfangen konnten und direkt an konkrete Alltagssituationen herangehen wollten. Zu guter Letzt habe ich Menschen erlebt, für die die Einsicht, dass sie das Erlebte aushalten können, der wichtigste Impuls war. Einige konnten das Vergangene besser ertragen, obwohl es keinen Deut verschwunden war. Damit ist die Übung ergebnisoffen. Es erscheint mir wichtig, anfangs klarzumachen, dass mit ihr Kindheitsgeschichten möglicherweise nicht neu geschrieben werden können.

Variationen

Rituale. In meiner Praxis ermuntere ich Klient:innen, die am Schluss mit den Metaphern etwas anfangen können, diese auch tatsächlich in die Tat umzusetzen. Das heißt, ich verbrenne mit ihnen die Zettel auf einer Wiese, versenke sie im Rhein oder ich lasse sie daraus Papierflugzeuge bauen. Oftmals ist eine Zeug:innenschaft bei Ritualen unterstützend und hilfreich, somit sind Freund:innen bei diesen Events willkommen.

ÜBUNG 20: MindFuckStop. Glaubenssätze sortieren, hineinspüren, verwerten

WANN: Ein Klient wird von negativen Glaubenssätzen geplagt. Die Beschäftigung mit ihnen kostet Zeit, Raum und Energie. Die Glaubenssätze resultieren meist aus Kindheitserfahrungen, manchmal geht es dabei aber auch um zurückliegende Erfahrungen mit Lehrer:innen, Trainer:innen oder auch um (erste) Berufserfahrungen. Manchmal wurden sie explizit (z.B. wurde einem gesagt, dass man nicht liebenswert sei), manchmal implizit (z.B. wurde man nicht genug liebgehabt) mitgegeben. Der Klient hat den Eindruck, die Glaubenssätze hätten in seinem jetzigen Leben nichts mehr verloren. Bisher gelang es ihm nicht, sie so zu begraben oder aufzubewahren, dass sie ihn heute nicht mehr stören oder behindern.

Glaubenssätze, um ein paar Beispiel zu geben, drehen sich häufig um Fähigkeiten wie zum Beispiel »Du weißt doch ganz genau, dass du zwei linke Hände hast«, »Du warst schon immer unsportlich«, »In Mathe warst du schon immer eine Niete« oder »Aus Leuten wie dir kann ja nichts werden«. Sie können aber auch die ganze Person betreffen wie zum Beispiel: »Du bist so linkisch und hässlich wie dein Vater, mit dir wird sich nie jemand abgeben« oder »Du warst schon als Kind dick und wirst auch jetzt kein Model mehr werden«.

In dieser Übung werden drei Zugänge zu Glaubenssätzen angeboten, die der Klient erleben kann. Es geht um Herz, Kopf, Hand – mit anderen Worten: um Affekt, Kognition, Motivation und Handlung. Die ABC-Impulsfragen passen daher. Zusätzlich kann der Selbstwert beobachtet werden.

Die Übung dient der Verflüssigung von altbekannten Hindernissen und gibt oftmals eine neue Idee, wie das Problem neu erfasst und bearbeitet werden kann.

SCHRITTE:

1. KOPF. Es wird ein Dreieck mit drei Öffnungen an jeder Spitze gelegt. Dem Klienten wird erklärt, dass er in dieser Übung seine Glaubenssätze noch einmal sortieren kann beziehungsweise dass er drei spezielle Zugänge zu den Glaubenssätzen untersuchen kann. Ein neuer Blick auf Vergangenes könnte helfen, mit den Zuschreibungen zu leben. Die drei Zugänge können mit Moderationskarten beschriftet werden, auf denen jeweils »Herz«, »Hand« und »Kopf« steht. Der Klient wird instruiert, zunächst einmal den betreffenden Glaubenssatz aufzurufen und ihn einmal auszusprechen. Er schreibt ihn auf eine Moderationskarte und legt ihn in die Mitte des Dreiecks. Dann kann er einmal durch den »Kopf«-Zugang auf den Glaubenssatz zugehen. Er kann dabei erzählen, was ihm so im Kopf herumgeht: Welche Assoziationen hat er, welche Bewertungen kommen ihm in den Kopf, welche Menschen assoziiert er mit diesem Satz, wer hat was in welcher Situation gesagt? Etc. An dieser Stelle kann auch eine prototypische Szene geschildert werden. Dies kann sehr detailgenau passieren, so als wollte man möglichst viele Detailinformationen erfahren, um damit zum Beispiel eine Filmszene inszenieren und drehen zu können. Fragen nach dem Selbstwert können gestellt werden, gerne als Skalierungsfragen. Danach geht der Klient nach außen und schaut sich von da aus an, was gerade passiert ist. Die Therapeutin kann nach Neuem und Vertrautem fragen.

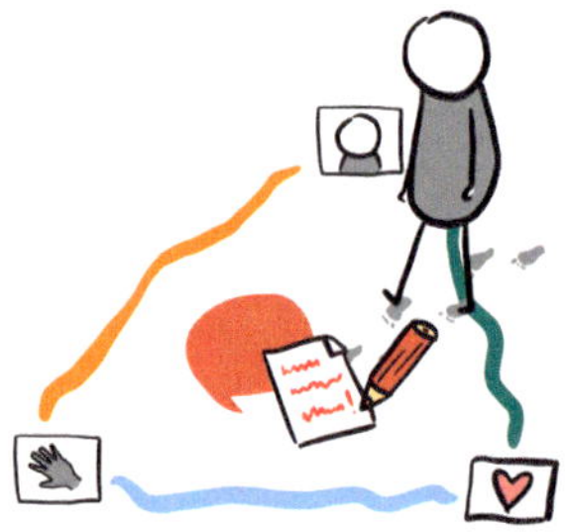

1. INSTRUKTIONEN: *Hier liegt ein Dreieck mit drei Zugängen zu einem Ihrer Glaubenssätze. Diese Zugänge können wir uns einmal anschauen und ausprobieren, was passiert, wenn Sie sie nutzen. Die Zugänge sind »Herz«, »Hand« und »Kopf«. Sprechen Sie Ihren Glaubenssatz doch bitte einmal aus, schreiben ihn auf und legen ihn in die Mitte des Dreiecks. Gehen Sie dann einmal durch den Zugang »Kopf« auf den Glaubenssatz zu. Wir konzentrieren uns auf Ihren Kopf, das Denken, den Verstand. Danach gehen Sie bitte wieder nach draußen und schauen sich von außen an, was gerade passiert ist.*

FRAGEN:

ABC-Impulsfragen

Welche Assoziationen haben Sie? Welche Bewertungen kommen Ihnen in den Kopf, welche Menschen assoziieren Sie mit diesem Satz, wer hat das in welcher Situation gesagt? Was glauben Sie, warum hat er oder sie das gesagt?
Wie steht es um Ihren Selbstwert auf einer Skala von 1 = sehr niedrig bis 10 = sehr hoch?
Von außen: Was ist gerade passiert? Was war neu, was war vertraut?

2. HERZ. Der Klient geht nun durch den zweiten Zugang, das Herz. Damit sind Emotionen, Affekte, Stimmungen, Körperregungen, Hautreaktionen etc. gemeint. In der Mitte angekommen, schildert er seine affektiven Empfindungen. Hier können auch hypnosystemische Fragen nach Geschmack, der eventuell entsteht, nach Gerüchen, haptischen Empfindungen und Geräuschen gestellt werden. Die Frage nach dem Selbstwert kann ebenfalls interessant sein, vor allem im Vergleich mit der ersten Position. Danach geht der Klient wieder nach draußen und berichtet, was neu und was vertraut war.

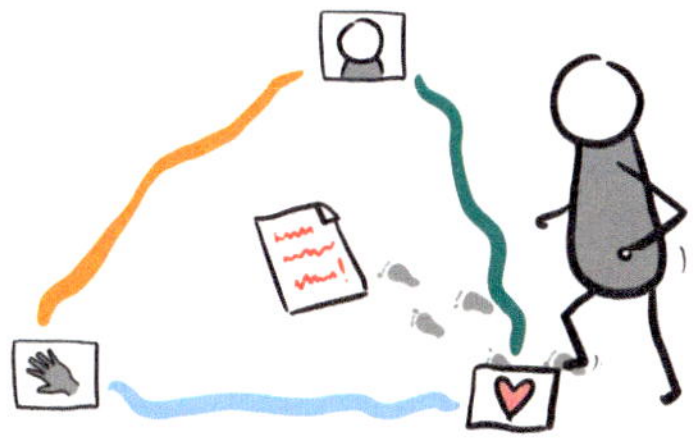

2. INSTRUKTIONEN: *Gehen Sie bitte einmal durch den zweiten Zugang, das Herz, auf den Glaubenssatz zu. Damit ist ein Zugang über Emotionen, Affekte, Stimmungen, Körperregungen, Hautreaktionen etc. gemeint. Konzentrieren Sie sich aufs Fühlen. Sie dürfen gern mehrere Male durch den Zugang gehen, bis Sie etwas fühlen. Dann stellen Sie sich in die Mitte und erzählen mir, was in Ihnen vorgeht. Danach können Sie wieder nach außen gehen.*

FRAGEN:

ABC-Impulsfragen

Wie fühlt sich das an? Vielleicht gibt es einen Geschmack auf der Zunge, Gerüche, haptische oder Tastempfindungen oder Geräusche?

Wie steht es um Ihren Selbstwert auf einer Skala von 1 = sehr niedrig bis 10 = sehr hoch?

Von außen: Was ist gerade passiert? Was war neu, was war vertraut?

3. HANDLUNG. Der dritte Zugang ist die Handlung oder die Motivation. Der Klient stellt sich wieder in die Mitte und berichtet, wie sich der Glaubenssatz in seinem alltäglichen Verhalten zeigt; welches Verhalten er verhindert, was er befördert. Er kann danach berichten, was er ohne den Glaubenssatz alles tun würde. Welche Absichten durch diesen Zugang entstehen würden, welche Intentionen er haben würde, was er tun möchte, welche Pläne ihm kommen, welche Zukunftsbilder bei ihm entstehen. Fragen nach dem Selbstwert werden gestellt. Danach geht er wiederum nach außen und schildert, was in ihm entstanden ist.

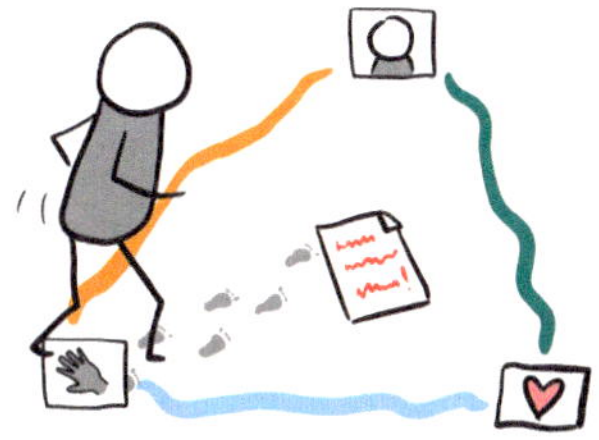

3. INSTRUKTIONEN: *Der dritte Zugang ist die Hand, gemeint ist eine Handlung oder Ihre Motivation oder Ihre Absicht, etwas zu tun. Versuchen Sie doch einmal diesen Zugang. Schauen Sie doch einmal, was der Glaubenssatz mit Ihrem Verhalten macht oder gemacht hat. Was hat er behindert oder verhindert, was hat er befördert oder wozu hat er Sie motiviert? Danach sagen Sie sich einmal, wozu Sie Lust haben, wozu Sie tatsächlich motiviert sind, wenn Sie durch diesen Zugang gehen. Auch diesen Zugang dürfen Sie mehrere Male versuchen. Danach gehen Sie bitte wieder nach außen und schildern, was in Ihnen entstanden ist.*

FRAGEN:

ABC-Impulsfragen

Was hat der Glaubenssatz behindert oder verhindert, was hat er befördert oder wozu hat er Sie motiviert?

Was würden Sie tun, wenn es den Glaubenssatz nicht geben würde? Welche Absichten, welche Intentionen entstehen? Welche Pläne würden Sie verfolgen? Wie würden Sie sich dann verhalten? Welche Zukunftsbilder entstehen?

Wie steht es um Ihren Selbstwert auf einer Skala von 1 = sehr niedrig bis 10 = sehr hoch?

Von außen: Was ist gerade passiert? Was war neu, was war vertraut?

4. WOHIN GEHÖRT DER SATZ? Der Klient darf Zugänge noch einmal abgehen, die ihn interessieren. Danach kann er aus einer Außenposition, gemeinsam mit der Therapeutin, überlegen, was daraus folgt. Dabei kann es darum gehen, wohin der Glaubenssatz gehört und was mit ihm passieren soll. Falls der Klient nicht auf eigene Metaphern wie »verbrennen«, »vergraben«, »zerschneiden«, »in den Papierkorb werfen« etc. kommt, können Sie ihm vorgeschlagen werden. Diese Rituale könnten auch durchgeführt werden (s. Übung 19). Dabei sollte allerdings auch die Möglichkeit bestehen, den Glaubenssatz zu behalten. Eine weitergehende Frage wäre dann, was der Klient braucht, um diesen Zustand auszuhalten. Falls möglich, können konkrete Handlungspläne entwickelt werden. Obwohl dies nicht unbedingt Zweck der Übung ist, passiert es aus der Erfahrung heraus manchmal.

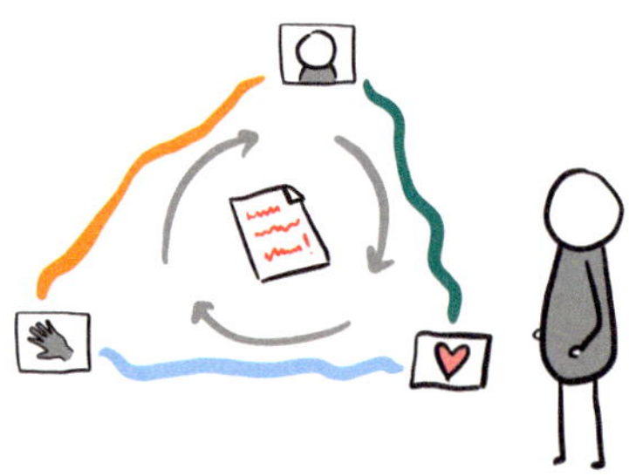

4. INSTRUKTIONEN: *Sie dürfen nun die Zugänge noch einmal abgehen, die Sie interessieren. Wo gehört der Glaubenssatz hin? Wo gab es den stärksten Impuls? Durch welchen Zugang könnte es am ehesten gelingen, den Glaubenssatz in den Griff zu kriegen? Wo steht er Ihnen im Weg? Danach gehen Sie bitte in die Außenposition. Von dort aus können wir überlegen, was daraus folgt. Dabei kann es darum gehen, wohin der Glaubenssatz gehört und was mit ihm passieren soll. Wir können ihn zum Beispiel »verbrennen«, »vergraben«, »zerschneiden«, »in den Papierkorb werfen« etc. Sie können diesen Glaubenssatz allerdings auch schlichtweg behalten.*

FRAGEN:

ABC-Impulsfragen

Wie können wir jetzt damit abschließen?

Was müssten Sie konkret tun?

Wen oder was brauchen Sie noch, um diesen Schritt zu tun?

Wie steht es um Ihren Selbstwert auf einer Skala von 1 = sehr niedrig bis 10 = sehr hoch?

Aufmerksamkeitsfoki

Kontakt halten. Arbeiten mit dem Selbstwert und fiesen Glaubenssätzen profitieren von Feingefühl und einem achtsamen, sensiblen Umgang. Bei manchen Klient:innen öffnen sich Türen zu sehr unangenehmen Geschehnissen. Diese Übung sollte also erst vorgeschlagen werden, nachdem die Therapeut:innen einen guten Kontakt zu den Klient:innen aufgebaut haben. Mit anderen Worten, es sollte ein gutes Joining vorangegangen sein. Auch während der Übung gilt es, ständig Kontakt mit den Klient:innen zu haben, das heißt, sensibel auf die Bewegungen, die Mimik, den Tonfall, die Lautstärke der Stimme zu achten und die Veränderungen, die Unterschiede zu bemerken und zu spiegeln (z.B. »Sie sehen gerade traurig aus – das ist ja nur meine Wahrnehmung –, wie ist es bei Ihnen? Ist das noch auszuhalten?«). Sie könnten für den weiteren Verlauf informativ sein. Sie könnten aber auch anzeigen, dass es dem Klienten zu viel wird und die Übung nicht mehr nützlich ist. Rückkopplungen (z.B. »Sollen wir hier abbrechen oder weitermachen?«) sind hilfreich.

Handlungen. Die Handlungen, die wir uns in Schritt 3 anschauen können, sollten ressourcenorientiert formuliert sein (z.B. »Was würden Sie tun, wenn die Glaubenssätze nicht da wären?«) Der Umgang mit den Glaubenssätzen selbst, also die Frage, wie sie konkret angegangen werden könnten, folgt in Schritt 4.

Variationen

Bewegung. Es kann auch hier mit Bewegungen gearbeitet werden. Das heißt, nach jedem Zugang könnte die Klientin eine spontane Bewegung ausführen, die den Umgang mit dem Glaubenssatz erleichtern könnte. Sie kann sich zum Beispiel schütteln oder den Körper abstreifen etc. Eine Bewegung kann, falls sie als nützlich und angenehm empfunden wird, verankert werden, das heißt, die Klientin könnte überlegen, sie dann durchzuführen, wenn ihr der Glaubenssatz im alltäglichen Leben begegnet.

ÜBUNG 21: Meine Lemniskate. Was liegt zwischen dem Einen und dem Anderen?

WANN: Eine Klientin spricht von gegensätzlichen Anteilen wie beispielsweise »Entspannen und Leistung«, »Nähe und Distanz«, »Stadt oder Land«, die sich nicht miteinander vereinbaren ließen. Sie kann und möchte sich nicht für nur einen Anteil entscheiden, fragt sich aber, wie sie die Anteile integrieren kann beziehungsweise besser in eine Balance bringen kann. Inhalte können vielfältig sein: wie »Leistung und Entspannung«, »Work and Life«, »Anpassung und Rebellion«, »soziales Selbst und individuelles Selbst« und anderes mehr.

In der Übung kann die Klientin die verschiedenen Anteile einmal erfühlen und durchdenken. Sie stellt sich in die verschiedenen Anteile, wandert die gesamte liegende Acht einmal ab und führt dann einen Dialog mit beiden Anteilen durch. Die Form der liegenden Acht legt dabei nahe, dass beide vereinbar sein könnten. Damit spielt sie mit der Idee, dass jeder Anteil in manchen Kontexten nützlich und in anderen hinderlich sein könnte. Dieses Verflüssigen der festen Vorstellung von Unvereinbarkeit kann zu neuen Impulsen und Ideen führen.

SCHRITTE:

1. LIEGENDE ACHT WAHRNEHMEN. Die Klientin kann zwei Seile wählen, eins für den einen Anteil, das andere für den anderen. Daraus legt die Beraterin eine liegende Acht. Sie fragt die Klientin noch einmal, mit welcher Frage sie in die Übung gehen möchte. Danach lädt sie die Klientin im Wechsel dazu ein, sich in die beiden Anteile einzufühlen. Vor- und Nachteile können erörtert, Unterschiede benannt werden. ABC-Impulsfragen sind hilfreich.

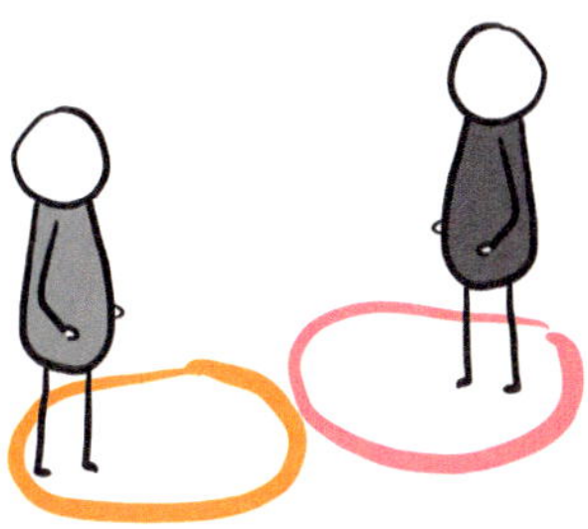

1. INSTRUKTIONEN: *Wählen Sie bitte zwei Seile aus für den einen und den anderen Anteil. Stellen Sie sich bitte einmal zuerst in den einen Anteil und fühlen sich hinein. Und dann probieren Sie einmal den anderen Anteil.*

FRAGEN:

Mit welcher Frage gehen Sie in diese Übung?

ABC-Impulsfragen

Fragen jeweils für jeden Anteil:

Was ermöglicht dieser Anteil, was verhindert er?

Welche Unterschiede können Sie beobachten? Welche können Sie fühlen?

Wenn Sie einmal hin und her wandern – was passiert? Wo passiert etwas? Welchen Sinn könnte das ergeben?

2. DIE ACHT ABWANDERN. Die Klientin läuft die Acht ab, dieses Mal auf den Seilrändern beziehungsweise daneben. Wieder hat sie dabei ihre spezielle Frage im Kopf, etwa eine gute Balance finden oder »versuchen, das eine mit dem anderen zu vereinen«. Sie berichtet, was sie beim Wandern an welchen Punkten spürt, denkt, tun will.

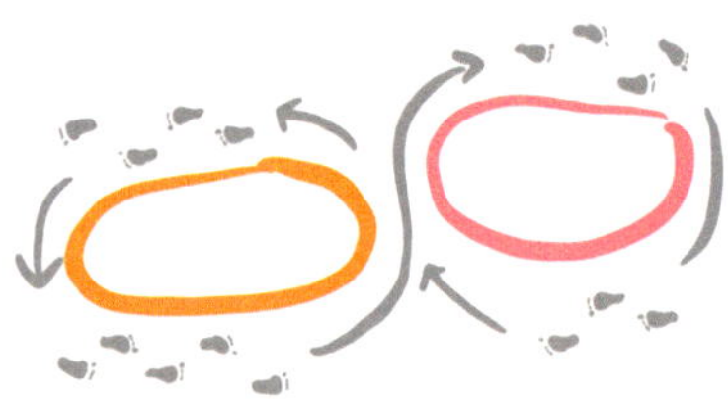

2. INSTRUKTIONEN: *Wandern Sie doch einmal die Acht auf den Seilen ab. Tun Sie das einmal in Ihrem Tempo und achten Sie dabei auf Ihre Hauptfrage. Ist es noch dieselbe? Sie darf dieselbe sein und sie darf sich verändert haben. Wandern Sie einmal und schauen, an welcher Stelle Unterschiede spürbar werden.*

FRAGEN:

ABC-Impulsfragen

Wenn Sie irgendeinen Unterschied irgendwo spüren sollten: Wo ist das? Wie fühlt sich das an? Was könnte das bedeuten?

Falls es irgendeinen Impuls zu einer Absicht oder einer Tat oder Handlung geben sollte: Welche kommt Ihnen in den Sinn? Es darf alles sein, Sie dürfen hier auch Verrücktes, Unmögliches oder Abwegiges denken.

3. DIALOG. Von da aus geht die Klientin noch einmal in die beiden Anteile. Sie gibt dem einen Anteil eine Stimme und redet darüber, was der gegenüberliegende Anteil wohl von ihm denkt. Danach geht sie in den anderen Anteil und überlegt laut, was der gegenüberliegende Teil wohl von ihm denkt. Nach einem weiteren Wechsel unterhalten sich die beiden miteinander, bezüglich der aktuellen Hauptfrage.

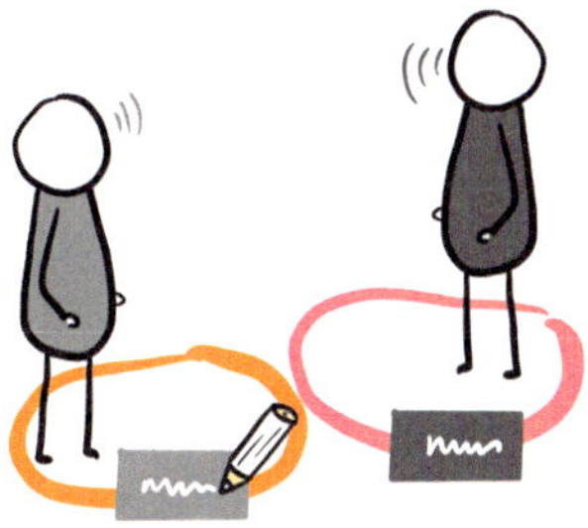

3. INSTRUKTIONEN: *Bitte gehen Sie noch einmal in Ihrer Reihenfolge und in Ihrem Tempo in die Anteile. Geben Sie jedem Anteil doch einmal einen Namen. Stellen Sie sich in den Anteil und tun so, als wäre das jetzt eine Person, die laut nachdenkt und spricht. Was denkt X wohl über Sie? Denken Sie einmal laut: »X denkt …« Dann wechseln Sie in den anderen Anteil und tun so, als wäre das jetzt eine Person, die laut nachdenkt und spricht. Und nun unterhalten Sie sich doch einmal miteinander. Reden Sie auch über Ihre Hauptfrage. Erzählen Sie sich, wer Sie wirklich sind, wie Sie den anderen/die andere sehen. Was Sie sich von ihm oder ihr wünschen. Wechseln Sie ruhig die Plätze, um sich in die Anteile einzufühlen. Lassen Sie sich Zeit, um in das Spiel reinzukommen. Anfangs kann das lächerlich wirken, aber meistens lässt das nach kurzer Zeit nach.*

FRAGEN:

ABC-Impulsfragen
Wo sind Sie gelandet?
Welche Impulse sind neu?
Was ist Ihnen vertraut?
Falls sich Ihre Hauptfrage verändert hat: Wie lautet sie jetzt?

4. MITTE. Die Klientin wird in die Mitte, auf den Schnittpunkt, gebeten und überlegt von da aus Möglichkeiten der Verbesserung. Die Beraterin kann die Idee von Graubereichen einführen: Welche Lösungsimpulse entstehen, wenn man zwischen Option A und Option B schaut? Was könnte das Grau sein zwischen Schwarz und Weiß? Die Klientin kann noch einmal dahin gehen, wohin sie gern gehen möchte. Schließlich wird von einer Außenposition aus bilanziert, zusammengefasst und überlegt, wie das Erlebte umgesetzt werden kann.

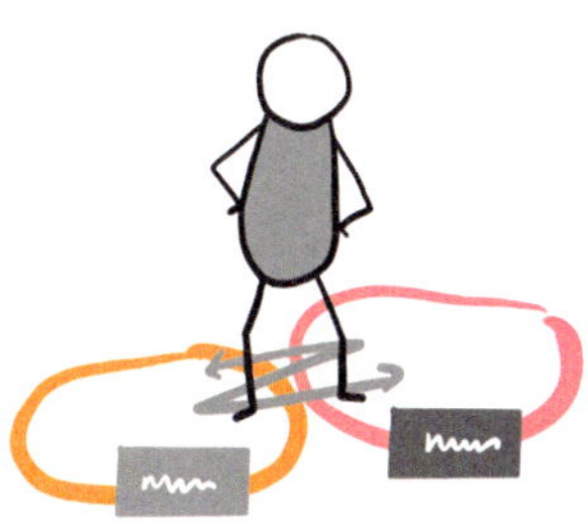

4A. INSTRUKTIONEN: *Nun lade ich Sie ein, sich in die Mitte zu stellen.*

FRAGEN:
ABC-Impulsfragen
Wo zieht es Sie hin?
Falls es von hier eine Antwort auf Ihre Frage gäbe: Welche könnte das sein?
Nehmen wir einmal an, wir hätten mit Schwarz und Weiß zu tun gehabt und dieses hier wäre der Graubereich. Welches Grau wäre das? Könnten Sie das beschreiben? Welche Möglichkeit eröffnet das für die Frage? Welche neue Frage könnte sich ergeben, falls sich eine ergeben würde?

4B. INSTRUKTIONEN: *Und nun suchen Sie sich einmal eine Außenposition, von der Sie von außen auf all das, was hier passiert ist, schauen können.*

FRAGEN:
Wenn wir noch einmal schauen, was jetzt hier entstanden ist: Was nehmen Sie mit?

Aufmerksamkeitsfoki

Prozessorientierung. Diese Übung ist inhaltlich sehr offen, in dem Sinne, dass sie bei jeder Person zu ganz anderen inneren Auseinandersetzungen führt. Dies kann für uns Beratende überraschend sein. Hier ist in besonderem Maße eine Haltung des neugierigen Staunens hilfreich – und ein flexibles Mitgehen. Es ist überhaupt kein Scheitern, wenn die Methode abgewandelt oder gar abgebrochen werden sollte, weil sich eine völlig neue Idee daraus entwickelt hat.

Ein Wechsel der Positionen sollte im Sinne der Prozessorientierung immer möglich sein. Aus meiner Erfahrung bieten sich Außenpositionen immer wieder an. Sie ermöglichen gedankliche Metaebenen: »Wie denke ich eigentlich über dieses Problem nach? Könnte es auch anders sein?«, »Wie spreche ich über das Problem?« Diese Fragen kann auch die Beraterin stellen. Je nach Fall und Thema können am Ende aber auch konkrete Lösungsideen entstehen, an denen dann weitergearbeitet werden kann.

Ergebnisoffen. Es kommt vor, dass während der Sitzung keine Lösung entsteht. Die Übung kann dennoch nachwirken. In der Zwischenzeit, so berichten einige systemische Kolleg:innen, passiert oft mehr als in den Sitzungen. Es ist nützlich, eine neue Frage bis zum nächsten Mal entstehen zu lassen: »Nehmen wir an, es wäre eine neue Frage aufgekommen: Mit welcher neuen Frage gehen Sie hier raus?« Zudem kann am Ende eine Beobachtungsaufgabe oder ein Experiment formuliert werden, etwas Neues zu versuchen. Es lohnt sich, in der nächsten Sitzung den Ertrag einzusammeln: »Was haben Sie in der Zwischenzeit so alles beobachten können?«

Variationen

Zirkularität. Zirkuläre Fragen bieten sich an: »Was würde eine Ihnen wohlwollende Person denken, wenn sie Sie so sehen würde – mit Ihrer Frage?« Sie erfassen Erwartungserwartungen, aber auch Hindernisse in der realen Welt. Wenn der freundliche Chef beim Thema Work-Life-Balance sagt: »Was sollte ich ohne Sie machen? Ohne Ihren Einsatz am Abend?«, dann könnte deutlich werden, warum sich die Klientin schwertut, selbst für sich zu sorgen.

Fokus. Sollte der Eindruck entstehen, dass sich die Klientin fast ausschließlich durch die Ambivalenz bestimmt fühlt, kann eine Moderationskarte für die eigene Person gewählt werden. Die Klientin soll sie irgendwo im Raum platzieren. Damit soll insinuiert werden, dass sie nicht ihr Problem *ist,* sondern dass sie eines *hat,* eines unter vielen anderen, das sie auch bearbeiten kann. Von dieser Position aus kann sich die Klientin immer wieder überlegen, wie sie die Ambivalenz empfindet und wahrnimmt und welche Unterschiede hinsichtlich von Lösungen oder Verbesserungen während der Übung entstehen.

ÜBUNG 22: TopofTopic. Was will ich eigentlich? Welcher tiefere Sinn, welches Thema steckt hinter allen meinen Anliegen, Themen und Zielen?

WANN: Der Klient kommt von einer Idee auf die andere. Mal möchte er mehr in seinem Privatleben aufräumen, dann wieder möchte er sich in seinem Beruf qualifizieren und dann will er auf Partnersuche gehen. Die Therapeutin hat den Eindruck, dass der Klient zwischen den Themen springt und dass kaum etwas ausreichend bearbeitet wird. Die einzelnen Ziele und Anliegen sind jeweils gut definiert, es gibt allerdings viele davon und die Prioritäten sind nicht klar. Auf die Frage, was das dahinterliegende Ziel sein könnte, kann der Klient wenig antworten. In meiner systemischen Praxis würde ich zunächst versuchen, ein Anliegen nach dem anderen zu bearbeiten (s. Übung 2). Das könnte das gesamte Mobile ins Schwingen bringen und manchmal habe ich es erlebt, dass nach der Erledigung eines Anliegens auch die anderen leichter von der Hand gehen. Manchmal allerdings bleibt alles liegen und es wird viel geredet und wenig bearbeitet. Die Übung setzt an der Hypothese an, dass ein übergeordnetes Ziel zu definieren hilfreich wäre, um das Grundbedürfnis oder die Lücke im Leben sichtbar zu machen. Man könnte auch spekulieren, dass der Sinn im Leben abhandengekommen ist und dass eine Sinngebung nützlich sein könnte. In der Übung wird versucht, Themen zu bündeln. Dabei kann ein Blick von außen auf Ziele, Bedürfnisse, Anliegen, Themen helfen.

SCHRITTE:

1. ANLIEGENSAMMLUNG. In einem ersten Schritt schreibt der Klient im Stehen Anliegen, Themen, Ziele, Bedürfnisse auf Moderationskarten und legt sie um sich herum. Es lohnt sich, ihn zu fragen, wie er das, was er möchte, nennen würde. Ob er es eher »Probleme« nennt oder »Themen« oder »Anliegen«. Diesen Ausdruck kann die Coachin während der gesamten Sitzung verwenden. In dieser Beschreibung bleibe ich der Verständlichkeit halber bei »Anliegen«. Ein erster Eindruck kann erfragt werden (ABC-Impulskarte) und es kann schon einmal angedeutet werden, dass es im Folgenden um Gemeinsamkeiten oder den tieferen Sinn hinter allen Anliegen gehen könnte. Manche Kolleg:innen sprechen auch vom »Thema hinter dem Thema«, um sich verständlich zu machen. Bei Klient:innen, die viel reden, kann dazu eingeladen werden, Phasen 1 und 2 schweigend durchzuführen als Musterunterbrechung.

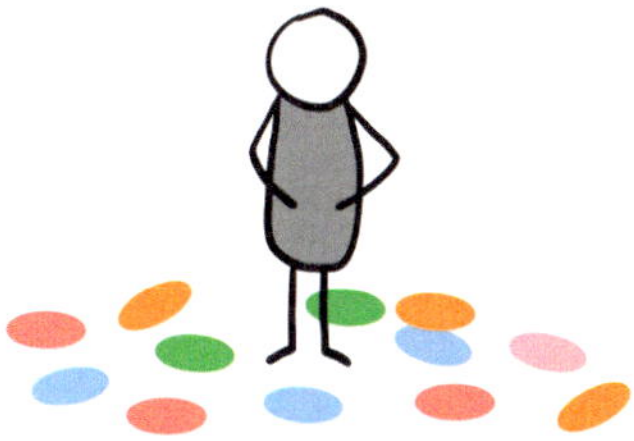

1. INSTRUKTIONEN: *Schreiben Sie doch bitte einmal Ihre Anliegen, Themen, Ziele, Baustellen oder Bedürfnisse auf Moderationskarten und legen Sie sie um sich herum. Wie nennen Sie das? Probleme, Themen, Anliegen oder anders? Im Folgenden schauen wir einmal auf das dahinterliegende Anliegen. Das betrifft die Frage, was alle Anliegen miteinander zu tun haben. Es kann auch mehrere übergeordnete Anliegen geben. Ziel ist es, einmal von der Vorderbühne auf die Hinterbühne zu schauen und Ihnen zu helfen, gemeinsam einen Schritt in Richtung Verbesserung zu gehen.*

FRAGEN:
ABC-Impulsfragen
Wie wirkt das auf Sie, diese Sammlung?
Wie klingt das, wenn wir uns einmal auf die Suche nach dem machen, was alle Anliegen miteinander verbindet?

2. ANLIEGEN SORTIEREN. Nun kann der Klient probieren, die Anliegen zu clustern. Welche Anliegen gehören zusammen? Bei dieser Frage ist es nicht wichtig, ob sie inhaltlich logisch zusammenhängen, sondern es kann sich dabei auch um bestimmte gefühlsmäßige Gemeinsamkeiten handeln. Darum ist es nützlich, dass der Klient sich auf die unterschiedlichen Anliegen stellt und in sich hinein fühlt (ABC-Impulsfragen).

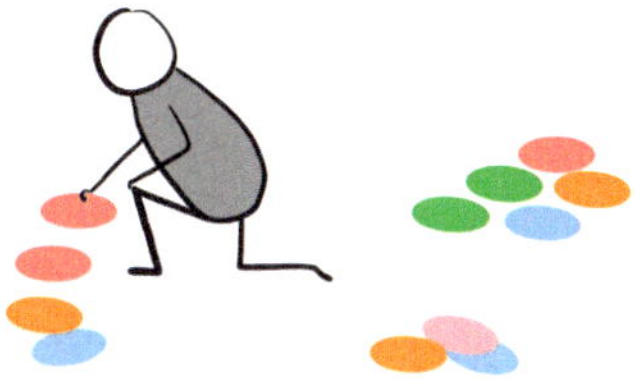

2. INSTRUKTIONEN: *Sie können einmal probieren, die Anliegen zu bündeln oder zu clustern. Welche Anliegen gehören zusammen? Bei dieser Frage ist es nicht wichtig, ob sie inhaltlich logisch zusammenhängen, sondern es kann sich dabei auch um bestimmte gefühlsmäßige Gemeinsamkeiten handeln. Darum stellen Sie sich doch einfach mal auf die Karten und versuchen Sie, sich dort einzufühlen. Welche andere Karte, welches andere Anliegen kommt in den Blick? Was gehört zusammen?*

FRAGEN:

ABC-Impulsfragen

Was gehört zusammen? Was ist verschieden?

Wie gehört es zusammen, was schafft die Gemeinsamkeit?

Welche andere Karte, welches andere Anliegen kommt in den Blick?

Was überrascht Sie, was überrascht Sie nicht? Wo entsteht eine Irritation? Welchen Sinn könnte das machen?

3. ANLIEGEN BÜNDELN. Der Klient bündelt, das heißt, umkreist die entstandenen Gruppen mit einem Seil der Farbe seiner Wahl. Wenn er übergeordnete Begriffe gefunden hat, kann er sie auf Moderationskarten schreiben, die er in die Mitte der Kreise legt. Manchmal fallen Klient:innen keine übergeordneten sprachlichen Konzepte ein, daher kann die Karte auch frei bleiben oder mit einem Symbol oder Bild bezeichnet werden. Alternativ bieten sich auch Objekte an wie Tierfiguren oder Alltagsobjekte. Die Coachin lädt dazu ein, sich in die Kreise zu stellen und zu erfühlen, um was es da geht. Sie fragt auch nach inneren Bildern und Körperempfindungen, die übergeordnete Themen illustrieren könnten.

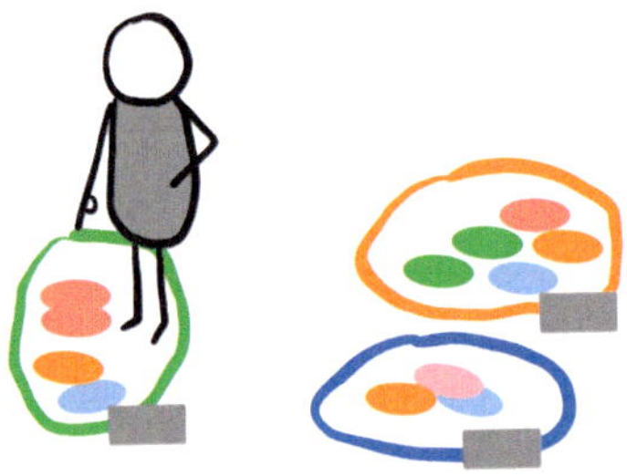

3. INSTRUKTIONEN: *Umkreisen Sie die entstandenen Gruppen bitte mit einem Seil der Farbe Ihrer Wahl. Falls Ihnen übergeordnete Begriffe einfallen, können Sie diese auf Moderationskarten schreiben und sie in die Mitte der Kreise legen. Falls Ihnen keine Begriffe einfallen, kann die Karte auch frei bleiben oder mit einem Symbol oder Bild bezeichnet werden. Ich möchte Sie einladen, sich nacheinander in die Kreise zu stellen und einmal zu erfühlen, um was es da geht, und innere Bilder und Körperempfindungen entstehen zu lassen, die vielleicht übergeordnete Themen anzeigen.*

FRAGEN:

ABC-Impulsfragen

4. DAS ÜBERGEORDNETE ANLIEGEN HINTER ALLEN ANLIEGEN. Im letzten Schritt umkreist der Klient alle Anliegen mit einem langen Seil. Hier darf er spekulieren, was alles verbindet und um welches größere, übergeordnete Anliegen es sich wohl handelt.

Er darf die Mitte des Anliegens definieren und dort eine Moderationskarte platzieren. Falls schon eine Idee für ein sprachliches Konzept vorhanden ist, kann er es darauf schreiben, ansonsten kann die Coachin wieder mit Bildern und Objekten arbeiten. Auch in diesem großen Kreis darf er sich einfühlen und berichten, was bei ihm gefühlsmäßig und gedanklich entsteht.

Die Übung darf ohne die Entwicklung konkreter Pläne enden – im Abstrakten, Vagen, vielleicht Rätselhaften. Falls der Klient jedoch auf dem Weg ist, konkrete Handlungsumsetzungen zu bedenken, kann der Prozess natürlich weiter begleitet werden. Ansonsten kann am Ende versucht werden, einen Mottosatz entstehen zu lassen. Der darf ruhig sehr abstrakt sein und sollte positiv konnotiert sein.

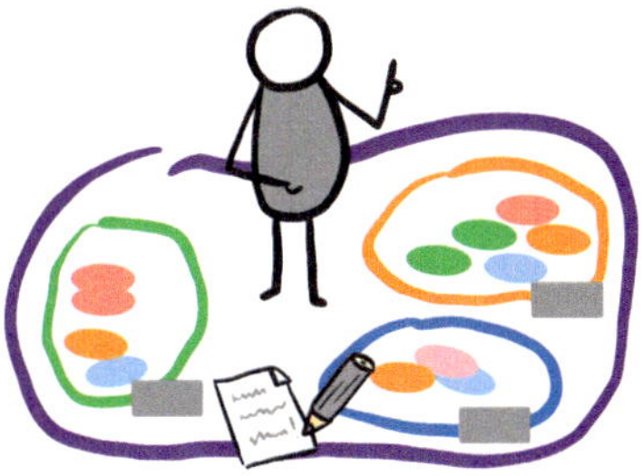

4. INSTRUKTIONEN: *Jetzt können Sie einmal alle Anliegen mit einem langen Seil umkreisen. Wir können ja einmal spekulieren, was alles miteinander verbindet und um welches größere, übergeordnete Anliegen es sich wohl handelt. Vielleicht gibt es ja einen gemeinsamen, tieferen Sinn hinter all diesem? Der Sinn Ihres Lebens sogar? Suchen Sie doch einmal einen Platz aus für das allgemeine Anliegen hinter allen Anliegen. Falls Ihnen ein Begriff einfällt, können Sie den auf eine Karte schreiben, die Sie im Raum platzieren. Auch in diesem großen Kreis können Sie sich einmal einfühlen, und berichten, was gefühlsmäßig und gedanklich bei Ihnen entsteht.*

FRAGEN:

ABC-Impulsfragen

Mit welcher neuen Frage gehen Sie heute hier raus?

Aufmerksamkeitsfokus

Motivierung durch abstrakte Ziele. Die Übung ist aus theoretischen Ansätzen entstanden, die abstrakte Motivatoren hervorheben, wie etwa dem Züricher Ressourcenmodell (Storch, Krause u. Weber, 2022). Dabei geht es um die Erinnerung an oder Herstellung von Zielen, die umfassender und sinnstiftender sind als konkrete Ziele. Es wird angenommen, dass Sinnfragen bestimmte Menschen eher motivieren als konkrete

Ziele im Sinne der SMART-Logik. Kurz gesagt sollen SMART-Ziele sehr konkret formuliert werden, damit sie wirken (Locke u. Latham, 2002). Ihr Vorteil ist die leichte Erinnerung – habe ich mich entschieden, wann, wo und mit wem ich zur Krebsvorsorge gehe, kann ich mich gut daran erinnern – nach SMART-Logik sogar besser als an abstrakte Ziele wie »gesund bleiben«. Aus meiner Erfahrung bieten sich abstrakte Interventionen besonders dann an, wenn Klient:innen sich nicht gern konkret festlegen, das heißt, wenn sie sich auf konkretes Denken nicht einlassen können oder mögen. Diese Klient:innen sind eventuell eher im abstrakten Denken zu Hause, was mit dieser Übung bedient wird. Abstrakte Ziele werden tatsächlich eher vergessen, weshalb es sich anbietet, sie in der Therapie so zu verankern, dass sie nicht vergessen werden können. Verankerungen können Bilder oder Sätze sein, die man überall in der Wohnung und um sich herum platziert, Schmuckstücke, die einen an abstrakte Ziele wie »gesund bleiben« erinnern, Tattoos oder Kleidungsstücke, um nur einiges zu nennen. Daher kann am Ende der Sitzung ruhig alles vage und abstrakt bleiben, im Vertrauen darauf, dass abstrakte Ziele sehr wohl und manchmal sogar besser motivieren können als konkretes Denken.

Variationen

Metaphern. Statt mit Moderationskarten kann auch bei allen Anliegen von vornherein mit Figuren oder Objekten gearbeitet werden, um den abstrakten Denkmodus, der auch durch Bilder und Externalisierungen aktiviert wird (s. Bucci, 2002), noch zu unterstützen.

Verankerungen. Manchmal kommen in dieser Übung wahre Aha-Effekte auf. Wenn das Anliegen hinter allen einzelnen Anliegen einen positiven Aufforderungscharakter besitzt, kann versucht werden, ihn zu verankern, damit er nicht so schnell vergessen wird. Beispiele für Verankerungen habe ich oben genannt. Eine Klientin hatte in einer dieser Übungen in meiner Praxis »Neinsagen« als Thema hinter allen Themen entdeckt und war ganz begeistert von der Idee eines Vorhangs, den sie zuziehen könnte. Sie brachte in ihrer Wohnung Vorhänge an, ließ sich aus Vorhangstoff Kleider nähen, machte Bilder von schönen Vorhängen und nutzte sie als Bildschirmschoner. Das alles erinnerte sie daran, öfter einmal Nein zu sagen.

ÜBUNG 23: Der Dickhäuter. Welche Schutzmäntel habe ich zur Verfügung?

WANN: Ein Mensch fühlt sich gerade schutzlos. Unsicherheit, Hilflosigkeit und fehlende Kontrolle spielen eine Rolle. Manchmal steht ein herausforderndes Ereignis bevor, wie zum Beispiel ein Gerichtstermin, eine Prüfung oder eine andere Situation, die mit Misserfolgserwartungen, Sorgen oder Ängsten belegt ist. Zudem kann es sein, dass die Person schon mitten in der Krise ist, zum Beispiel gerade einen Shitstorm erlebt, oder Mobbing-Erfahrungen macht oder Diskriminierung erleben muss. Es geht in dieser Übung darum, den Schutzmantel, den jeder Mensch zur Verfügung hat, wieder ins Gedächtnis zu bringen. Die Idee ist, dass es nicht nur eine, sondern mehrere Schichten gibt, die schützen. Sozusagen einen Zwiebel-Look. Diese Schutzmäntel gilt es zu aktivieren und dann nachhaltig zu verankern, sodass an bevorstehenden »Regentagen« Funktionskleidung zur Verfügung steht, mit der selbst eine Wanderung über hohe verregnete Berge möglich wäre. Diese Übung ähnelt Übung 28, bei der ein klares Gegenüber die Herausforderung darstellt. In dieser Übung geht es aber auch um Fälle, in denen die Gegner:innen keine Menschen sind, sondern in der (diffuse, manchmal sogar unklare) Situationen befürchtet werden, die schwierig bis nicht bewältigbar erscheinen.

Die Übung kann bei längeren Therapieverläufen zur Stärkung und Stabilisierung eingeschoben werden. Im systemischen Sinne stehen jedem Menschen immer wieder Krisen bevor, für die wir die Resilienz in der Therapie oder Beratung erhöhen können. Während dieser Übung konzentriert sich der Klient in einem Seilkreis auf sich und legt nacheinander weitere Seilkreise um sich herum, um die unterschiedlichen Schutzmäntel zu verbildlichen. Wichtig erscheint mir, mehrere Mäntel zu erarbeiten. Dem liegt die Idee zugrunde, dass der Schutz, der derzeit genutzt wird, möglicherweise suboptimal ist. Sonst hätte der Klient kein Problem. Es geht darum, neue Narrationen zu entwickeln, weil die alten Narrationen nicht ausreichen. Es bieten sich ABC-Impulsfragen an und Erinnerungsreisen an erlebte Krisen, in denen schon Strategien zum Schutz zur Verfügung standen.

SCHRITTE:

1. ICH UND MEINE HERAUSFORDERUNG. Der Klient wird gebeten, das Seil so legen, dass es ein Ichsystem mit einer Ichgrenze abbildet. Der Klient stellt sich in sein System und spürt in sich hinein. Die Beraterin bittet ihn, für die bevorstehende Situation oder seine Angst oder das, was ihn in Zukunft bedrohen oder herausfordern könnte, ein Symbol zu zeichnen. Alternativ kann er sich ein Objekt im Raum (ein Schleich-Tier, Bild, irgendeinen Gegenstand wie zum Beispiel den Papierkorb) dafür suchen und es außerhalb des Kreises platzieren. Der Coach kann die Bedeutung aus einer neugierig staunenden Haltung erfragen. Der Klient wird ermuntert, etwas über sich in Beziehung zur herausfordernden Situation zu erzählen. Der Coach kann Beobachtungen mitteilen, wie Mimik, Körperhaltung, Bewegung der Arme oder Füße, und Gesagtes paraphrasieren. Fragen nach Stimmung, gutem Körpergefühl, Selbstwert können folgen (ABC-Impulskarte). Zudem sollte hier schon mitgeteilt werden, dass Schutzmäntel um das Ich entwickelt und gelegt werden können, die die drohende Gefahr abfedern könnten. Es ist auch nützlich, den Klienten selbst zu befragen, wie er das, was vor ihm liegt, nennt, beispielsweise »Krise«, »Gefahr«, »Angst« oder Ähnliches. Danach kann versucht werden, es umzubenennen, es mit einem neutraleren Wort wie etwa »Herausforderung« zu versuchen, und zu erfragen, welchen Unterschied das bedeuten könnte.

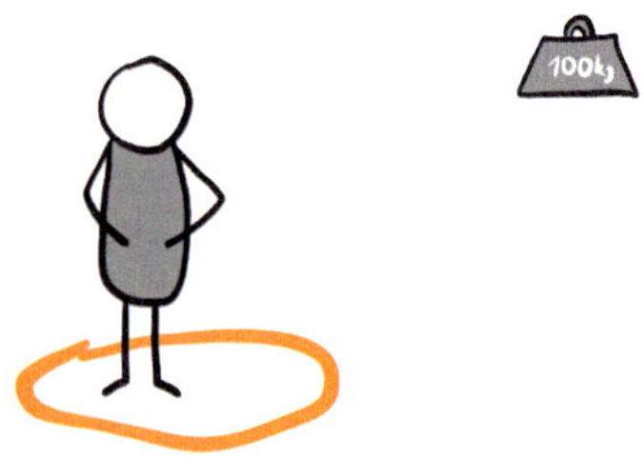

1. INSTRUKTIONEN: *Formen Sie bitte einen Kreis. Alles, was drin ist, sind Sie, ist Ihr Ichkreis. Die Grenze ist Ihre Ichgrenze. Alles, was draußen ist, sind nicht Sie. Suchen Sie sich bitte jetzt ein Objekt hier im Raum, das für die Herausforderung, die Sie beschäftigt, steht. Legen Sie es an die Stelle, wo es intuitiv »sitzt«. Bitte stellen Sie sich in Ihren Ichkreis und schildern mir im Detail, was hier so in Ihnen vorgeht. In dieser Übung wollen wir Schutzmäntel entwickeln, die Sie vor dem da draußen schützen können.*

FRAGEN:

ABC-Impulsfragen

Wie nennen Sie das, was da draußen liegt? Angst, Sorge, Krise, Problem, Prüfung oder …?

Was würde passieren, wenn wir es »Herausforderung« oder »Aufgabe« nennen?

2. SCHUTZMÄNTEL UMLEGEN. Der Coach erfragt, welche Schutzmäntel zur Verfügung stehen. Für jeden Schutzmantel wird ein Seil gewählt. Es kann zwischen Ichgrenze und Herausforderung gelegt werden, entweder als Kreis (dazu braucht man längere Seile) oder als Barriere. Nach jedem gelegten Schutzmantel kann der Klient in den Ichkreis gehen und sich den Unterschied von innen anschauen. Fragen aus der ABC-Impulskarte adressieren Veränderungen zur vorigen Situation. Manchmal sprudeln Klient:innen von sich aus, und die Arbeit erledigt sich fast von selbst. Manchmal kann der Coach nachhelfen, den Klienten an die Schutzmäntel zu erinnern, die er sicherlich hat. Er kann fragen, was ihm in früheren Situationen zur Verfügung gestanden hat. Außerdem bieten sich zirkuläre Fragen an wie: »Was würde Ihre beste Freundin/Ihre Mutter/Ihr Lieblingslehrer etc. jetzt sagen, was Sie können, um solche Herausforderungen anzugehen? Was haben Sie schon alles an Strategien und nützlichen Verhaltensweisen gezeigt?« Weiterhin kann motiviert werden, nach inneren und äußeren Schutzstrategien zu suchen. Welche Menschen oder äußeren Ressourcen stehen in herausfordernden Situationen zur Verfügung? Welche inneren Talente, Stärken, Ressourcen hat der Klient?

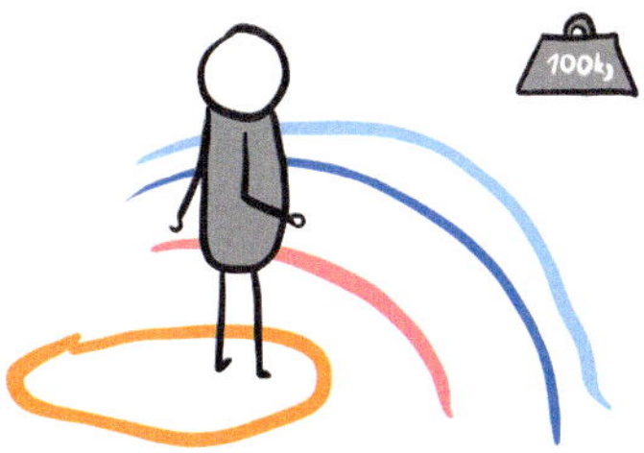

2. INSTRUKTIONEN: *Nun schauen wir einmal, welche Schutzmäntel Ihnen zur Verfügung stehen. Nehmen wir einmal an, Sie hätten eine ganze Garderobe an Schutzkleidung. Im übertragenen Sinne sind das Strategien, um sich zu schützen. Ich gehe davon aus, dass Sie schon viele herausfordernde Situationen im Leben gemeistert haben – schauen Sie doch mal in den inneren Kleiderschrank, was da so an Schutzkleidung aus früheren Tagen hängt. Für jeden Schutzmantel nehmen Sie ein Seil und legen es um sich herum. Das Seil darf also zwischen Ichgrenze und Herausforderung gelegt werden. Nach jedem gelegten Schutzmantel können Sie wieder in den Ichkreis gehen und sich den Unterschied von Innen anschauen. Diese Schutzmäntel können innere Ressourcen und äußere sein. Alles, was Sie stärkt und schützt. Äußere Schutzmäntel sind andere Personen, Objekte etc., innere sind Ihre Strategien und Stärken. Sicherlich haben Sie schon mal Schutzmäntel umlegen müssen, sicherlich haben Sie schon einmal herausfordernde Situationen gemeistert – wo kamen damals Schutz und Sicherheit her?*

FRAGEN:

ABC-Impulsfragen

Gesetzt den Fall, das unterscheidet sich vom Erleben eben: Worin läge der Unterschied?
Was macht das mit Ihnen, das jetzt so zu sehen?

3. MIT DEN SCHUTZMÄNTELN DIE HERAUSFORDERUNG ANGEHEN. Der Klient wird ermuntert, in seinem Tempo und so oft wie er will vom Ichkreis über die Schutzmäntel auf die Herausforderung zuzugehen. Unterschiede sollen berichtet werden und können auch durch den Coach erfragt werden. Der Coach kann an dieser Stelle auch wieder Beobachtungen hinsichtlich der Mimik oder des Körperausdrucks beschreiben, ohne sie zu bewerten. Manchmal geschieht bei einem Schutzmantel mehr als bei anderen. Manchmal wird ein Schutzmantel als stärker empfunden. Hier kann innegehalten werden, um en détail zu ergründen, was an diesem Schutzmechanismus so vorteilhaft ist. Wie er sich anfühlt, an welcher Körperstelle das zu spüren ist, was das in der Realität bedeuten könnte, was der Klient braucht, um diesen Schutzmantel nutzen zu können, etc. Wenn der Klient die Schutzmäntel umsortieren möchte, darf er das natürlich auch. Manchmal entsteht an dieser Stelle auch der Wunsch, sich stärker und konkreter mit der Herausforderung auseinanderzusetzen. Wenn dem so ist, kann der Klient sich auf die Herausforderung stellen (s. Übung 28) und die Perspektive der Herausforderung übernehmen. Der Coach könnte zum Beispiel fragen, was die Herausforderung schrumpfen lassen würde, was sie beeindrucken würde, welche Kraft, Stärke oder welche Ressource des Klienten ihre Stärke abschwächen könnte.

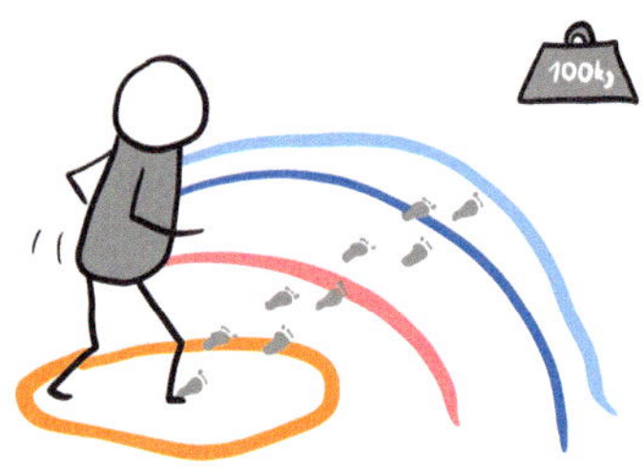

3. INSTRUKTIONEN: *Jetzt gehen Sie doch einmal auf die Herausforderung zu. Sie können das so oft probieren, wie Sie wollen. Stellen Sie sich vor, Sie ziehen sich bei jedem Seil diesen Schutzmantel an, den das Seil bedeutet. Sie werden also immer mehr geschützt. Spüren Sie einmal in jeden Mantel hinein, was er mit Ihnen macht, wo er schützt, wie das geschieht. Schauen Sie zum Beispiel auf Ihren Körper und spüren Sie da mal rein, wo welcher Schutzmantel zu spüren ist.*

FRAGEN:

ABC-Impulsfragen

Gesetzt den Fall, das unterscheidet sich vom Erleben eben: Worin wäre das?

Vielleicht ist ja ein Mantel besonders stärkend? Was ist an dem anders? Erzählen Sie doch mal …

4. VERANKERN. Jetzt gilt es, die stärkenden Eindrücke zu verankern. Dazu kann sich der Klient außerhalb der Aufstellung platzieren und aus der Metaposition beschreiben, was gerade passiert ist und was für seinen Alltag relevant und interessant sein könnte. Er wird motiviert, darüber nachzudenken, wie es ihm gelingen könnte, die mutmachenden Impulse nicht zu vergessen. Was könnte er tun, um sich an die Schutzmäntel öfter zu erinnern? Was entsteht aus der Übung? Welche neuen Verhaltensweisen könnten einmal ausprobiert werden? Als Erinnerungshilfen können Körpergefühle, Bewegungen, Bilder, Symbole, die ihm einfallen, ein Seil, das eine bestimmte Bedeutung für ihn bekommen hat, etc. dienen. Er kann versuchen, sie häufig im Alltag zu platzieren, zum Beispiel Bilder oder Symbole auf Screensavern zu installieren oder sie in Bilderrahmen zu Hause oder im Büro aufzustellen. Oder er kann zu bestimmten Uhrzeiten die Bewegung oder das Körpergefühl wachrufen. Falls »überhaupt nichts« passiert ist, kann aus der Außenperspektive alternativ zirkulär nachgedacht werden: »Was würde zum Beispiel die beste Freundin sagen, welchen Impuls sich der Klient aus der Übung mitnehmen könnte?«, »Welche Stärke hätte sie gesehen?«, »Wo hätte sie gedacht, dass Mut entstehen könnte?«, »Wo war der meiste Schutz?«

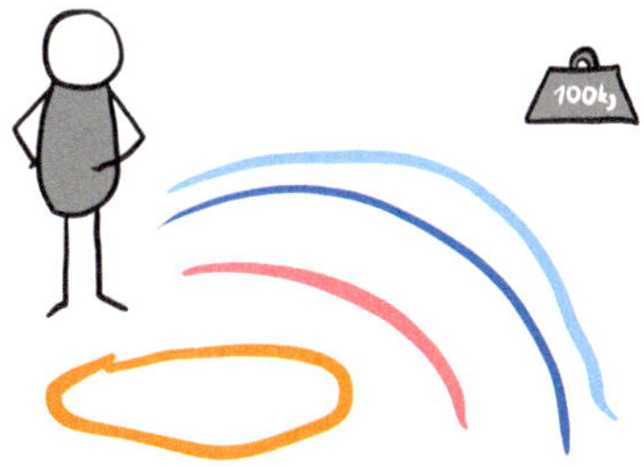

4. INSTRUKTIONEN: *Schauen wir uns das Ganze doch einmal von außen an. Suchen Sie sich eine gute Position, von der Sie von außen draufschauen können, was hier liegt und was gerade passiert ist. Lassen Sie uns auch mal überlegen, wie Sie das Wertvolle, was hier vielleicht passiert ist, mit in den Alltag nehmen können. Als Erinnerungshilfen können Körpergefühle, Bewegungen, Bilder dienen. Genauso wie Symbole, die Ihnen einfallen, ein Seil, das eine bestimmte Bedeutung für Sie bekommen hat, oder etwas anderes – alles Mögliche könnte als Anker dienen. Die Idee wäre, zu versuchen, das Mutmachende, Schützende häufig im Alltag zu platzieren, zum Beispiel Bilder oder Symbole auf Screensavern zu installieren oder sie in Bilderrahmen zu Hause oder im Büro aufzustellen. Oder Sie könnten zu bestimmten Uhrzeiten eine Bewegung oder ein Körpergefühl wachrufen.*

FRAGEN:

ABC-Impulsfragen

Wo sind Sie jetzt gelandet?

Wie könnte es Ihnen gelingen, die schützenden Impulse zu behalten und nicht zu vergessen?

Auf welchen Mantel richtet sich Ihre Aufmerksamkeit? Welches Bild entsteht, wenn Sie darauf schauen? Welches Symbol können Sie daraus ziehen, das Sie in der Zukunft stärken könnte?

Was entsteht aus der Übung? Welche neuen Verhaltensweisen könnten Sie einmal ausprobieren? Was brauchen Sie noch, um das Erarbeitete gut umzusetzen?
Was brauchen Sie, um es auszuhalten, falls es nicht gelingt?

Aufmerksamkeitsfoki

Prozessorientierung. Diese Übung führt häufig zu überraschenden Wendungen. Sie ist sehr vage und diffus formuliert, was ein großer Vorteil ist in dem Sinne, dass hier der Klient das aus der Übung macht, was ihn am meisten beschäftigt. Die Metapher des Schutzmantels ist sehr reich an Assoziationen. Eine Klientin wollte mit mir an einer Stelle gar einen Regenschirm und Gummistiefel hinzufügen. Hier würde ich mich als Berater schlichtweg führen lassen und die Prozesse mitgehen, die die Klient:innen anregen. Schließlich ist der Klient der Experte für seine Probleme und seine Lösungen. Allerdings habe ich es noch nie erlebt, dass nicht irgendein schutzgebender Impuls in diesem Prozess entsteht. Diese Momente können von uns paraphrasiert und markiert werden.

Variationen

Werte- und Ressourcenarbeit. In meiner Theorie entstehen Schutzmäntel häufig durch dahinterliegende Werte. Sollte es während des Prozesses zu einer Diskussion von Werten kommen, könnten diese auch auf Moderationskarten aufgeschrieben und zu den Mänteln gelegt werden. Genauso könnten Ressourcen, die genannt werden, aufgeschrieben und gelegt werden.

Kleiderkammer. Es spricht nichts dagegen, die Übung auch wörtlich umzusetzen. Ich habe schon einmal zehn verschiedenfarbige Chiffonstoffbahnen bereitgestellt, die wie ein Schutzmantel mit mehreren Schichten umgelegt werden können. In dieser Version geht der Klient mit dem umgelegten Schutzmantel auf die Herausforderung zu. Auch in dieser kreativen Version darf der Körper den Schutz erleben und emotional und körperlich verankern.

ÜBUNG 24: Die Bindungsfamilie. Wie geht meine innere Erwachsene mit ihrem Kind in Beziehung?

WANN: Ein Klient hat das Gefühl, nicht allen Bedürfnissen Raum zu geben oder Raum geben zu können. Er fühlt sich entweder zu erwachsen oder zu kindlich.

Dabei wird »erwachsen« häufig mit »Pflichterfüllung«, »Leistung«, »Bewertung« und »sozialen Vergleichen«, »materiellen Werten«, »Zwängen«, »wenig Zeit für sich haben« verbunden. Es wird auch oft als »arbeitseifriger« Anteil verstanden, dem die Zeit für Ruhe, Spaß und Freude fehle. Der innere Erwachsene kann spaßbringende Handlungen zugunsten von rational wichtig erscheinenden Aufgaben aufschieben und Emotionen unterdrücken. Er übernimmt Verantwortung und kann in die Zukunft planen. Im positiven Sinne nennen wir das »Selbstkontrolle« und »Affektregulation« (für eine wissenschaftliche Auseinandersetzung s. Förster u. Denzler, 2006).

Das innere Kind dagegen wird als »freidenkender«, »kreativer«, »lustvoller«, »spielfreudiger« Anteil beschrieben, der einfach tut, was er möchte, und nicht so sehr an negative Konsequenzen oder überhaupt an das Morgen denkt. Regeln und Normen sind ihm nicht so wichtig. Es ist spontan, authentisch, liebt und hasst und will geliebt werden. Das Kind in uns lässt seinen Emotionen freien Lauf, weint, lacht, schreit und macht vor allem das, was ihm guttut. Schläft, wann es will, isst und trinkt das, worauf es Lust hat. Es ist allerdings bedürftig, braucht Sicherheit, Wertschätzung, Liebe und manchmal auch Führung.

Theorien zum inneren Kind gibt es mittlerweile wie Sand am Meer, und es gibt noch mehr individuelle Narrative darüber. Für die systemische Therapie ist das eher ein Schatz als ein Nachteil – ich würde niemandem erzählen, was das »innere Kind« ist oder nach irgendeiner Theorie sein soll. Ausgelöst durch Stefanie Stahls sagenhaftem Erfolg »Das Kind in dir muss Heimat finden« (Stahl, 2015) kommen viele zu mir, die mir ein bestimmtes Konzept regelrecht vorbeten. In dem Fall würde ich mir von ihnen ruhig erklären lassen, was sie darunter verstehen, und mit ebendieser Konstruktion weiterarbeiten.

Manchmal kommt es auch vor, dass ich die Metapher anbiete, im Sinne von: »Ich frage mich gerade, ob Sie mit der Idee des inneren Kindes und des inneren Erwachsenen etwas anfangen können – wie ist das denn bei Ihnen?« Falls anschlussfähig, würde ich dann erfragen, was der Klient darunter versteht. Ich habe bisher keine Definition bekommen, die mit der von anderen Klient:innen übereinstimmte – auch dieses Konzept ist hoch individuell!

Die Theorien sehen als Ziel der Therapie häufig die »Integration von Kind und

Erwachsenem« vor: »Zu viel Kind« führe zu Impulsausbrüchen und emotionaler Instabilität, »zu viel Erwachsener« führe zu einem zu rationalen Leben, dem emotionale Erfüllung fehle. Als Systemiker würde ich diese Zielkonstruktion verflüssigen wollen. Integration – was immer das sein mag – ist nur eine Möglichkeit. Stattdessen würde ich auch hier individuell erfragen, wo der Klient eigentlich hinwill. Für mich wäre es im Einzelfall durchaus vorstellbar, dass beide Anteile gleichberechtigt nebeneinanderstehen und ein Anteil weniger Raum einnimmt als der andere. Das Ziel definiert der Klient für seinen Kontext selbst. Es steht mir nicht zu, Ziele für Klient:innen festzulegen.

Bei alledem ist die Metapher für viele Klientinnen anschlussfähig, wenn es um Themen wie Impulskontrolle und Emotionen überhaupt, um Arbeitsüberlastung, Druck durch Pflichterfüllung oder verwandte Themen geht.

In dieser Übung fühlt sich der Klient einmal in die verschiedenen Anteile ein und schaut, ob und wie sie zusammenwirken können.

SCHRITTE:

1. INNERES KIND UND INNERER ERWACHSENER – POSITIONEN IM RAUM. Der Klient wählt, nachdem er seine Frage oder sein Anliegen geäußert hat, zwei Seile: eins für das innere Kind, das andere für den inneren Erwachsenen. Er sucht für beide jeweils eine Position im Raum. Er stellt sich in jeden Kreis und beschreibt, was er fühlt, denkt und tun möchte. Die Unterschiede zwischen den beiden Anteilen werden erfragt (ABC-Impulsfragen). Wenn er möchte, kann er immer wieder einmal wechseln, um die Unterschiede noch stärker herauszubilden.

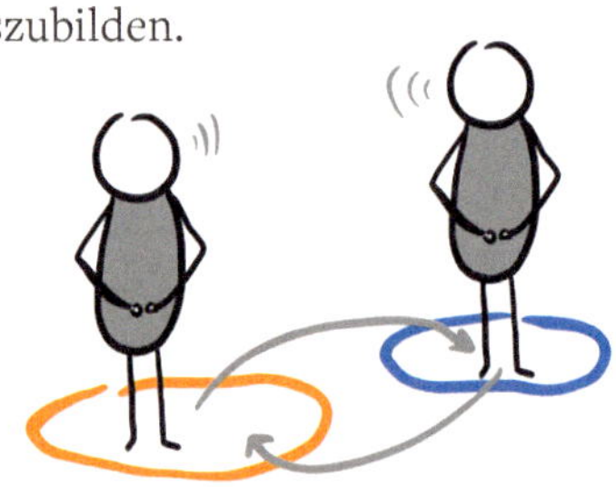

1. INSTRUKTIONEN: *Bitte fassen Sie mir Ihr Anliegen noch einmal zusammen: Mit welcher Frage gehen Sie in die Übung? Manchmal können wir hier nur Impulse setzen, aber es wäre gut, wenn Sie mir noch einmal erzählen, wohin es gehen könnte. Wählen Sie bitte zwei Seile und legen Sie einen Kreis für Ihren inneren Erwachsenen und einen für Ihr inneres Kind. Suchen Sie sich dafür jeweils einen guten Platz im Raum. Es soll sich hier um den Istzustand handeln – wie ist es jetzt? Stellen Sie sich bitte einmal in den einen Kreis und dann in den anderen und erzählen mir, wie es Ihnen da geht, was Sie denken und was Sie tun möchten. Wenn Sie mögen, dürfen Sie abwechselnd immer wieder mal den einen oder anderen Kreis ausprobieren.*

FRAGEN:

ABC-Impulsfragen

Welche Unterschiede erleben Sie?

Was ist für Sie das innere Kind und was der innere Erwachsene? Was möchte das Kind tun, was der Erwachsene?

Wie wirkt sich diese Übung auf Ihr Anliegen aus, ist es noch dasselbe?

2. DIE BEZIEHUNG ZWISCHEN DEN BEIDEN ANSCHAUEN. Die Therapeutin verweist auf die Beziehung zwischen beiden und erfragt, inwiefern die Entfernung der beiden Kreise etwas über die Beziehung der beiden Anteile zueinander aussagt. Es geht dabei um die *jetzige* Beziehung zwischen beiden. Der Klient darf, wenn er möchte, die Positionen verändern, um ein für ihn stimmiges Beziehungsbild zu erschaffen. Er stellt sich wiederum abwechselnd in die Kreise und berichtet, ob sich etwas verändert hat, nachdem die Frage nach der Beziehung gestellt wurde. Danach kann er aus der jeweiligen Perspektive die Beziehung bewerten: Was ist gut daran? Was ist schon da, was fehlt?

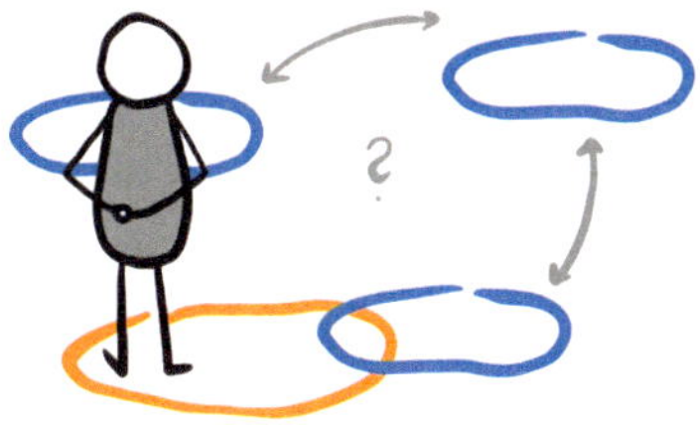

2. INSTRUKTIONEN: *Jetzt können wir einmal auf die Beziehung zwischen beiden schauen. In welcher Beziehung sind Ihr Kind und Ihr Erwachsener miteinander? Wiederum geht es um den Istzustand. Wie ist es jetzt? Ist das Bild, das hier liegt, bereits ein Abbild Ihrer inneren Beziehung? Wie steht es um die Distanz zwischen den beiden Kreisen – bildet sie das ab, was Sie gerade empfinden? Falls Sie die Kreise noch einmal anders legen möchten, können Sie das gern tun, damit die Beziehung zwischen beiden sichtbar wird. Stellen Sie sich danach abwechselnd in die Kreise. Falls sich etwas verändert hat: Was wäre das?*

FRAGEN:

ABC-Impulsfragen

Was bedeutet dieses Bild für Sie? Was macht das mit Ihnen?

Ist das nah oder weit weg?

Was ist aus der Position des inneren Kindes/des inneren Erwachsenen gut an dieser Art der Beziehung? Was sagt das Kind, was sagt der Erwachsene dazu?

Welche Bedürfnisse werden gelebt, welche kommen zu kurz?

Was ist da? Was fehlt?
Wie ist Ihre Frage jetzt – ist sie noch dieselbe oder hat sie sich verändert?

3. WUNSCHBILD(ER) LEGEN. Der Klient legt nun sein Wunschbild – dies kann durchaus anders aussehen, je nach Perspektive des Kindes oder des Erwachsenen. Der Klient kann sich in die Kreise stellen und jeweils laut aussprechen, was er (zum Beispiel als Kind) vom anderen (zum Beispiel vom Erwachsenen) braucht, um zufrieden zu sein. Wenn er möchte, kann er das Ganze dialogisch durchspielen, also in wechselnden Rollen mit dem anderen Anteil ins Gespräch kommen. Unterschiede werden besprochen.

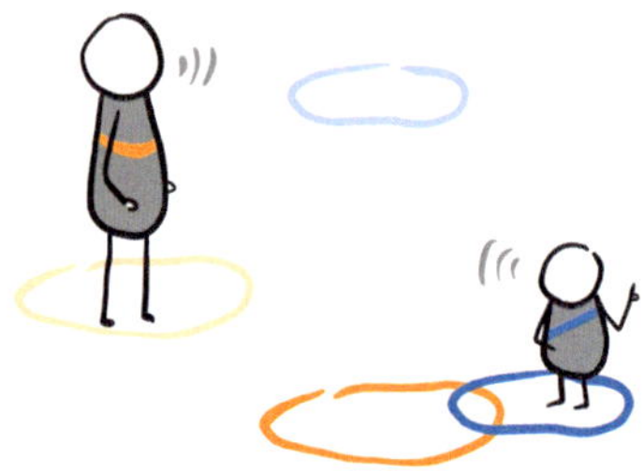

3. INSTRUKTIONEN: *Dies war der Istzustand. Gibt es ein Bild für einen Zustand, der eine Verbesserung mit sich bringt und der machbar wäre? Sie müssen nicht jetzt schon wissen, ob das Bild, das Sie legen, hundertprozentig realisierbar ist, aber es sollte auch nicht unmöglich sein. Falls das Wunschbild für Kind und Erwachsenen unterschiedlich sein sollte, können wir auch zwei Bilder legen, eines für das Wunschbild des Kindes und eines für das Wunschbild des Erwachsenen. Sie können sich jetzt wieder nacheinander in die Kreise stellen. Wenn Sie wollen, kann sich auch ein Rollenspiel, ein Dialog zwischen Kind und Erwachsenem, ergeben.*

FRAGEN:
ABC-Impulsfragen
Welche Unterschiede erleben Sie, je nachdem, wo Sie stehen? Welche Unterschiede erleben Sie je nach Beziehungsbild?
Aus der Perspektive des inneren Kindes: Was brauchen Sie von Ihrem Erwachsenen?
Aus der Perspektive des inneren Erwachsenen: Was brauchen Sie von Ihrem Kind?

4. EIN BILD FÜR DEN BESTMÖGLICHEN ZUSTAND WÄHLEN. Der Klient wird gebeten, sich nach außen zu stellen und darüber nachzudenken, wie möglichst beide Anteile eine Verbesserung erleben könnten. Der kleinste gemeinsame Nenner könnte eine Suchrichtung sein: »Wie könnten beide gut miteinander auskommen?« Der Klient kann zunächst bilanzieren und zusammenfassen, was er erlebt hat und welche Impulse intensiv und besonders relevant waren. Er kann weiterhin überlegen, wie das Erlebte Impulse für sein Anliegen anregen kann. Die Therapeutin kann zusammenfassen, welche Unterschiede ihr aufgefallen sind.

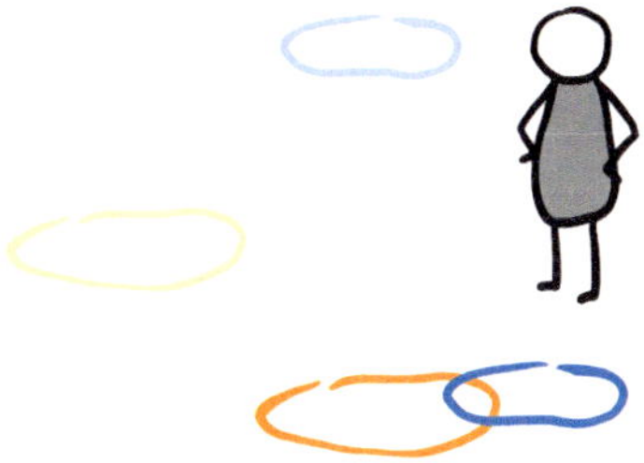

4. INSTRUKTIONEN: *Stellen Sie sich zum Schluss doch noch einmal nach außen. Vielleicht wäre es nützlich, noch einmal zusammenzufassen, was Sie erlebt haben, und auf die Impulse zu schauen, die besonders intensiv und relevant waren. Wie könnten Ihr Kind und Ihr Erwachsener gut miteinander auskommen? Was wäre ein kleinstmöglicher Nenner, wenn es einen geben würde? Wir müssen heute nicht zu einer endgültigen Lösung kommen – vielleicht gibt es die ja auch gar nicht. Falls es Impulse in Richtung Verbesserung geben könnte: Wie können Sie, Ihr Kind und Ihr Erwachsener in eine Verbesserung kommen?*

FRAGEN:
ABC-Impulsfragen
Was könnten Sie tun und was brauchen Sie, damit möglichst beide Anteile eine Verbesserung erleben?
Wie realisierbar wäre das?
Was würde das bringen, was würde es kosten?
Wen oder was müssten Sie mit hinzuziehen, damit es gelingt?
Welche Ressourcen stehen Ihnen zur Verfügung, um das Ziel zu erreichen?
Wo sind Sie mit Ihrem Anliegen gelandet?

Aufmerksamkeitsfoki

Anliegen. Diese Übung spielt mit einem Seitenarm – das Hauptanliegen (z.B. Stress bei der Arbeit) kann über der Frage, wie Kind und Erwachsener in Beziehung miteinander sind, beinahe vergessen werden. Unerfahrenen Therapeut:innen mag dies merkwürdig erscheinen – wird dadurch der eigentliche Strom, samt der wichtigen Bewegung nicht ignoriert? Aus systemischer Sicht kann dieses Vorgehen entscheidende, neue Impulse bringen. Theoretisch könnte man diese Übung als Out-of-the-Box-Design fassen, in dem über Bande gespielt wird, um neue Lösungen für alte Probleme zu erschaffen.

Trotzdem ist es hilfreich, ab und zu zu fragen, inwieweit sich das Anliegen verändert hat. Es kann durchaus passieren, dass Fragen und Ziele während des Prozesses modifiziert werden. Dies kann zu neuen Wendungen im Prozess führen. Ich habe es schon erlebt, dass aus einem Anliegen wie »Ich habe zu viel Stress – was mache ich damit?« hinterher ein Anliegen formuliert wurde im Sinne von: »Ich brauche mehr Raum für meine Trauer.« Solche Prozessänderungen halte ich für nützlich, denn manchmal gibt es ein Thema hinter dem Thema, das, wenn bearbeitet, auch Lösungsimpulse für das vordergründige Anliegen bereithält. Manchmal ist das erstgenannte Anliegen dann auch nicht mehr relevant oder erledigt sich.

Variationen

Bilder. Die Beziehung zwischen Kind und Erwachsenem kann auch noch auf eine weitere bildliche Ebene gebracht werden. Falls Lösungsbilder entstehen, kann die Beraterin auch dazu einladen, ein Bild der Beziehung zu malen (dies auch zwischen den Sitzungen zu Hause). Mit diesem Bild kann später weitergearbeitet werden.

Anliegen. Sollte das Anliegen (s.o.) stark im Vordergrund stehen, so kann es auch als Moderationskarte mit in den Raum gelegt werden. Während des Prozesses kann die Position verändert werden, wenn der Klient das so möchte. Aus den Unterschieden der Positionen können neue Sinnzusammenhänge entstehen.

Zudem kann sich der Klient ab und zu auf das Anliegen stellen und von da aus entscheiden, wie die Beziehung zwischen Kind und Erwachsenem für seine Zwecke gestaltet werden könnte. Diese zusätzliche Position ist zeitaufwendig, kann aber wichtige neue Informationen liefern.

Horizont erweitern. Je nach persönlichem Theorieverständnis können Anschlusssitzungen einen Blick auf die Beziehung zwischen innerem Bindungsgeschehen und zahlreichen alltäglichen Situationen richten. Wie könnte die Beziehung in verschiedenen Kontexten und Systemen wie Ausbildung, Herkunftsfamilie, Partnerschaft, Führungsverhalten, Selbstkontrolle etc. nützlich gestaltet werden? In dem Sinne von: »Welche Beziehung zwischen beiden wäre nützlich, um meine Essstörung zu unterstützen? »Sollte der Erwachsene hier das Kind einmal an die Hand nehmen oder es einfach gewähren lassen?« oder »Wie kann ich mein Image als zugeknöpfte, strenge Chefin verbessern – vielleicht, indem ich meinen Mitarbeitenden mein inneres Kind auch einmal zeige? Und wie mache ich das dann?« oder »Wie sollte mein innerer Erwachsener mit dem Kind sprechen, das partout nicht für die wichtige Prüfung lernen will?«.

ÜBUNG 25: Secret Missions. Welche Geheimnisse will ich für mich behalten, was möchte ich preisgeben?

ÜBUNG 25

WANN: Ein Klient trägt Geheimnisse mit sich, und weiß noch nicht, ob er sie offenlegen soll. Er hat beispielsweise in der Firma einen Fehler gemacht, er ist fremdgegangen, er weiß nicht, ob es sinnvoll ist, seinem Kind zu erzählen, dass er nicht dessen leiblicher Vater ist, er weiß nicht, ob er seiner Mutter erzählen will, dass er sie nicht im Alter betreuen will, er hat Steuern hinterzogen und kann deshalb nicht schlafen, etc. In der Seilearbeit geht es um das Gefühl, das die Geheimhaltung oder die Offenlegung mit sich bringt, und um die Entscheidung, weiterhin still zu sein oder sich zu offenbaren. Es geht auch um Kosten und Nutzen der Entscheidung.

In dieser Übung kann der Klient einmal erleben, wie es sich anfühlt, alles zu offenbaren, alles geheim zu halten oder Teile des Geheimnisses offenzulegen. Oftmals steht am Ende die Entscheidung im Raum, was er konkret mit dem Geheimnis tun will. Manchmal entscheidet sich der Klient während der Sitzung, manchmal nimmt er die gewonnenen Impulse mit und es bleibt ihm überlassen, wann er eine Entscheidung fällt. Manchmal entwickelt sich eine neue wichtige Frage.

SCHRITTE:

1. ES BLEIBT ALLES GEHEIM. Der Klient legt einen Kreis für sein Ichsystem und legt seine Geheimnisse, die er auf Moderationskarten geschrieben hat, hinein. Die Therapeutin ermuntert ihn, einmal anzunehmen, dass er sich entschieden hat, diese Geheimnisse bei sich zu behalten. Er soll sich vorstellen, er hat sich entschieden – statt Konjunktiv sollte vom Indikativ die Rede sein. Sie schweigen weiter! Er soll sich dann vorstellen, wie er sich fühlt, wenn er sich bewusst dafür entschieden hat, nichts zu offenbaren. Die Therapeutin ermuntert ihn, auch Ungesagtes in die Mitte zu legen, also Geheimnisse, die er auch ihr nicht erzählt hat. Damit sie geheim bleiben, kann er zum Beispiel einen zerknüllten oder leeren Zettel in den Kreis legen. Es ist oft nützlich zu betonen, dass er bis zum Schluss seine Geheimnisse nicht nennen muss. Fragen nach Gefühlen und Körperregungen (ABC-Impulsfragen) können gestellt werden und danach, wie viel Raum, Zeit und Energie die Geheimnisse einnehmen. Vor- und Nachteile der Geheimhaltung können erörtert werden.

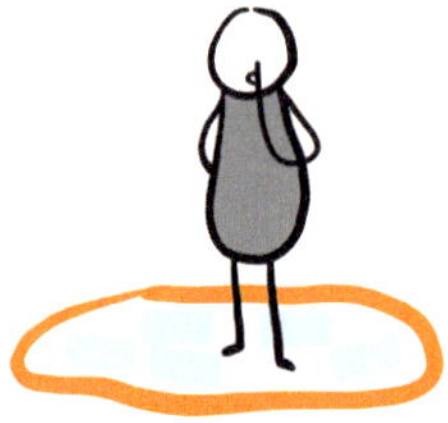

1. INSTRUKTIONEN: *Formen Sie bitte einen Kreis. Alles, was drin ist, sind Sie. Die Grenze ist Ihre Ichgrenze. Alles, was draußen ist, sind nicht Sie. Schreiben Sie Ihre Geheimnisse auf die Karten und legen Sie sie zu sich in den Kreis. Sie haben sich entschieden, Ihre Geheimnisse nicht zu offenbaren. Versuchen Sie sich vorzustellen, dass das tatsächlich passiert ist. Sie sagen nichts. Sie können auch Geheimnisse hineinlegen, die ich nicht kenne – Sie können zum Beispiel leere Zettel dafür legen oder beschriebene Zettel zusammenfalten, sodass ich sie nicht sehen kann. Es ist mir wichtig, Ihnen zu sagen, dass Sie mir keine Geheimnisse verraten müssen. Wir arbeiten aber trotzdem mit ihnen, ohne dass ich den Inhalt weiß. Es geht ja darum, dass Sie in dieser Sitzung herausfinden, ob Sie Geheimnisse teilen wollen oder nicht. Dazu muss ich nicht alles wissen.*

FRAGEN:
ABC-Impulsfragen
Wie viel Energie, Raum und Zeit braucht die Geheimhaltung?
Was sind Vor- und Nachteile? Wozu ist das gut? Was wird ermöglicht? Was wird behindert?
Wer profitiert davon, wer leidet darunter?
(*Bei mehreren Geheimnissen:*) Welches Geheimnis zieht am meisten Energie?

2. ICH OFFENBARE ALLES. Der Klient legt einmal die Geheimnisse nach außen als Zeichen dafür, dass er sich mitteilt. Wenn er mag, kann er auch Seilkreise für andere Personen legen und die Karten dazwischen platzieren. Wiederum betont die Therapeutin, dass er sich so entschieden hat und sich das Ganze nicht etwa im Konjunktiv abspielt. »Stellen Sie sich vor, Sie sagen es!« Fragen nach Gefühlen und Körperregungen (ABC-Impulsfragen) können gestellt werden und danach, wie viel Raum, Zeit und Energie die Geheimnisse einnehmen. Vor- und Nachteile der Offenbarung können erörtert werden. Hier kann die Übung vorbei sein, wenn er sich entschieden hat, sich zu offenbaren. Es ist auch in dieser Phase übrigens nicht nötig, dass er die Geheimnisse der Therapeutin offenbart. Es geht mehr um den Prozess, was passiert, wenn er sie den für ihn relevanten Personen erzählt. Dieser Schritt kann länger Zeit in Anspruch nehmen, wenn viele Personen im Spiel sind.

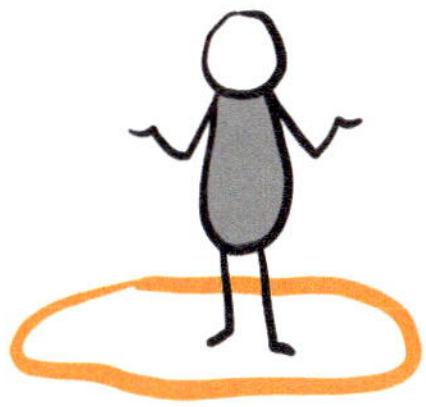

2. INSTRUKTIONEN: *Legen Sie bitte die Karten einmal aus Ihrem Kreis heraus. Das bedeutet, Sie haben alles offenbart. Wenn Sie wollen, können Sie Seilkreise für andere Menschen legen, um zu schauen, wie sich das anfühlt. Sie müssen mir Ihre Geheimnisse nicht erzählen. Es geht mehr darum, dass Sie sich vorstellen, dass Sie Ihren Leuten/der Person, um die es geht, erzählen, was Sie noch geheim halten.*

FRAGEN:
ABC-Impulsfragen
Wie viel Energie, Raum und Zeit braucht die Offenbarung?
Was sind Vor- und Nachteile? Was wird ermöglicht? Was wird behindert?
Wer profitiert davon, wer leidet darunter?
Wie würde XY darauf reagieren? Was würde XY von Ihnen halten, wenn Sie das offenbaren? Was würde er/sie von Ihnen halten, wenn Sie das für sich behalten?

3. HALBWAHRHEITEN. Die Therapeutin kann den Klienten ermuntern, die Karten auf die Schwelle zu legen. Das könnte bedeuten, das Geheimnis nur manchen Menschen zu sagen, oder nicht alles zu verraten. Hier werden also Graubereiche beleuchtet. Dieselben Fragen wie in Schritt 1 und 2 sind möglich.

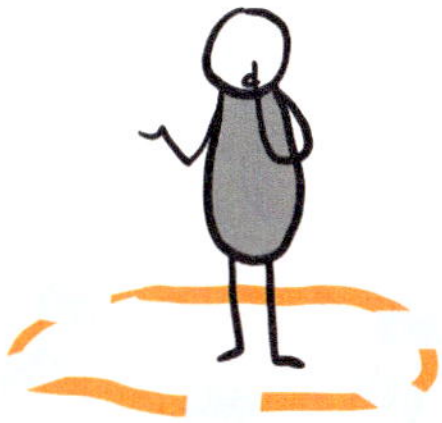

3. INSTRUKTIONEN: *Legen Sie bitte die Karten einmal auf die Schwelle. Das bedeutet, Sie haben manches offenbart und manches nicht. Oder Sie haben es manchen wichtigen Menschen erzählt und anderen nicht. Wenn Sie wollen, können Sie Seilkreise für andere Menschen legen, um sich vielleicht besser vorstellen zu können, wem sie das sagen.*

FRAGEN:

ABC-Impulsfragen

Wie viel Energie, Raum und Zeit braucht das?

Was sind Vor- und Nachteile? Was wird ermöglicht? Was wird behindert?

Wer profitiert davon, wer leidet darunter?

4. AUSSENPERSPEKTIVE. Die Therapeutin bittet den Klienten, einen Platz außerhalb des Themas aufzusuchen, nachdem er seine in der Sitzung entstandene Entscheidung (Geheimhalten oder Offenbaren oder etwas dazwischen) gelegt hat. Neben den Fragen – wie oben – kann konkret erörtert werden, wie, wann und wo die Offenbarung stattfinden sollte oder was der Klient braucht, um weiter das Geheimnis zu hüten.

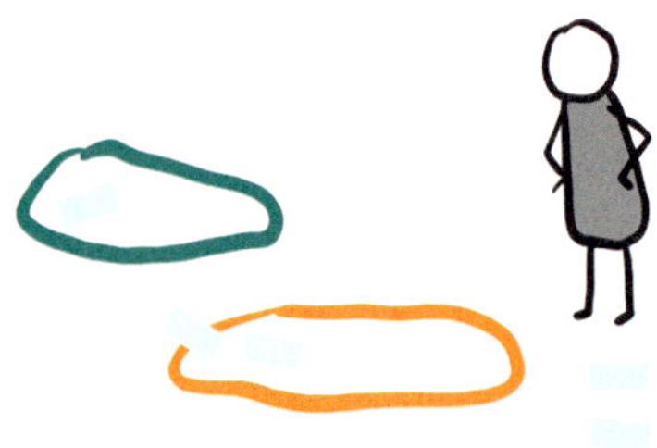

4. INSTRUKTIONEN: (Das Beispielbild zeigt die Entscheidung für Offenbarung). *Legen Sie bitte die Karten einmal so, wie Sie sich entschieden haben. Was werden Sie nun tun? Geheimhalten, offenbaren oder einen Kompromiss?*

FRAGEN:

ABC-Impulsfragen

Wie viel Energie, Raum und Zeit braucht diese Entscheidung?

Was sind Vor- und Nachteile?

Wer profitiert davon, wer leidet darunter?

Gehen wir einmal in die Distanz, zum Beispiel in das Jahr 2034. Wie würden Sie auf die Entscheidung schauen, wenn Sie zehn Jahre älter darauf zurückschauen?

Aufmerksamkeitsfoki

Prozessorientierung. Auch diese Übung wird von den Klient:innen sehr gern selbst in die Hand genommen und wir können uns von ihnen führen lassen. In dieser Version steht der Klient in den Schritten 1 bis 3 in seinem Ichsystem. Wenn er gern zwischendrin woanders stehen will, darf er das tun. Dann gilt es, Unterschiede zu beschreiben. Was ist an diesem Platz anders als dort? Auch wenn Ideen entstehen wie »Ich entscheide mich heute nicht, was ich mache – ich parke die Entscheidung« können wir ihn gewähren lassen und Vor- und Nachteile besprechen. Ein Ziel könnte es sein, dass der Klient eine informierte Entscheidung fällt. Wir halten uns mit Ratschlägen zurück. Er allein ist für die Konsequenzen seines Handelns verantwortlich. Er macht sowieso, was er will.

ÜBUNG 25

Variationen

Zirkularität. Zirkuläre Fragen sind nützlich: »Was würde Ihre Partnerin jetzt sagen?«, »Wie würde es Ihrer liebsten Freundin gehen, wenn sie Sie hier sehen würde?« Wenn es passt, könnte der Klient zu allen Schritten eine Körperbewegung für den jeweiligen Gemütszustand machen. Hier können Unterschiede herausgearbeitet werden.

Schuld und Scham. Es kann hilfreich sein, zu erörtern, wozu eventuell berichtete Scham oder Schuldgefühle gut sind. Wer profitiert von der Scham und wer leidet? Biografische Arbeit (Schuld und Scham in meiner Familie) sind ebenfalls oft erhellend. Wie eben beschrieben, führen uns die Klient:innen meist sowieso dahin, wo sie hinwollen. Falls der Klient selbst diese Gefühle nicht anspricht, können wir auch, im Sinne einer Beisteuerung, danach fragen.

Geheimnisse offenbaren oder behalten: Für wen? Aus welchem Grund? Es kann interessant sein zu fragen, ob das Geheimnis die eigene Person schützt oder gefährdet, eine Beziehung, eine andere Person, eine Institution oder Organisation etc.: Wozu halten Sie das geheim, für wen oder was und um was zu erreichen?

ÜBUNG 26: Der Selbstführungs-Workout. Wie kann ich meinen Führungsstil entwickeln?

WANN: Eine Klientin fragt sich, welchen Führungsstil sie an sich herausarbeiten will, ohne sich selbst zu verraten. Hört sich dies vermutlich eher nach einem beruflichen Anliegen an, so gibt es ähnlich klingende Anliegen durchaus im privaten Bereich: Führungsbegriffe können auch auf den pädagogischen Bereich übertragen werden (»Wie führe ich meine Familie?«) und auf den halb privaten (»Wie agiere ich als Vorsitzender des Orchideenvereins?«). In dieser Übung werden Führungsstile daraufhin untersucht, ob sie »zu mir passen« und ob sie »nützlich« sind.

Unterliegend ist die Idee, dass Führung bei uns selbst anfängt im Sinne von »Selbstführung«. Wir führen uns selbst zu unseren Zielen, organisieren unser Wohlbefinden, sind manchmal streng oder milde uns gegenüber und kriegen viel im Leben hin. Diese Art Führung geht über den beruflichen Bereich hinaus.

Die Idee dieser Übung ist, sowohl das persönliche Ich vom beruflichen zu unterscheiden als auch die Schnittmengen zu überprüfen. Zudem können wir verschiedene Anteile von Führungsstilen auf Passung testen: Was passt in welchem Kontext zu mir und zu meinen unterschiedlichen Rollen? Themen sind: »Ich habe keine Lust, als Frau wie die Männer zu führen.« Oder »Ich versuche demokratisch zu leiten, aber meine Leute wollen, dass ich ihnen alle Entscheidungen abnehme …«

Führungsstile werden hier nicht erklärt oder vorgegeben, sondern die Klientin erzählt uns, welche unterschiedlichen Weisen von Führung sie sich anschauen möchte. Diese sind meist Mischformen von Führungsstilen aus den Lehrbüchern und wir verlieren Zeit, wenn wir hier rein definitorisch arbeiten und die Klientin belehren, was sie unter einem bestimmten Verhalten zu verstehen hat. Es geht hier darum, welche Verhaltensweisen sie an sich beobachtet und bewertet. In der Übung werden Bereiche für Selbstführung und die als problematisch erlebte Führung gelegt. Gemeinsam wird überprüft, welche Verhaltensweisen in welchen Kontext im Leben passen und welche wirksam sind.

SCHRITTE:

1. SELBSTFÜHRUNG UND FÜHRUNG IM PROBLEMKONTEXT. Die Klientin wird gebeten, zwei Kreise zu legen: einen für persönliche Führung, auch Selbstführung genannt, und einen für die Führung, die sie interessiert (Position in einer Firma, Erziehung, Vereinsvorständin etc.). Beides sollte einen starken Ichbezug haben und eine hohe Relevanz im Leben, statt einer eher abstrakten Vorstellung von Führung. Die Klientin stellt sich nacheinander in die Kreise und fühlt sich hinein, assoziiert frei, was ihr in den Sinn kommt. Welche Ideen von Führung hat sie? Wie führt sie? Welche Hindernisse sieht sie? Wie sieht das auf der Verhaltensebene aus? Welche Ressourcen, Stärken, Talente, bringt sie in den unterschiedlichen Kreisen mit? Sie kann weiterhin überlegen, was komplett außerhalb der Identität liegt, das heißt, mit welchen Verhaltensweisen und Führungsstilen sie sich überhaupt nicht verbinden kann. Sie kann Moderationskarten beschreiben und sie innen und außen oder auf der Grenze platzieren. ABC-Impulsfragen bieten sich an.

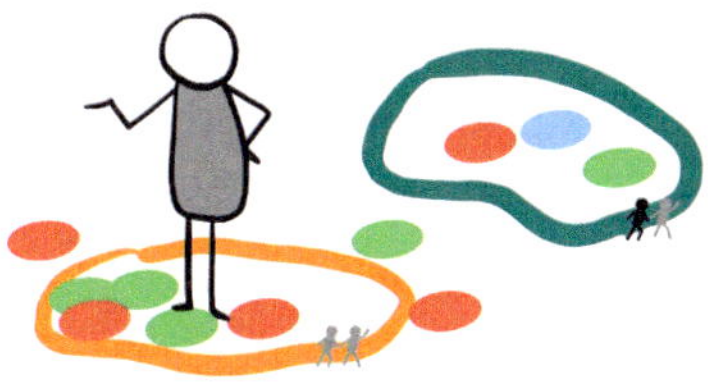

1. INSTRUKTIONEN: *Legen Sie bitte einmal einen Kreis für Selbstführung, also den privaten Bereich, in dem Sie eine Führung über sich selbst haben. Wie führen Sie sich selbst? Wie erreichen Sie Ihre Ziele? Und dann legen Sie einen Kreis für den Bereich der Führung, der Sie interessiert. Stellen Sie sich einmal abwechselnd in die Kreise und berichten Sie mir, was Ihnen dort einfällt an Ressourcen, Talenten, Stärken, aber auch an Hindernissen, Herausforderungen und Blockaden. Und vielleicht fallen Ihnen ja auch Führungsstile ein, die in ihr System gehören. Was sind Sie? Was macht Sie aus? Wie führen Sie? Das gehört alles hier in den Kreis. Und dann könnten wir auch Karten beschriften und nach außen legen mit all den Aspekten, die Sie nicht sind, sein wollen und sein können. Mich interessieren hier vor allem Ihre Beschreibungen der unterschiedlichen Führungsstile, mir ist es egal, ob sie zu den Beschreibungen der Lehrbücher passen. Dazu ist es auch nützlich für mich, wenn Sie mir mal konkrete Verhaltensweisen schildern, die für Sie Ihre Führungsstile ausmachen.*

FRAGEN:

ABC-Impulsfragen

Was bedeutet Selbstführung für Sie, was Führung im Beruf (oder in dem anderen Kreis, der für Sie von Interesse ist)? Wo gibt es Gemeinsamkeiten, wo Unterschiede? Wo und wann können Sie führen, wo werden Sie geführt?

Welcher Stil, welches Verhalten ist für Sie passend und welcher kommt für Sie überhaupt nicht in Frage? Wozu ist das gut und was behindert es?

2. ÜBERSCHNEIDUNGEN. Daran anschließend kann die Klientin überlegen, welche Überschneidungen es zwischen den Bereichen gibt oder geben kann. Sie kann sich abwechselnd in die Schnittstelle stellen, falls es eine gibt, und in die einzelnen Kreise.

Falls die beiden Kreise unverbunden bleiben sollten, stellt sie sich einmal dazwischen. Der Zwischenbereich kann durch ein weiteres Seil abgegrenzt werden, damit es auch hier ein Innen und Außen geben kann. Falls sich neue Ideen für Führung, Verhaltensweisen, Hindernisse, Ressourcen etc. in diesem Zwischenbereichen ergeben, kann sie sie auf Karten schreiben und platzieren. Es könnte zum Beispiel sein, dass sie in ihrem privaten Ich so etwas wie »laissez-faire« oder etwas Konkretes wie »ich lasse mich sonntags gerne gehen, wasche mich nicht und verbringe den Tag mit einer Kanne Tee im Bett« platziert hatte und in ihrem beruflichen Ich »streng« oder »ich bin immer pünktlich und spreche jede unpünktliche Mitarbeiterin direkt darauf an und sage ihr, dass das nicht so geht«. Im Überschneidungs- oder Zwischenbereich könnte so etwas entstehen wie »Bei ökonomischen Themen lasse ich mich nicht gehen so wie zu Hause, während ich bei sozialen Themen entspannter werden könnte« und als Ressource könnte »Flexibilität« gelegt werden. Oftmals entsteht hier spontan eine Differenzierung, falls nicht, kann sie durch neugieriges Fragen angeregt werden.

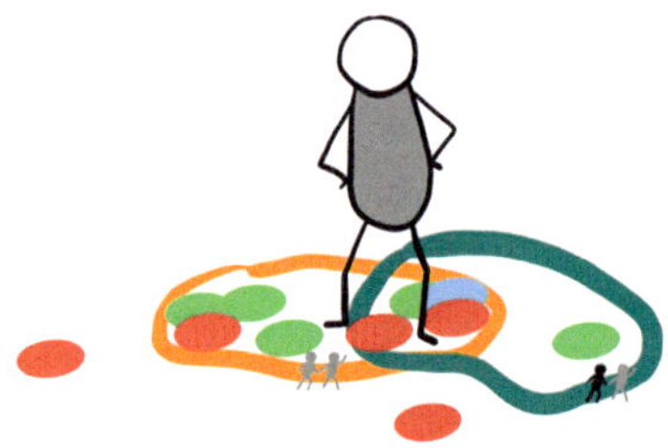

2. INSTRUKTIONEN: *Nun können Sie einmal überlegen, welche Überschneidungen es zwischen den Bereichen gibt oder geben kann. Vielleicht gibt es auch keine, dann entsteht eine Lücke zwischen beiden Bereichen. Dies alles können wir uns einmal ansehen. Stellen Sie sich doch einmal abwechselnd in die Kreise und dann auch in die Schnittstelle oder den Zwischenbereich, falls es so etwas gibt. Gibt es Kontexte, in denen beides integriert ist oder ein Teil des einen Kreises und ein Teil des anderen sichtbar werden? Was fällt Ihnen hier ein? Lässt sich das irgendeinem Führungsstil zuordnen oder entsteht etwas Neues? Wechseln Sie dann wieder in die einzelnen Kreise – und, wenn Sie wollen, auch wieder zurück. Falls sich neue Ideen für Führung, Verhaltensweisen, Hindernisse, Ressourcen etc. in diesem Zwischenbereich ergeben, können Sie sie auf Karten schreiben und platzieren.*

FRAGEN:

ABC-Impulsfragen

Nehmen wir an, es hätte sich etwas verändert im Vergleich zu eben: Was wäre das?

Was bedeutet für Sie dieser Zwischenbereich, ist das eine reine Fantasievorstellung oder gibt es das und wenn ja, was hat das zu bedeuten? Welchen Sinn macht das?

3. KONSULTATIONEN DER KREISE. Nun können einmal Situationen durchgespielt werden, in denen Verhaltensweisen im Nachhinein negativ bewertet wurden: »Welche typischen Situationen fallen Ihnen ein, wo Sie selbst an Ihrem Führungsstil Zweifel hatten? Wo Sie grübeln mussten, ob das so richtig oder stimmig war?« Diese Situationen können der Reihe nach besprochen werden, wobei jedoch zu jedem Thema beide Kreise konsultiert werden. Dazu kann sich die Klientin abwechselnd in jeden Bereich stellen und sich Fragen stellen. »Wie würde diese Frage im persönlichen Ichkreis beantwortet werden, wie im beruflichen und wie im Zwischenbereich?« Letztendlich ist jeweils die Abschlussfrage interessant, welcher Kreis die nützlichste Antwort für die jeweilige Frage gibt. Wenn die Klientin sich beispielsweise ständig ärgert, dass die Mitarbeitenden zu spät kommen, kann sie im Kreis der Selbstführung so etwas erörtern wie: »Was würde ich meinen Kindern sagen, wenn das Problem zu Hause auftauchen würde?«, »Wie schaffe ich es selbst, pünktlich zu sein?«, »Was ist der Wert der Pünktlichkeit und welche Rolle spielte er in meinem Herkunftssystem?«

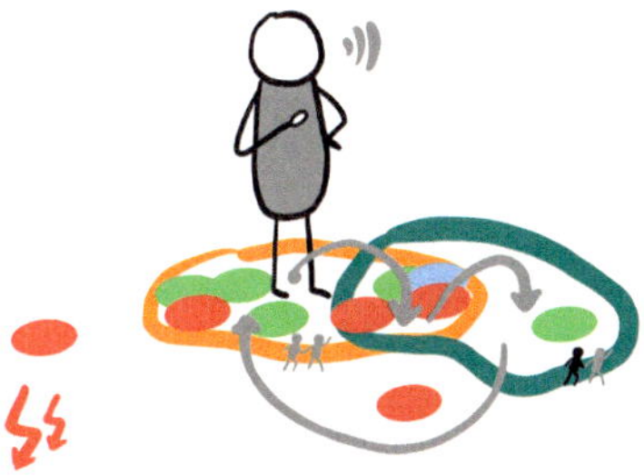

3. INSTRUKTIONEN: *Nun können wir einmal Situationen durchspielen, die Sie irritieren. Welche typischen Situationen fallen Ihnen ein, wo Sie sich um Ihren privaten oder beruflichen Führungsstil Gedanken machen? Was lässt Sie grübeln? Wann müssen Sie über Ihr Verhalten viel nachdenken? Was nehmen Sie vielleicht sogar mit in den Schlaf? Diese Situationen können wir der Reihe nach besprechen. Dazu können Sie sich abwechselnd in jeden Bereich stellen und sich fragen: »Wie würde diese Frage im persönlichen Ichkreis beantwortet werden, wie im beruflichen und wie im Zwischenbereich?«*

FRAGEN:

ABC-Impulsfragen

Was ergibt sich daraus?

In welchen Kreis gehört die Situation und welche Ideen würden entstehen, wenn sie aus der Perspektive eines anderen Kreises betrachtet würde?

Welcher Kreis gibt eine für Sie plausible und nützliche Antwort auf die Frage »Wie will ich führen?«

4. AUSSENPOSITION. Zuletzt kann eine Außenposition gesucht werden. Welche Impulse entstehen, wenn wir aus der Distanz auf das schauen, was in der letzten Stunde hier passiert ist?

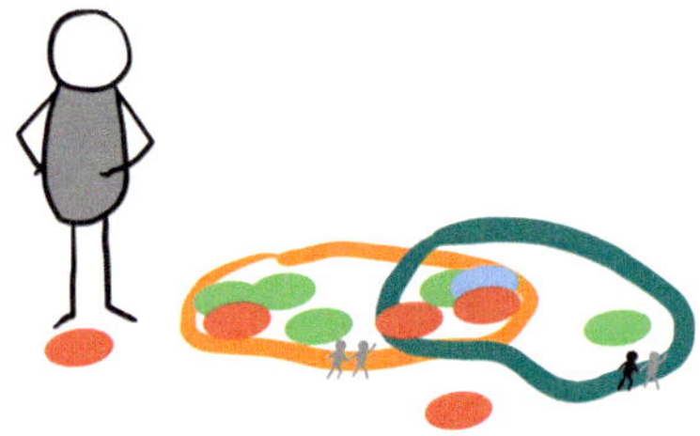

4. INSTRUKTIONEN: *Manchmal ergibt sich noch ein neuer Impuls aus einer Außenposition. Suchen Sie sich doch bitte einmal eine Position, von der Sie auf all das, was bisher geschehen ist, von außen draufschauen können.*

FRAGEN:
ABC-Impulsfragen
Nehmen wir an, es hätte sich etwas verändert im Vergleich zum Beginn der Sitzung: Was wäre das?
Wo sind Sie gelandet mit der Frage »Wie will ich führen?«

Aufmerksamkeitsfoki

Prozessorientierung. Der Verlauf der Übung ist, wie alle Übungen hier, unkontrollierbar. Hier sei dies besonders angemerkt, weil sich manchmal daraus Gespräche über Führungsverhalten, manchmal über Selbstwert und manchmal über Paarprobleme entwickeln, um nur einige zu nennen. Hier sollte die Therapeutin geübt in der Prozessorientierung sein. Sie sollte Ruhe bewahren, neugierig staunen, geduldig sein, sich von den Klient:innen führen lassen und auf die Autopoiese vertrauen.

Variationen

Steuern. Man kann natürlich auch Kreise mit Führungsstilen legen und betiteln (zum Beispiel autoritär, laissez-faire, demokratisch etc.) und die Klientin bitten, sich hineinzustellen, um zu spüren, an welcher Stelle der betreffende Stil sich gut anfühlt. Wie oben beschrieben, beeinflusst das eventuell die subjektive, persönliche Sicht auf Weisen des Führens, die oftmals nicht in diese »Reinformen« passen. Es kann jedoch sein, dass die Klientin bereits mit diesen Landkarten über Führung in die Übung geht und sie auch benennt. In jedem Fall würde ich sie bitten, mir genau zu schildern, was sie darunter versteht.

ÜBUNG 27: Der Teamrollen-Kompass. Welche Rollen möchte ich im Team haben und welche nicht?

WANN: Eine Klientin spürt eine Unzufriedenheit in einem Team (beruflich, Verein, es kann aber auch die Familie gemeint sein etc.). Sie bekommt Rollen aufgedrückt oder zugeschrieben, die sie nicht haben will, die sie stressen. Rollen sind Erwartungssets (zum Beispiel erwartet »man« von einer Leitung, dass sie leitet und dabei demokratisch vorgeht, oder von einem Mann, dass er »weiß, was er will«). Sie sind im Prinzip gesellschaftlich definierte Stereotypen, die angemessen oder unangemessen sein können. So wird vermutlich in deutschen Settings vorausgesetzt, dass eine Leitung Entscheidungen trifft. Sie sollte auch ihre Gefühle im Griff haben – dass sie beispielsweise während Vorstandssitzungen weint, passt nicht in das Erwartungsset und kann als unangemessen erlebt werden.

Darüber hinaus kann es sein, dass eine Person in einem Team in eine merkwürdige Position gerät. Da erlebt sie sich strenger in einem Team, als sie sein möchte, und achtet etwa auf die Einhaltung von Regeln. In anderen Teams hat sie diese Rolle nicht. Manchmal übernehmen wir solche Rollen, weil die Gruppe vielleicht eine strenge Person braucht, um arbeitsfähig zu sein. Oder man empfindet sich in der Familie als Brückenbauer, weil es sonst niemand machen möchte. Oder man übernimmt die Pflege der Eltern, weil die anderen Geschwister es besser aushalten, wenn sie es nicht tun.

In dieser Übung können Rollen besprochen werden. Welche möchte die Klientin annehmen, welche wieder abgeben und welche modifizieren? Themen sind zum Beispiel »Überlastung«, »Übergriffe«, »anders wahrgenommen werden«, »Fremdwahrnehmung vs. Selbstwahrnehmung«, »Vorurteile mir und meiner Position gegenüber«, »die falschen Vorstellungen meiner Kolleg:innen« oder »überzogene Erwartungen«. Wenn es sich um gesellschaftlich definierte Rollen handelt, kann die Therapeutin in diesem Fall ihre Sicht anbieten, welche Erwartungen sie mit bestimmten Rollen verbindet. So könnte sie sagen: »Ich vermute, dass viele in unserer Gesellschaft von einer Mutter oder einem Vater erwarten, dass sie ihr Kind pünktlich vom Kindergarten abholen.« Dies sollte so formuliert sein, dass nicht der Eindruck entsteht, dies »solle auch so sein« – ein Austausch über gesellschaftlich definierte Normen könnte nützlicher sein. Psychoedukativ könnte eingebracht werden, dass Normen explizit, also deutlich und öffentlich kommuniziert, oder implizit sein können, das heißt, viele denken, dass die Norm existiert, sie wurde aber niemals offen oder öffentlich kommuniziert. So kann die Vorstellung, dass »man in meinem Team immer bis 22 Uhr am Schreibtisch sitzen sollte«, explizit vermittelt worden sein, oder aber die Klientin spürt eine implizite Erwartung, dass das so zu sein hat. Hier kann in Therapie und Beratung geschaut werden, inwiefern Erwartungen einer Prüfung standhalten, in dem zum Beispiel Kommunikation mit Kolleg:innen angeregt wird. Zudem kann erarbeitet werden, wie Kommunikation mit Teammitgliedern ablaufen kann, damit Rollenerwartungen nicht mehr belasten.

Die Übung ist ähnlich der Übung 9, wobei hier jedoch die Rollenerwartungen im Detail besprochen werden können. Während in Übung 9 eine Reduktion auf einen Auftrag pro Sender:in oder Auftraggeber:in erfolgte, geht es hier um verschiedene Erwartungen, die eine Rolle ausmachen. So kann die Erwartung, »die Mütterliche« in einem Team zu sein, bedeuten, dass sie herzlich, streng und warm sein soll. Es gibt also mehrere Aufträge an bestimmte Rollen, die hier besprochen werden.

SCHRITTE:

1. ROLLEN DEFINIEREN UND ERFÜHLEN. Die Klientin wird eingeladen, das Seil so zu legen, dass es ein Ichsystem mit einer Ichgrenze abbildet. Die Klientin stellt sich in ihr System und spürt in sich hinein. Die Beraterin erfragt Rollen und Erwartungen, die an die Klientin gestellt werden, und bittet sie, Schleich-Tiere (oder Playmobil-Figuren oder Schlümpfe etc.) für die Rollen zu suchen. Danach kann sie ihnen einen Namen geben (zum Beispiel »die Entscheiderin«, »das dumme Schaf, das sich immer alles gefallen lässt«, »die Mütterliche, bei der sich alle ausheulen dürfen«, »der Adler, der immer alles im Blick haben muss«). Diese Namen sollen vor allem für die Klientin Sinn machen – die Coachin kann die Bedeutung aus einer neugierig staunenden Perspektive erfragen oder sie einfach so stehen lassen. Negative Bewertungen durch die Klientin können an dieser Stelle unkommentiert bleiben; die Valenz (positiv/negativ) kann aber gespiegelt werden. Die Klientin wird ermuntert, etwas über die Rollen zu erzählen. Die Coachin kann Beobachtungen bezüglich der Körperhaltung, der Stimme, der Gestik und der Mimik mitteilen und Gesagtes paraphrasieren. Fragen nach Stimmung, gutem Körpergefühl, Selbstwert können folgen (ABC-Impulskarte).

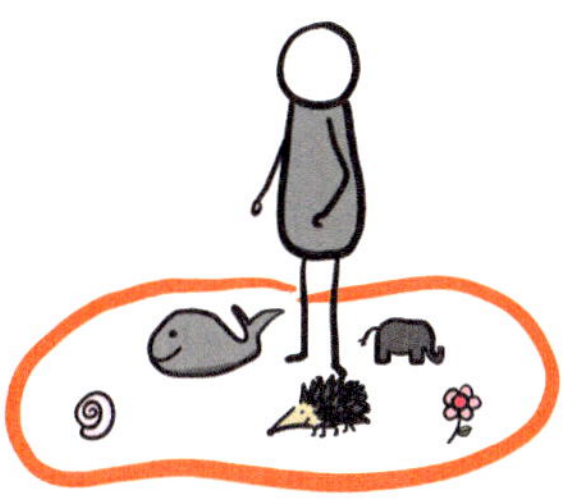

1. INSTRUKTIONEN: *Formen Sie bitte einen Kreis. Alles, was drin ist, sind Sie. Die Grenze ist Ihre Ichgrenze. Alles, was draußen ist, sind nicht Sie. Wählen Sie doch einmal für alle Rollen, die Sie im Team (oder in der Familie, in der Gruppe, im Verein etc.) einnehmen oder die*

Ihnen zugesprochen werden, Tiere aus. Benennen Sie die Rollen und erzählen Sie mir ein bisschen darüber.

FRAGEN:

ABC-Impulsfragen

Wie ist das, wenn Sie auf Ihre Rollen schauen?

Sind das viele oder wenige?

Wann sind Sie Ihnen das letzte Mal begegnet? (Jede einzelne Rolle einmal abfragen.)

Welche ist Ihnen angenehm, welche unangenehm?

Welche macht etwas mit Ihrem Selbstwert?

2. WAS WÄRE WENN? ROLLEN AUSSORTIEREN. (Es kann sein, dass keine Rollen nach außen gelegt werden, und dass es mehr um das Aushalten einer gegebenen Situation geht, als um Veränderungen – in diesem Fall kann direkt zu Schritt 4 übergegangen werden.) Die Beraterin erfragt, welche Rollen die Klientin nicht haben möchte. Welche eigentlich draußen liegen sollten. Die Klientin sucht dafür einen guten Platz außerhalb des Kreises. Die Klientin steht im Innenkreis und schaut von innen aus darauf, spürt, welche Unterschiede das erzeugen würde. Fragen aus der Impulskarte adressieren Veränderungen zur vorigen Situation (ABC-Impulsfragen). Danach werden Vor- und Nachteile erörtert: »Wenn es so ist – nehmen Sie einmal an, dass es wirklich so ist« (hier empfiehlt sich der Indikativ!), was ist dann gewonnen und was eventuell verloren? Was wird ermöglicht und was verhindert?« Außerdem bieten sich zirkuläre Fragen an, wie die anderen Teammitglieder das sehen. »Was hätten Kolleg:innen gewonnen, was verloren? Was sagt jede und jeder Einzelne, wenn es so ist?«

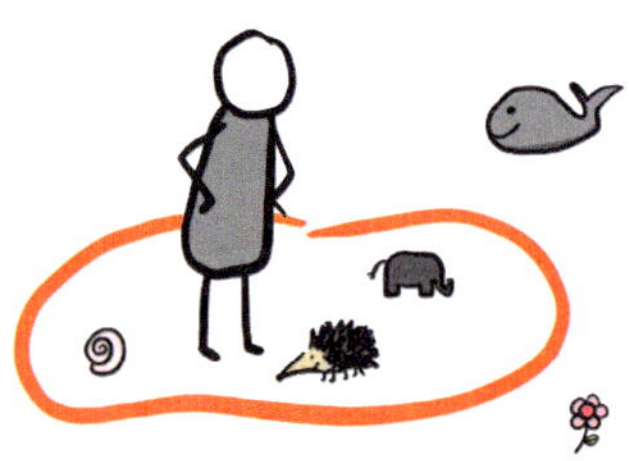

2. INSTRUKTIONEN: *Nun legen Sie einmal alle Rollen nach draußen, die Sie tatsächlich loswerden wollen. Spüren Sie den Unterschied. Und dann lassen Sie uns einmal Vor- und Nachteile erörtern. Nehmen wir einmal an, es ist jetzt so – nicht »wäre, könnte, sollte«, sondern Sie haben das jetzt so erreicht. Denken Sie dabei an sich, aber auch an Vor- und Nachteile für die Leute aus dem Team.*

FRAGEN:

ABC-Impulsfragen

Wie fühlt sich das an im Unterschied zu eben? Wo spüren Sie das?

Was ist gewonnen und was verloren, wenn es so ist?

Was wird ermöglicht und was verhindert?

Für wen ist das das größte Problem und wer findet das gut?

3. VERÄNDERUNGEN ERARBEITEN. (Es kann sein, dass es mehr um das Aushalten einer gegebenen Situation geht, als um Veränderungen – in diesem Fall kann direkt zu Schritt 4 übergegangen werden). Die Klientin überlegt, wie es ihr gelingen kann, die ungeliebten Rollen abzulehnen. Mit wem müsste sie sprechen, um das umzusetzen, wen müsste sie überzeugen, beschwichtigen, welche Argumente wären wohl wirksam? Kommunikation kann im Rollenspiel erarbeitet und geübt werden. Die Beraterin kann hier ein Gegenüber spielen und sich einmal in Kolleg:innen oder Chef:innen hineinversetzen und rückmelden, wie ihr eine bestimmte Rede oder ein Argument erscheint. Die Tiere können auch in die Hand genommen werden und die Klientin kann sie befragen, mit ihnen sprechen etc. Ziel ist es, die Klientin auf Kommunikation vorzubereiten, die herausfordernd werden könnte. Dabei ist es zudem hilfreich, Katastrophenszenarien zu bedenken: »Was könnte schlimmstenfalls passieren, wenn Sie es so machen?«, beziehungsweise die Erfolgswahrscheinlichkeit mit abzuschätzen, etwa mit Hilfe von Skalierungen. Nahezu alle Motivationsmodelle beruhen auf einer Erwartungs- x Wert-Logik, das heißt, Motivation ist abhängig von dem Wert eines Ziels (die Rolle loszuwerden) und der Erfolgserwartung, dass das auch so passieren wird. Zudem kann die Klientin gestärkt und ermutigt werden – hierzu sind die Fragen zum Selbstwert sinnvoll. Wenn die Klientin denkt, sie müsse unbedingt eine Rolle abstreifen, traut sich das aber nicht zu: Was spricht dafür, dass sie es doch könnte? Natürlich ist aus einem systemischen Verständnis heraus darauf zu achten, sie nicht in eine Entscheidung zu treiben, die sie belastet, oder etwas auszuarbeiten, was so, aus welchem Grund auch immer, nicht funktionieren würde.

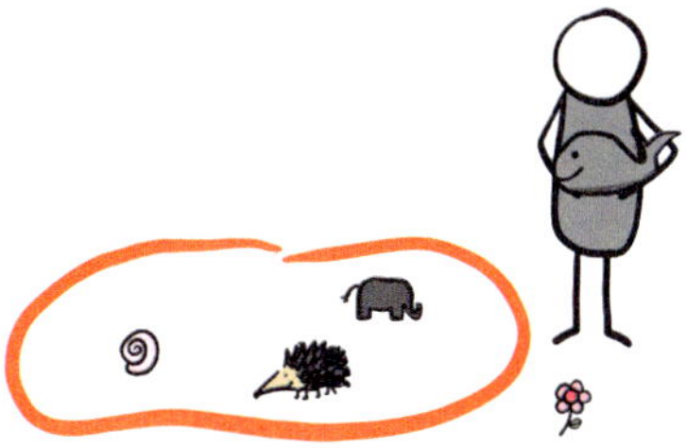

3. INSTRUKTIONEN: *Überlegen Sie einmal, wie es Ihnen gelingen kann, die ungeliebten Rollen abzulehnen. Was müssten Sie dazu tun, mit wem müssten Sie sprechen und welche Argumente wären wohl wirksam? Ich kann auch einmal ein Teammitglied spielen und schauen, wie es wirkt, wenn Sie mich überzeugen wollen. Oder Sie können auch mit den Tieren spielen, sie in die Hand nehmen und sie befragen, was sie Ihnen raten würden, damit Sie sie loswerden. Lassen Sie uns einmal schauen, wie Sie das, was hier liegt, am besten umsetzen könnten.*

FRAGEN:

ABC-Impulsfragen

Wie erfolgreich ist wohl die Umsetzung auf einer Skala von 1 = überhaupt nicht erfolgreich bis 10 = sehr erfolgreich? Was brauchen Sie, um mindestens einen Punkt höher zu kommen?

Wo und wann haben Sie etwas Ähnliches schon einmal bewältigt und was hat Ihnen damals genutzt, das Sie auch jetzt wieder aktivieren könnten?

Falls sich Ihr Selbstwert vom Anfang bis jetzt verändert hat, wie würden Sie ihn jetzt beschreiben?

Was brauchen Sie, um ihn anzuheben?

4. AUSHALTEN ERARBEITEN. Es ist möglich, dass die Klientin es insgesamt für unwahrscheinlich hält, bestimmte ungeliebte Rollen vollends abzugeben. Ein Vater kann nur in seltenen Fällen alle Erwartungen an diese Rolle abgeben oder eine Vorstandschefin hat Pflichten, die nicht veränderbar erscheinen können. In diesem Fall kann die Frage sein: »Was müssen Sie aushalten und wie halten Sie das aus? Wie können Sie die Situation akzeptieren oder annehmen lernen?« Es kann auch überlegt werden, ob leichte Änderungen der Bedingungen dazu führen könnten, dass die Rolle besser angenommen wird (zum Beispiel die Rolle der pflichtbewussten Angestellten als Rollenmodell bleibt bestehen, sie muss allerdings nicht mehr an jedem Tag die Erste im Büro sein). Wenn irgendetwas modifiziert würde, würde sich das besser anfühlen, mit der Rolle und den Erwartungen zu leben? Die Klientin darf, wenn sie sich darauf einlassen kann, auch an dieser Stelle mit den Rollen, also den Tieren, sprechen, um nach Rat zu fragen. Auch zirkuläre Fragen sind hier angebracht: »Was würde XY dazu sagen, wenn Sie es so machen?«

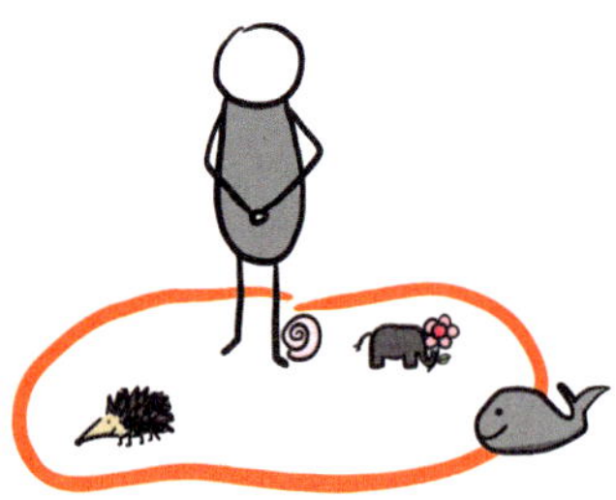

4. INSTRUKTIONEN: *Überlegen Sie, wie realistisch es ist, dass Sie jede einzelne Rolle wirklich ablehnen können. Wenn nicht, legen Sie das Tier wieder in den Kreis. Wie könnten Sie das aushalten? Überlegen Sie, ob leichte Änderungen der Bedingungen dazu führen könnten, dass Sie diese Rolle annehmen. Sie dürfen dazu auch das Tier einmal befragen, was es Ihnen zu sagen hat … wenn Ihnen das nicht zu komisch vorkommt …*

FRAGEN:

ABC-Impulsfragen

Wie fühlt sich das an, etwas aushalten zu müssen?
Wo und wann haben Sie etwas Ähnliches schon einmal bewältigt und was hat Ihnen damals genutzt, das Sie auch jetzt wieder aktivieren könnten?
Falls sich Ihr Selbstwert vom Anfang bis jetzt verändert hat, wie würden Sie ihn jetzt beschreiben?
Was brauchen Sie, um ihn anzuheben?
Wann, wo, mit wem machen Sie das?
Welche Ressourcen können dabei helfen?
Wenn etwas modifiziert würde: Wann würde sich das besser anfühlen?
Was müssten Sie dafür tun?
Welche Frage nehmen Sie bis zum nächsten Mal mit?

Aufmerksamkeitsfoki

Veränderungsneutralität. Klient:innen sollten von uns nicht zur Veränderung gedrängt werden, selbst wenn wir das für sinnvoll halten. Die Klientin ist die Expertin für ihr Problem, nur sie weiß, was sie sich und ihren Systemen zumuten kann. Erinnerungen an das, was sie in ähnlichen Situationen getan und gezeigt hat, erscheinen hier angemessener. Wenn allerdings eine Änderung sehr wichtig erscheint, die Klientin sich unbedingt verändern will und sie sich allein aufgrund mangelnder Selbstwirksamkeit nicht vorstellen kann, die Änderung anzugehen, können wir dies als Einladung verstehen, den Selbstwert zu stärken.

Variationen

Wertearbeit. Es können im Innen auch noch »Werte« hinzugefügt werden (s. Übung 10). »Welche Werte sind wichtig und sollten auf jeden Fall verteidigt werden? Welche Rollen passen zu diesen Werten, sodass sie angenommen werden können, welche nicht?«

Wenn beispielsweise Feminismus ein hoher Wert ist und die Angestellte die Abteilungsküche aufräumen soll oder sich mit einem geringeren Lohn abfinden soll als der Kollege, kann eine Auseinandersetzung bezüglich dieser Wertekollision angeregt werden.

ÜBUNG 28: Speckgürteltraining. Konfliktreiche Eskalationen – Wie verhalte ich mich, wenn mich jemand angreift?

WANN: Ein Klient fühlt sich im beruflichen oder im privaten Leben Attacken ausgesetzt. Sobald er angegriffen wird, fühlt er sich hilflos. Er hat den Eindruck, sich nicht verteidigen zu können oder nicht die richtigen Worte zu finden. Situationen können in Gruppen oder in Dyaden auftauchen. Themen sind Mobbing, Diskriminierung, Shitstorms, »Konflikte bei der Arbeit oder im Privaten, verbale oder körperliche Angriffe im beruflichen oder privaten Kontext, Gaslighting etc. Der Klient möchte Strategien entwickeln, wie er sich in solchen Situationen verhalten kann. Ein systemischer Ansatz würde in den meisten Fällen bedeuten, dass er die Lösungen selbst entwickelt, statt dass ein Coach mit einer Liste von möglichen Abwehrstrategien aufwartet. Kommunikationsstrategien und Verhaltensweisen sollten in das individuelle Repertoire des Klienten passen. Es ist also im weitesten Sinne ein kreativer Problemlösungsprozess zu begleiten. Dazu gehört das Schaffen einer sicheren Atmosphäre, die eine Basis für kreative Denkprozesse ist. Zudem ist eine Arbeit mit Ressourcen nützlich.

In der Übung wird ein Ichkreis mit einem Schutzmantel aus Werten und Ressourcen gelegt. Diese könnten einen sicheren Rahmen bilden, um konstruktiv und kreativ mit Herausforderungen umzugehen. Im Rollenspiel können verschiedene Verteidigungs- und Copingstrategien ausprobiert werden. Zudem kann eine Perspektivenübernahme eines herausfordernden Gegenübers Möglichkeiten eröffnen, ihn in einem anderen Licht zu sehen. Daraus könnten Impulse bezüglich eines weiteren Umgangs mit der Situation entwickelt und bewertet werden. Im Gegensatz zu Übung 23 wird hier also ein spezifisches Gegenüber mit bedacht.

SCHRITTE:

1. DIE ATTACKE UND ICH. Der Klient legt einen Kreis für sein Ichsystem und einen Kreis für das angreifende System (eine Person oder eine Gruppe). Er kann ein Objekt (Schleich-Tier, Playmobil-Figur, Mülleimer etc.) in den Kreis des Gegenübers stellen, falls ihm das hilft, sich die Situation gut vorzustellen. Er stellt sich in sein System und schildert im Detail eine prototypische Situation, einschließlich seiner Befindlichkeit, während und nach dem Angriff. Diese Szene sollte so geschildert werden, dass die Therapeutin einen Film drehen könnte, wenn sie das als Regisseurin tun sollte. Nach der Beschreibung schildert er, wie es ihm geht, und beschreibt seinen Selbstwert.

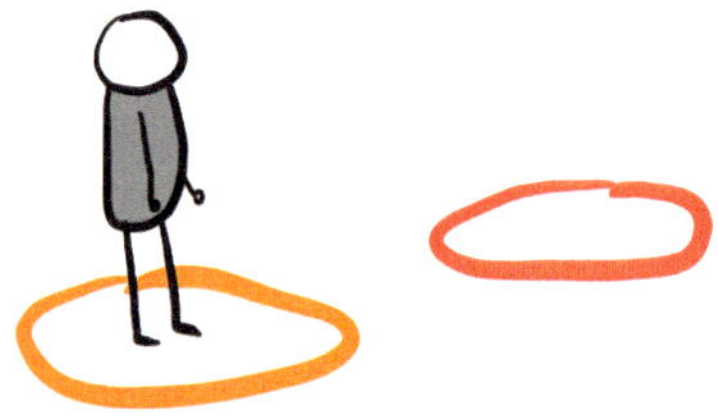

1. INSTRUKTIONEN: *Formen Sie bitte einen Kreis. Alles, was drin ist, sind Sie. Die Grenze ist Ihre Ichgrenze. Alles, was draußen ist, sind nicht Sie. Legen Sie bitte jetzt einen anderen Kreis für die andere Person, die Sie beschäftigt. Es soll sich hier um den Istzustand handeln – wie ist es jetzt? Bitte stellen Sie sich in Ihren Kreis, in Ihr Ichsystem und schildern mir im Detail eine typische Situation. Schildern Sie mir Ihre Szene so genau, dass ich einen Film drehen könnte, wenn ich als Regisseurin arbeiten sollte. Danach schildern Sie mir doch bitte einmal Ihre Befindlichkeit vor, während und nach dem Angriff.*

FRAGEN:

ABC-Impulsfragen

Wie steht es gerade um Ihren Selbstwert auf einer Skala von 1 = sehr niedrig bis 10 = sehr hoch? Was würden Sie tun, wenn er bei 9,5 wäre?

2. SCHUTZMANTEL. Der Klient legt einen weiteren Kreis um sein System, in das er zunächst einmal seine Werte legen soll, die in solchen Situationen relevant erscheinen. In denselben Kreis legt er seine Ressourcen, die ihm normalerweise in herausfordernden Situationen zur Verfügung stehen. Er stellt sich wiederum in seinen Kreis und berichtet von den Unterschieden nach dieser Arbeit, in diesem Bild. Veränderungen des Selbstwerts können erfragt werden. Sollte er sich gehoben haben, gilt es zu vermitteln, dass nichts von außen hervorgezaubert wurde – es wurde lediglich an die eigenen Ressourcen und Werte *erinnert*, die der Klient schon mitbringt beziehungsweise erworben hat (s. auch Übungen 11 und 23).

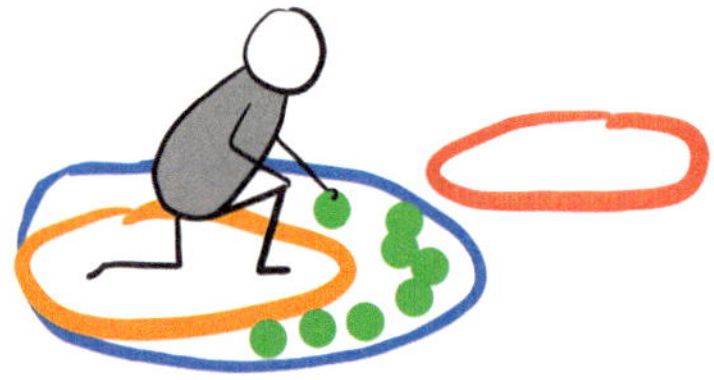

2. INSTRUKTIONEN: *Formen Sie bitte einen weiteren Kreis um sich herum. Das ist Ihr Schutzmantel und kann gleichzeitig auch der Bereich für kreative Ideen der Erwiderung sein. Bitte legen Sie einmal alle Werte, die Sie haben und die Ihnen zu diesem Thema einfallen, in diesen Kreis. Und danach alle Ressourcen, Fähigkeiten, Talente und Stärken, die Sie haben.*

FRAGEN:

ABC-Impulsfragen

Gesetzt den Fall, das Bild oder Ihr Erleben unterscheidet sich vom vorigen: Welche Unterschiede nehmen Sie wahr?

Was macht das mit Ihnen, das jetzt so zu sehen?

Wie steht es jetzt um Ihren Selbstwert auf einer Skala von 1 = sehr niedrig bis 10 = sehr hoch?

Welchen Beitrag können Sie dazu leisten, dass Ihr Selbstwert steigt?

3. PERSPEKTIVENÜBERNAHME. Der Klient versucht einmal eine Perspektivenübernahme. Dazu stellt er sich in den Kreis des Gegenübers und versucht, sich hineinzuversetzen. Er fühlt sich in die Situation kurz ein – vor, während und nach dem Angriff. Was fühlt und denkt diese Person, was treibt sie an? Wie nimmt sie, die andere Person, den Klienten wahr? Was bietet ihr Angriffsfläche, was könnte sie nicht gebrauchen, das heißt, was würde sie hemmen, um in den Angriff zu gehen? Die eigene Position kann ebenfalls immer wieder besucht werden und die Funktion des sich Nicht-wehrens, falls passend, könnte diskutiert werden: »Wozu ist es gut, sich nicht zu wehren?« Falls hier schon Lösungsimpulse kommen, kann man direkt zu Schritt 4 übergehen. Fragen nach dem Selbstwert und den Unterschieden je nach Kontext bieten sich an.

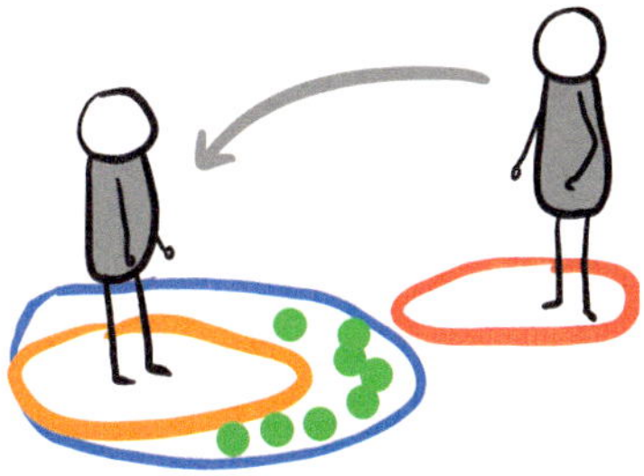

3. INSTRUKTIONEN: *Wechseln Sie einmal zu der anderen Person. Wie sieht sie auf Sie? Was geht in ihr vor? Versuchen Sie auch einmal sich in sie hineinzuversetzen, was sie denkt und fühlt, wenn sie Sie angreift. Welchen Grund hat sie? Was macht es ihr leicht, Sie anzugreifen? Wie sieht sie auf Sie? Was motiviert sie womöglich, so zu handeln? Wo spüren Sie eine Schwachstelle bei diesem Angreifer? Danach gehen Sie einmal wieder in Ihren Kreis. Wie geht es Ihrem Selbstwert?*

FRAGEN:

ABC-Impulsfragen

Gesetzt den Fall, das unterscheidet sich vom vorigen: Worin wäre das?

Wie steht es jetzt um Ihren Selbstwert? *Auf einer Skala von 1 = sehr niedrig bis 10 = sehr hoch?*

Was hat die andere Person als Anlass gesehen zu attackieren? Was hat es ihr leicht gemacht?
Wozu ist das gut, dass Sie sich nicht wehren (können)? Was entsteht daraus?
Wie steht es jetzt um den Selbstwert der anderen Person auf einer Skala von 1 = sehr niedrig bis 10 = sehr hoch?

4. ÜBUNG. Hier können wir Lösungen brainstormen und Verhaltensalternativen ausprobieren. Die Therapeutin kann das Gegenüber spielen, wobei das manche Klient:innen nicht mögen – es lohnt sich nachzufragen und es einmal zu probieren. Die Therapeutin kann die Sätze des Angreifers aussprechen und Resonanz anbieten, was sie beeindruckt und was nicht – dies immer aus einer relativierenden, subjektiven Perspektive heraus: »Also, mich würde diese Ansage irgendwie zum Angriff einladen – aber das bin ja nur ich, das könnte auch anders sein ...« Zum Abschluss kann konkret überlegt werden, was wann wie und wo einmal probiert werden könnte.

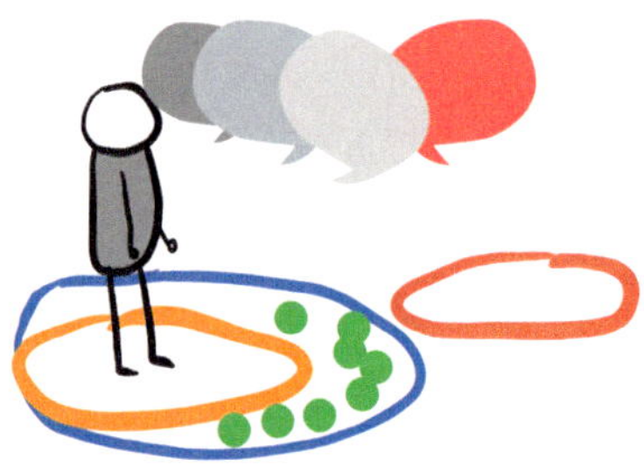

4. INSTRUKTIONEN: *Lassen Sie uns einmal brainstormen und ruhig auch ausprobieren, was es für Alternativen geben könnte. Ich kann auch einmal das Gegenüber spielen, wenn es etwas bringt. Ich kann dessen Sätze einmal sagen und wir üben einmal. Ich kann Ihnen danach auch Resonanz geben, was mich beeindruckt und was nicht ...*

FRAGEN:
ABC-Impulsfragen
Wo sind Sie jetzt gelandet?
Wie steht es jetzt um Ihren Selbstwert auf einer Skala von 1 = sehr niedrig bis 10 = sehr hoch?
Was ist machbar?
Was brauchen Sie noch, um das Erarbeitete gut umzusetzen?
Was brauchen Sie, um es auszuhalten, falls es nicht gelingt?
Wo ist Ihr Trainingsraum? Wo können Sie einmal etwas ausprobieren, ohne sich gleich eine blutige Nase zu holen?

Aufmerksamkeitsfoki

Steuern und Driftenlassen. Die Übung animiert Therapeut:innen, vor allen Dingen in Schritt 3 und 4, zu stärkeren Steuerungen, die manchmal unbewusst sein können. So liegen Tipps, Tricks und Ratschläge häufig auf der Hand, fallen uns schnell Strategien ein und wir möchten sie vielleicht auch gern anbieten. Aus einer systemischen Perspektive ist es nicht verboten, hie und da mal Tipps zu geben. Wenn wir das in Betracht ziehen, sollten es allerdings *viele* Tipps sein, um den Klient:innen die Möglichkeit der freien Auswahl zu geben. Getreu dem Motto: »Eine Idee ist immer schlecht, wenn es die einzige ist.« Es wäre sicherlich auch sinnvoll, die Resonanz auf das Rollenspiel eher persönlich zu halten und im Konjunktiv zu formulieren. Also nicht im Sinne von: »So musst du das machen, das klang richtig super!«, sondern eher im Sinne von: »Das hat mich berührt, ich weiß nicht, ob es bei deinem wirklichen Gegenüber genauso sein wird, aber mein persönlicher Eindruck war, dass die letzte Möglichkeit, die du mir angeboten hast, erfolgreich sein könnte. Was passiert bei dir, wenn ich so rede?«

Experimentieren kann schiefgehen. Es empfiehlt sich, mit den Klient:innen durchzuspielen, was passiert, wenn die gut eingeübte Handlungsalternative nicht funktioniert. Wir können als Systemiker:innen darüber aufklären, dass Menschen Verhalten anderer Menschen nicht kontrollieren können, das heißt, »das ganze Leben ist ein Experimentierfeld, nicht mehr und nicht weniger«. Misserfolgsszenarien durchzuspielen, bietet sich an. Ebenso ist die Frage nach der Funktion des derzeitigen Verhaltens nützlich. Vielleicht möchte der Klient ja bei seinem Verhalten bleiben, weil es seinen Werten entspricht. Aus diesem Grund habe ich die Erkundung von Werten in diese Übung eingeführt, auf die er oder die Therapeutin Bezug nehmen können. Wenn er sich entscheidet, nichts zu ändern, ist er aber meist einen Schritt weitergekommen, denn eine bewusste Entscheidung bedeutet auch, mit deren Konsequenzen zu leben. Auch bei diesem Schritt können wir ihn unterstützen.

Variationen

Falls Rollenspiele nicht erwünscht sind, kann man die körperliche Perspektivenübernahme auch weglassen und zum Beispiel auf Moderationskarten verschiedene Handlungsoptionen aufschreiben lassen. Diese könnten dann nach Priorität geordnet werden.

Gruppentherapie. In der Gruppentherapie kann auf andere Gruppenmitglieder in Schritt 4 zurückgegriffen werden, die die Rolle spielen. So bleibt die Rolle der Therapeutin klar und es werden keine Anteile auf sie projiziert. Falls in dieser Hinsicht

Bedenken bestehen, sollte die Therapeutin bei Schritt 4 lieber den Klienten bitten, mit der Stimme des Gegenübers selbst in den Dialog zu treten. Handpuppen könnten dazu ebenfalls genutzt werden.

ÜBUNG 29: Die Grenzposten-Übung. Wertekonflikt mit dem Team – Wie kann ich mich gut vertreten, ohne Bindung zu verlieren?

WANN: Jemand zögert, ihre Werte in einem Team zu vertreten. Auf der einen Seite möchte sie authentisch und ehrlich sagen, was sie denkt, auf der anderen Seite möchte sie weiter dazugehören. Die Grundbedürfnisse Bindung und Autonomie stehen also im Konflikt miteinander. Zudem kann es sein, dass jemand das Gefühl hat, seine Meinung aus politischer oder religiöser Überzeugung heraus sagen zu müssen. Mit uns kann er erörtern, welche Kosten und welchen Nutzen das hat. Außerdem kann durchlüftet werden, was es heißt zu »müssen«. Woher kommt das Pflichtgefühl oder Gefühl der Verantwortung? Was ermöglicht es und was verhindert es vielleicht? Eine weitere Frage wäre, ob jemand allein Courage zeigen muss oder ob es Mitstreiter:innen gibt? Zu guter Letzt kann es auch um das Wie des Sich-Äußerns gehen. Wenn ich meine Meinung vertreten möchte, wie kann das so formuliert werden, dass Bindung möglichst wenig gefährdet wird?

SCHRITTE:

1. ISTZUSTAND: DIE BEIDEN OPTIONEN. Die Therapeutin erfragt, welche Ambivalenzen die Klientin genau beschäftigen. Ist es der Konflikt zwischen Autonomie und Bindung oder politischer Verantwortung und Gefallenwollen oder der zwischen Exklusion oder Inklusion etc.? Die Klientin sollte die Pole benennen, wobei die Therapeutin dabei helfen kann. Die beiden sich widerstreitenden Anteile werden als Seile in einen größeren Kreis gelegt, der die Person als Ganzes im Hier und Jetzt darstellen soll. Danach soll die Klientin so viele Seile, wie es Mitglieder des Problemsystems gibt, aussuchen und jeweils einen Platz dafür im Raum suchen. Danach stellt sie sich in ihren Seilkreis und fühlt sich erst in den einen, dann in den anderen Anteil hinein. Dies kann sehr kurz sein. Sie beschreibt aus diesen Positionen heraus, was in ihr vorgeht, wenn sie sich für die jeweilige Option entschieden hat. Hier ist der Indikativ wichtig: »Sie haben sich für Bindung entschieden und schweigen: Wie ist das?« Die Klientin berichtet, welche Kosten und welchen Nutzen es hat, dem jeweiligen Anteil Priorität zu geben. Die Therapeutin kann Beobachtungen (Mimik, Gestik) mitteilen und Gesagtes paraphrasieren und jeweils die Befindlichkeiten erfragen.

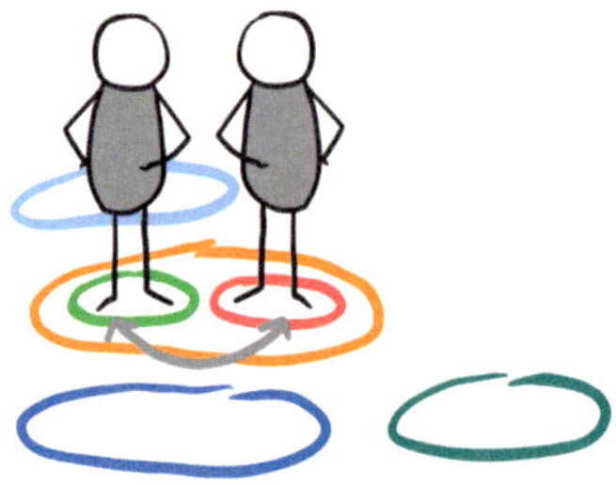

1. INSTRUKTIONEN: *Formen Sie bitte einen Kreis für sich und nehmen Sie zwei Seile für jede der beiden Optionen oder Anteile in Ihnen und legen Sie sie in den Raum als zwei unterscheidbare Formen. Zudem legen Sie bitte für jedes relevante Teammitglied einen Kreis im Raum. Stellen Sie sich bitte einmal nacheinander in beide Optionen. Stellen Sie sich dabei vor, Sie hätten sich dafür entschieden, diesem Anteil nachzugeben. Sie würden genau das machen, was dieser Anteil von Ihnen möchte. Denken Sie zunächst einmal nur an sich – was die anderen denken, schauen wir uns später an.*

FRAGEN:
ABC-Impulsfragen
Was geht in Ihnen vor?
Welche Kosten und welchen Nutzen haben diese Optionen für Sie?
Wie ist Pflicht (Verantwortungsgefühl) und Kür (eigene innere Wahl) auf die beiden Optionen verteilt? Nehmen Sie Prozentzahlen (zum Beispiel 60 Prozent Pflicht, 40 Prozent Kür).

2. DIE EINE OPTION VERTRETEN. Die Klientin fängt mit einer Option an. Sie stellt sich vor, dass sie einen Wert vertritt, zum Beispiel Autonomie. Sie stellt sich in den Kreis und sagt zu dem vorgestellten Team, was sie bewegt (zum Beispiel vertritt sie ihre Meinung oder hält eine kurze politische Rede). Die Therapeutin erfragt, wie sich das anfühlt, was das mit der Klientin macht, was in ihr vorgeht. Danach kann sie sich in die entsprechenden Kreise der anderen Personen stellen und sich in sie hineinfühlen und dann im Sinne eines Rollenspiels reagieren. Dann geht sie wieder auf die Option zurück und fühlt sich hinein. Wie geht es ihr damit? Was ist schlimmer, besser, anders als erwartet?

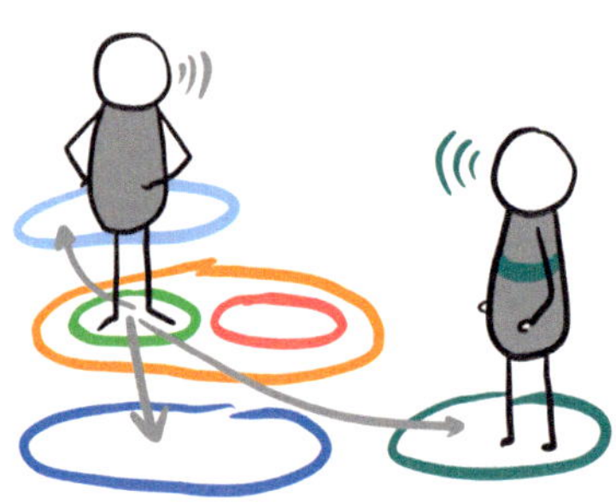

2. INSTRUKTIONEN: *Schauen wir uns doch die Optionen noch einmal genauer an. Sie können mit einer Option anfangen. Sprechen Sie doch einmal zu den anderen, so, als ob Sie sich genau für dieses Verhalten entschieden hätten. Stellen Sie sich in den Kreis und beginnen Sie ein Gespräch mit dem Team. Danach können Sie einmal, wie in einem Rollenspiel, in die Fußstapfen der anderen treten und ihre Reaktionen spielen oder laut sagen, was die wohl denken. Dann können Sie wieder auf Ihre Option gehen und sich einfühlen.*

FRAGEN:
ABC-Impulsfragen
Wie ist es jetzt?
War es so, wie Sie erwartet haben, oder schlimmer oder besser? Was folgt daraus?
Gesetzt den Fall, die Optionen fühlen sich nun anders an: Worin bestehen die Unterschiede?

3. DIE ANDERE OPTION VERTRETEN. Danach wird die andere Option fokussiert. Sie sollte ebenfalls einmal aus dem Innenkreis heraus vertreten werden. Falls eine Option »Verschweigen« von etwas ist, kann die Klientin ein nichtssagendes Gespräch vorspielen. Sollte es eine Reaktion auf eine bestimmte Bemerkung einer Kollegin sein, zu der sie schweigt oder ausweicht, kann die Therapeutin die Rolle der Kollegin übernehmen.

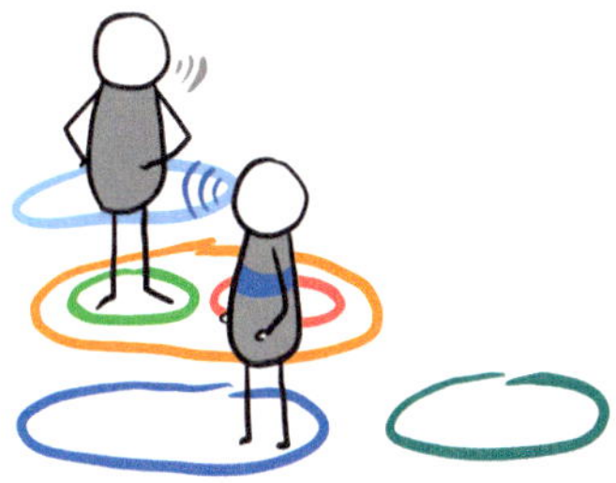

3. INSTRUKTIONEN: *Schauen wir uns nun die andere Option an. Sprechen Sie auch hier einmal zu den anderen, so, als ob Sie sich genau für dieses Verhalten entschieden hätten. Stellen Sie sich in den Kreis. Wie eben können Sie in einem Rollenspiel in die Fußstapfen der anderen treten und ihre Reaktionen spielen oder laut sagen, was die wohl denken. Dann können Sie wieder auf Ihre Option gehen und sich einfühlen.*

FRAGEN:
ABC-Impulsfragen
Wie ist es jetzt?
War es so, wie Sie erwartet haben, oder schlimmer oder besser? Was folgt daraus?
Wie würden Sie die Unterschiede im Erleben der beiden Optionen beschreiben?

Gesetzt den Fall, die Optionen fühlen sich nun anders an als am Anfang: Worin bestehen die Unterschiede?

4. BLICK VON AUSSEN. Hier kann zunächst einmal die Ambivalenz gewürdigt werden. Wozu ist es gut, sich die Fragen überhaupt zu stellen? Da Ambivalenzen funktional wichtig sein können, sollte nicht versucht werden, die Klientin zu einer Entscheidung zu drängen. Dann kann aus der Position heraus erörtert werden, welches Thema hinter dem Thema aufblitzen könnte. Was bleibt, wenn die Entscheidung getroffen ist und alles gut ausgeht? Nicht selten kommen an dieser Stelle biografische Erinnerungen hoch, die sich um Angst vor Ausgrenzung etc. drehen. Oder Kindheitserinnerungen werden erzählt, als man von einer Gruppe gemobbt oder ausgestoßen wurde. Diese Themen können im Weiteren besprochen werden. Zudem können die Impulse aufgenommen werden, die bereits entstanden sind.

Oftmals werden auch Ideen für erste Handlungsschritte geäußert. Diese können begleitet werden, indem nach nützlichen Ressourcen gesucht wird: Was brauchen Sie, um Ihr Vorhaben umzusetzen? Die Therapeutin kann im Fall, dass Entscheidungen anstehen, dazu anregen, Szenarien durchzuspielen, etwa: Wie können Sie Ihre Meinung vertreten und gleichzeitig das Risiko minimieren, nicht gemocht zu werden? Hier können Rollenspiele nützlich sein.

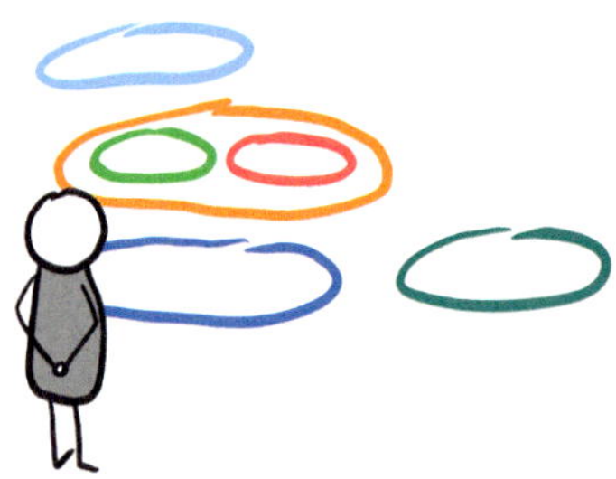

4. INSTRUKTIONEN: *Stellen Sie sich doch einmal ganz raus und schauen sich alles von außen an.*

FRAGEN:

ABC-Impulsfragen

Wozu könnte es gut sein, sich die Fragen überhaupt zu stellen? Wozu ist das Zögern, sich für das eine oder das andere zu entscheiden, gut?

(*Falls es passt:*) Wozu ist es gut, die eigene Meinung nicht zu sagen? Was ermöglicht es und was verhindert es?

Falls es ein Thema hinter dem Thema geben würde, welches könnte das sein?

Was bleibt Thema, wenn die Entscheidung getroffen ist und alles gut ausgeht?

Wenn wir noch einmal schauen, was jetzt hier entstanden ist: Was nehmen Sie mit? Was setzen Sie um?
Was ist zu tun? Was wären die nächsten Schritte?
Was brauchen Sie, um den ersten Schritt umzusetzen?
Welche Ressourcen haben Sie schon, die Sie nutzen können, um voranzukommen?
Was brauchen Sie von mir, um dies umzusetzen?

Aufmerksamkeitsfoki

Würdigung unbeliebter Optionen. Die Übung bietet eine gute Möglichkeit, sich neutral, also nicht parteilich, zu verhalten. Die Struktur der Methode erlaubt es, die Vor- und Nachteile beider Optionen gleichermaßen zu untersuchen. Gerade bei von außen schnell als negativ bewerteten Optionen wie »verschweigen«, »aussitzen«, »aushalten« oder »auf die Zunge beißen« sind wir in unserer Kultur schnell verführt, Menschen zu etwas anderem zu »ermutigen«. Wir wissen nicht, was für eine Klientin besser wäre – für manche ist die Angst vor Exklusion entscheidender als die Verteidigung oder das Äußern ihrer Werte. Und wir wissen nicht, was einer Person wirklich blühen könnte, sollte sie ihre Meinung äußern. Unterstützt von einer Haltung des neugierigen Staunens sollte es leichter fallen, auch sozial unbeliebte Selbstregulationsstrategien zu würdigen. Zusätzlich helfen könnte die Idee, dass viele ungeliebte Verhaltensweisen eine Bindungsfunktion haben. Bindung ist ein menschliches Grundbedürfnis.

Würdigung der Ambivalenz. Auch die Ambivalenz, das Sich-nicht-entscheiden-Können, hat vermutlich eine Funktion, nach der wir suchen dürfen. In einem Fall hatte eine Klientin das Bedürfnis, rassistische Bemerkungen eines Teammitglieds zu kontern, was sie aber nicht tat. Nach der Übung entschied sie sich dafür, sich zu äußern, hatte aber nun Schuldgefühle, nicht eher eingegriffen zu haben. Hier erwies sich eine Diskussion als nützlich, wozu das Zögern und Warten und Aufschieben gut gewesen sein könnten. In dem Fall war es die Angst, sich im Team unbeliebt zu machen und Streit im Team zu provozieren. Als ihr die Funktion deutlich wurde, konnte sie mit einem milderen Blick auf sich sehen. Und ihre Energie in die Vorbereitung der nächsten Teamsitzung setzen.

Variationen

Handpuppen. Es gibt eine große Auswahl von Handpuppen, die eine Therapeutin zum Rollenspiel einsetzen kann. Vor allem Tierfiguren können Leichtigkeit in den Prozess bringen, laden aber auch oft zu emotionalen Reaktionen ein. Die Figuren können in die Seilkreise gelegt und aufgehoben werden, sobald man mit ihnen spielen will.

ÜBUNG 30: Das Seil-DiLeMa. Direct, Lead, Manage – Wo bin ich als Leitung sattelfest?

WANN: Eine Führungskraft hat ein diffuses Gefühl, dass etwas nicht gut läuft. Vielleicht hat sie gerade erst eine Leitung übernommen, oder sie führt ein neues Team oder eine neue Organisation, oder sie ist noch unerfahren – sie fühlt sich unsicher und möchte ein Gefühl dafür kriegen, was sie kann und was nicht. Diese Übung basiert auf einem Führungskräftemodell, das Führung in die Fähigkeiten »Direct«, »Lead« und »Manage« unterteilt (Bungay, 2022; Drucker, 1959). Ich habe jedoch in meinen Vorlesungen zur Wirtschaftspsychologie eine dynamischere Version anzubieten. Meiner Meinung nach handelt sich hier nicht um ein persönlichkeitspsychologisches Konzept, sondern um eine Beschreibung von Systemen und Aufgaben, die Menschen im Management normalerweise bewältigen müssen. Diese Aufgaben passen individuell mehr oder weniger zu bestimmten Menschen. Jedoch trägt jede:r von uns alle Anteile in sich – diese Anteile sind je nach Person und Kontext allerdings unterschiedlich präsent.

Direct beinhaltet die intellektuelle Leistung und bedeutet, dass ich direkte Anweisungen geben und klare Anweisungen für Mitarbeitende kommunizieren kann. Das Wort »direct« kommt von »Richtung geben«. Dieser Anteil kann auch kurz als Denker:in bezeichnet werden. Mit seiner Hilfe leiste ich konzeptionelle Arbeit. Ziele und Sollwerte werden genauso von mir definiert wie rote Linien, die nicht überschritten werden sollen. Ich kann meine Entscheidungen, auch unliebsame, gut kommunizieren. Ich sorge für eine inhaltliche Richtung: Da geht's hin. Mitarbeitende sind also nicht dauernd irritiert oder fragen sich, was meine letzte Mail oder Message sagen wollte. Sie empfinden meine Kommunikation als klar und transparent. Die Kommunikation geht nach außen, richtet sich auf relevante Umwelten (Kund:innen, Konkurrent:innen, Verwaltungen etc.), sowie nach innen (Mitarbeitende).

Lead bedeutet, ich kann meine Mitarbeitenden motivieren, und habe ein Talent dafür, ihre Potenziale zu entdecken und ihnen meine Beobachtungen rückzumelden. Das bedeutet unter anderem, dass ich einen Blick auf Ressourcen und Potenziale habe und nicht nur Probleme und Krisen sehe (und bearbeiten kann). Ich versuche, für alle eine passende Rolle oder Position zu finden, zudem sollte ich für alle Mitarbeitenden Zukunftsideen und Karrierechancen entwerfen können. Charisma kommt hier ins Spiel – ich merke, dass ich etwas sage und Menschen mir gern zuhören, dass sie danach motiviert und vielleicht sogar begeistert sind. Dieser Anteil kann auch Frontman/Frontwoman genannt werden. Ich sehe hier eher einen sozialen Anteil, einen, der den Blick sowohl auf Individuen als auch auf Interaktionen und Kontexte hat.

Manage bedeutet, dass ich Ressourcen und Prozesse effektiv organisieren und verwalten kann, dass damit Ziele erreicht werden können. Hier kommt das Stereotyp der Verwaltungs- oder Organisationskraft in den Sinn: Habe ich einen Sinn für Ordnung, Klarheit, Struktur? Kann ich nach vorn planen? Sehe ich Hindernisse und habe ich eine Idee, welche Ressourcen ich einsetzen kann, um sie zu überwinden? Hier können wir auch von der Macherin oder dem Macher sprechen. Manage kommt von »manus«, »Hand«. »Hand«-lungsfähigkeit ist erforderlich – das heißt, ich sollte Strukturen aufbauen können, die Entscheidungsverhalten optimieren.

In der Übung kann die Klientin erfahren, welche Teilbereiche der Führung sich gut anfühlen und welche nicht, wo es Luft nach oben gibt und welche Bereiche sie schon zufriedenstellend meistert. Alle diese Bereiche können »nachgeschult« werden. Manchmal können »Defizite« auch durch passende Randbedingungen aufgefüllt werden – vielleicht kann ja eine Kollegin unterstützen oder es braucht nur einen unterstützenden Kontext (zum Beispiel führe ich gern aus meinem Büro heraus und bin im Außendienst eher unsicher), damit ich selbstwirksamer sein kann. Es ist mir wichtig, einen dynamisch-optimistischen Eindruck zu vermitteln, damit die Übung nicht zu sehr auf Defizitärem fokussiert.

Diese Übung unterscheidet sich von Übung 26, in dem ein Modell vorgestellt wird, das schon möglichst umfassende, plausible und subjektive Faktoren der Führung mit sich bringt. Ich nutze diese Version »Direct, Lead, Manage« gern, wenn es sich um Anfänger:innen in der Führungsposition handelt. Zudem wird hier kein Führungsstil entwickelt (das kann dabei herauskommen, ist aber nicht Ziel), sondern ressourcenorientiert darauf geschaut, wie vorhandene Fähigkeiten aktiviert, stabilisiert und verfeinert werden können. Es wird zum Beispiel sehr detailliert auf Situationen der Selbstwirksamkeit geschaut.

SCHRITTE:

1. »DIRECT, LEAD, MANAGE«-PROBLEMKONSTRUKTION. Die Klientin wählt ein Seil und einen Platz für sich. Dieser Kreis beschreibt sie als Ganzes, als vollständigen Menschen mit allen Anteilen, die ihr im Hier und Jetzt zur Verfügung stehen. Die Coachin erklärt die drei wichtigen Aspekte der Führung und prüft, ob das Konzept der Klientin schlüssig erscheint. Neben drei weiteren Seilen für diese Aspekte kann ein viertes Seil für einen Gesichtspunkt gelegt werden, den die Klientin zusätzlich für wichtig hält. Es kann auch sein, dass die Klientin die Aspekte anders benennt oder schlichtweg andere Faktoren für wichtig hält. In allen Fällen kann ohne Weiteres der Klientin im Sinne der Prozessorientierung gefolgt werden. Dann soll die Klientin ihre Frage an die Sitzung noch einmal aussprechen: Um welches Anliegen geht es konkret?

Die erste Runde ist schnell: Die Klientin stellt sich in ihren Ichkreis und schildert, wie es ihr geht. Danach soll sie nicht länger als 3 Minuten nacheinander auf den Anteilen stehen und kurz schildern, welche Situation im Job ihr in den Sinn kommt. Sie soll dann beschreiben, wie es ihr geht. Danach geht sie wieder auf ihren Ichkreis. Unterschiede zum ersten Mal können erfragt werden. Skalierung des Selbstwerts und Fragen zu Emotionen mit den ABC-Impulsfragen sind nützlich.

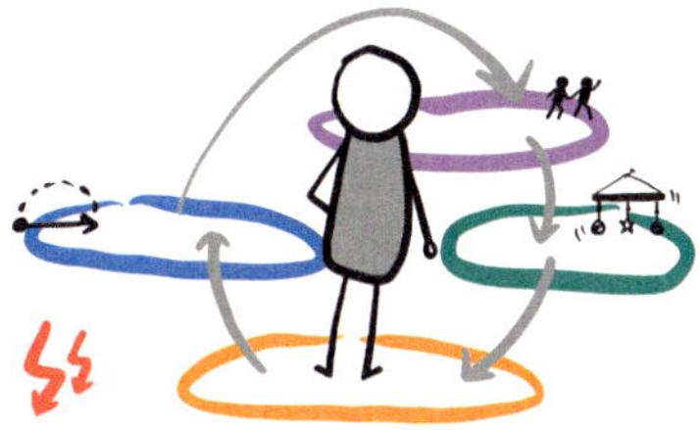

1. INSTRUKTIONEN: *Bitte wählen Sie ein Seil und einen Platz für sich. Dieser Kreis beschreibt Sie als Ganzes, als vollständigen Mensch mit allen Anteilen, die Ihnen im Hier und Jetzt zur Verfügung stehen. Bitte schildern Sie mir nun eine problematische Situation im Job, die Ihnen in den Sinn kommt. Nun wählen Sie bitte je ein Seil für die drei Aspekte Direct, Manage und Lead und legen Sie in den Raum, wo sie Ihrem Gefühl nach, einen guten Platz haben. Gehen Sie dann in ihren Ichkreis und schildern mir doch einmal, wie es Ihnen geht. Nun lade ich Sie dazu ein, sich nacheinander in die anderen Kreise zu begeben und sich hineinzufühlen. Wir werden später auch auf gelungene Situationen schauen.*

FRAGEN:

Affect (Emotionen) aus ABC-Impulsfragen
Wie steht es um Ihren Selbstwert auf einer Skala von 1 = sehr niedrig bis 10 = sehr hoch?
In welchem Kreis haben sie sich am wohlsten gefühlt, in welchem weniger gut?
Wie liegen die Anteile zueinander? Wie nah wie fern? Macht das Sinn und wenn ja, welchen?

2. »DIRECT, LEAD, MANAGE«-KOMPETENZKONSTRUKTION. Die Klientin wird nun eingeladen, die einzelnen Kreise zu betreten und eine Situation zu beschreiben, in der sie sich in den Aspekten Direct, Lead und Manage kompetent gefühlt hat. Dies kann etwas detaillierter geschehen als in der ersten Runde. Die Coachin hat ein Auge darauf, *wie* diese Kompetenz entstanden ist. Es darf nicht der Eindruck entstehen, dass dies etwa auf Zufall oder Glück zurückzuführen war. Es gilt also, gemeinsam auf die Suche danach zu gehen, welcher eigene Beitrag zu dem Kompetenzgefühl und zu dem Erfolg in der Situation geführt hat. Falls die Klientin meint, dass es solche Situationen nicht gegeben hätte, kann nachgeholfen werden, indem die Coachin nach Ereignissen in früheren Stellen oder Führungspositionen in Vereinen, in der Familie etc. fragt. Zudem kann gefragt werden, was ein wohlwollender Kollege auf die Frage geantwortet hätte.

Welche Kompetenzen der Klientin hätte er wohl gefunden? Danach geht die Klientin wieder in ihren Ichkreis. Unterschiede im Befinden und im Selbstwert werden erfragt.

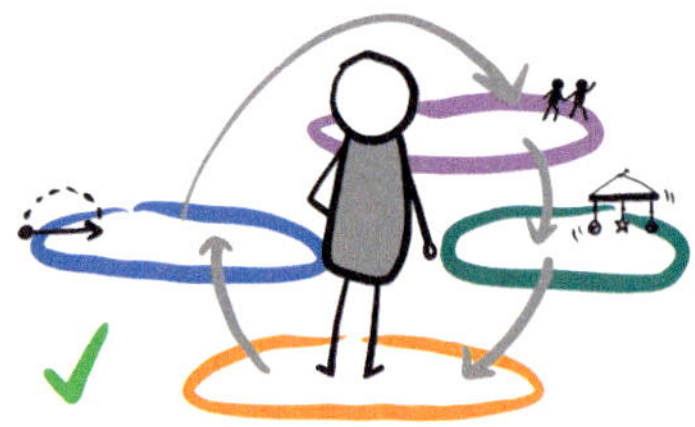

2. INSTRUKTIONEN: *Nun schauen wir einmal auf gelungene Situationen. Gehen Sie doch bitte noch einmal in die einzelnen Kreise und beschreiben Sie eine berufliche Situation, in der sie sich in den Aspekten Direct, Lead und Manage kompetent gefühlt haben. Es soll eine Situation sein, in der Sie einen Beitrag zu dem Erfolg geleistet haben – die nicht etwa durch Glück oder Zufall so gut wurde. Danach gehen Sie doch bitte wieder in Ihren Ichkreis. Sie haben Zeit, erzählen Sie in Ruhe!*

FRAGEN:

Affect, Emotionen aus ABC-Impulsfragen
Wie steht es nun um Ihren Selbstwert auf einer Skala von 1 = sehr niedrig bis 10 = sehr hoch?
Welche Unterschiede bemerken Sie noch zur letzten Runde?
In welchen Bereichen fühlen Sie Ihre Selbstwirksamkeit am stärksten?

3. LÖSUNGSSUCHE. Die Klientin spricht ihr Anliegen noch einmal aus. Es ist möglich, dass es sich mittlerweile verändert hat – die Coachin folgt der Klientin und markiert die Unterschiede. Die Klientin stellt sich nacheinander (dieses Mal nicht in die Kreise, sondern) vor die Kreise und versucht, den Anteil zu finden, der gerade zu schwach ist und demnach gestärkt werden sollte. Falls ein Bereich nicht als problematisch erlebt wurde oder wird, muss er nicht weiter angesehen werden – es sollen keine neuen Probleme erfunden werden. Für die relevanten Aspekte, in denen noch Verbesserungsbedarf besteht, kann nach Ressourcen gesucht werden: Welchen Aspekt aus den gelungenen Situationen der zweiten Runde kann die Klientin in Problemsituationen nutzen? Welches Talent, welche Stärke? Wie kann sie ihre Fähigkeiten künftig abrufen? Danach stellt sie sich wieder in den Ichkreis. Veränderungen (auch bezüglich der Befindlichkeit und des Selbstwerts) werden erfragt.

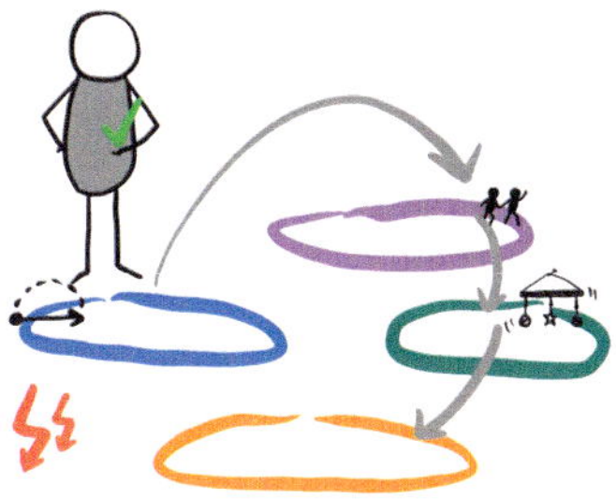

3. INSTRUKTIONEN: *Bitte stellen Sie sich nun nacheinander vor die Kreise und suchen einmal nach Lösungsimpulsen für die problematischen Situationen, für die Sie neue Lösungen wünschen. Es kann, aber es muss nicht jeder Kreis diskutiert werden – wo es kein Problem gibt, müssen wir nicht hineinschauen. Welcher Anteil braucht Stärkung? Welcher ist vielleicht gerade schwach? Für die Aspekte, in denen Sie noch Luft nach oben verspüren: Welchen Aspekt aus der gelungenen Situation, die Sie eben erinnert haben, könnten Sie insgesamt mehr nutzen? Welches Talent, welche Stärke? Wie können Sie Ihre Fähigkeiten, die ja manchmal stärker zur Verfügung stehen, künftig besser abrufen? Danach stellen Sie sich bitte wieder in den Ichkreis.*

FRAGEN:

Affect, Emotionen aus ABC-Impulsfragen
Wie steht es nun um Ihren Selbstwert auf einer Skala von 1 = sehr niedrig bis 10 = sehr hoch?
Welche Unterschiede bemerken Sie noch?
Welchem Aspekt wollen Sie in der Zukunft mehr Aufmerksamkeit schenken?

4. AUSSENPERSPEKTIVE – FRAGENSTELLEN. Zum Schluss stellt sich die Klientin ganz nach außen und schaut auf das Ganze. Sie wird eingeladen, zu jedem Aspekt eine neue Frage zu entwickeln und diese aufzuschreiben. Abschließend geht sie wieder in den Ichkreis und zieht eine Bilanz der Sitzung. Je nach Coachingstil kann hier auch beigesteuert werden. Ich finde es allerdings viel interessanter, die Sitzung »unrund« enden zu lassen und die Klientin mit Fragen statt Antworten nach Hause zu schicken. Letztendlich könnte ihr das zeigen, dass ich ihr viel zutraue und sie für selbstwirksam halte. In vielen Situationen, in denen ich die Übung angewandt habe, entspricht es eher dem, was die Klientin braucht. Die innere Ausgestaltung der Anteile ist ihre Sache, die Erinnerung an all das, was sie in den Bereichen schon kann, die der Coachin.

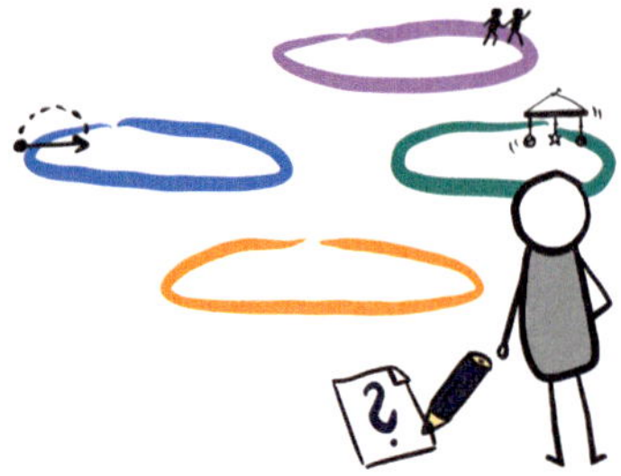

4. INSTRUKTIONEN: *Zum Schluss können Sie sich noch einmal eine Außenposition suchen. Ich würde Sie gern einladen, zu jedem Aspekt eine neue Frage zu entwickeln und sie sich aufzuschreiben. Meine Idee ist, dass Sie diese Fragen mitnehmen und wir in der nächsten Sitzung einmal schauen, was daraus entstanden ist.*

FRAGEN:
Wo sind Sie jetzt, nach der Sitzung, gelandet?
Wie steht es um Ihren Selbstwert auf einer Skala von 1 = sehr niedrig bis 10 = sehr hoch?
Was steht jetzt an?
Welche Frage möchten Sie von mir zum Abschluss noch gestellt bekommen?

Aufmerksamkeitsfoki

Fragen statt Antworten. Aus meiner Erfahrung wäre es wenig hilfreich, der Klientin Defizite aufzuzeigen oder ihr Antworten zu ihren Problemen mitzugeben. Daher werden am Ende Fragen entwickelt, die die Klientin bis zur nächsten Sitzung beantworten darf. Mag dieses Vertrauen auf Autopoiese ein Standardvorgehen in der systemischen Beratung sein, so kann es doch Kund:innen verstören. Oftmals ist ein vorhergehendes Framing wichtig, das heißt, eine Aufklärung über die systemische Haltung erscheint notwendig (vor allem die Autopoiese, Konstruktivismus, Kybernetik 2. Ordnung). Hierfür braucht es in den meisten Fällen eine systemische Weiterbildung.

In der vorliegenden Übung wurde aus dieser Haltung heraus gearbeitet. Normalerweise, so die Idee, wissen Führungskräfte selbst, wo sie sich weitergehende Führungstrainings und -programme suchen müssen. Sie wissen darüber besser Bescheid als wir Beratende. Es gilt also noch einmal hervorzuheben: Die Klientin ist die Expertin für ihre Probleme und deren Lösung.

Zu guter Letzt glaube ich, dass viele Führungspersonen keine speziellen Führungsprogramme mehr brauchen. Sie wissen um die Inhalte und die Prozesse. Was sie benötigen, ist oftmals eine Stärkung des Selbstwerts, Methoden, die zum kreativen

Denken anregen, neugierige Fragen, die neue Zugänge zu alten Problemen ermöglichen, und eine respektvolle und inspirierende Begleitung.

Prozessorientierung: Wie oben schon angesprochen, können die Inhalte der Kreise variieren. Hier sollten wir als Begleitung Flexibilität zeigen und uns von den Klient:innen führen lassen.

Variationen

Bilder und Figuren. Wie in anderen Übungen kann mit Bildern und Figuren gearbeitet werden, die in die Kreise gelegt werden. Dies ermöglicht einen Zugang zu unbewussten Ressourcen, ist aber auch aufwendiger.

ÜBUNG 31: Die Systemsprengerin. Wie komme ich auf neue Lösungen?

WANN: Für diese Übung gibt es vielseitige Anwendungen. Menschen haben oftmals den Eindruck festzustecken und niemals eine Lösung für ein Problem zu finden. Sie stecken buchstäblich in einer Sackgasse. Die positive Psychologie zeigt, dass negative Stimmung den Blick verengt und kreative Problemlösung erschwert (s. Förster, 2020; Fredrickson, 2004). Neuere Forschung zeigt, dass das Gefühl von Sicherheit schon ausreicht, um die rechte Gehirnhälfte zu aktivieren und damit kreatives Denken zu fördern (Friedman u. Förster, 2010). Außerdem zeigt die kognitive Kreativitätsforschung, dass eine Lockerung von Gedanken, ein Kontextwechsel, ein sogenanntes Out-of-the-Box-Denken, spontan und durch unbewusste Prozesse beflügelt, neue Lösungsimpulse produziert (de Dreu, Nijstad u. Baas, 2024). Uns fallen unter der Dusche oder beim Spaziergang plötzlich kreative Lösungen ein, die wir am Schreibtisch vermutlich nicht entwickelt hätten.

In dieser Übung geht der Klient zwischen verschiedenen »Lösungs«-Räumen hin und her, um neue Ideen zu entwickeln. Nehmen wir die positive Psychologie ernst, so ist der Erfolg dieser Methode auch von der Stimmung der Klient:innen abhängig. Bei sehr negativer Stimmung und einem Gefühl von großer Skepsis und Unsicherheit aufseiten der Klient:innen sollte davon abgesehen werden. Von therapeutischer Seite aus, sollte ein sicherer, spielerischer und fehlertoleranter Raum geschaffen werden.

Die Methode eignet sich auch für Produktentwickler:innen, die auf dem Schlauch stehen, für Künstler:innen und andere Kreativschaffende, die sich in einer Schaffenskrise befinden oder blockiert fühlen.

SCHRITTE:

1. ICHSYSTEM UND WILDE ZUGÄNGE. Der Klient legt sein Problemsystem in einer für ihn passenden Farbe an einer für ihn passenden Stelle im Raum. Und er legt fünf weitere Seilkreise für mögliche Zugänge zum Problem in spontan gewählten Farben in den Raum. Er soll spontan für den ersten einen Buchtitel, für den zweiten einen Filmtitel, für den dritten eine Landschaft, für den vierten ein Tier und den fünften »Joker« nennen. Das Ganze kann schnell und spontan passieren, damit eher unbewusste Prozesse in den Vordergrund rücken. Die Inhalte der Kreise sollten möglichst nichts mit dem Problem zu tun haben, also wenn beispielsweise ein Umzug in eine fremde Landschaft das Problem ist, sollte dieser Kontext gewechselt werden. So kann ein Kreis eine Sportart oder ein Kochrezept werden (statt Buchtitel, Filmtitel etc.). Es geht darum, wilde, mit dem Thema unverbundene Konstrukte anzubieten.

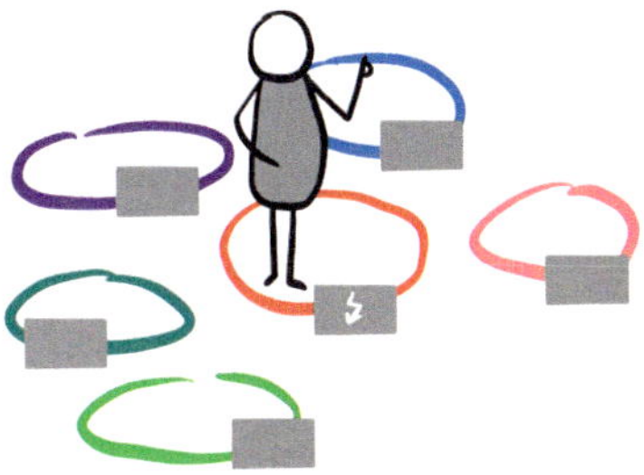

1. INSTRUKTIONEN: *Wählen Sie ein Seil für Ihr Problem – das ist Ihr Suchraum. Bitte machen Sie sich einmal klar, dass Sie nicht das Problem sind. Sie sind viel mehr! Heute aber befassen wir uns einmal mit Ihrem Anliegen und suchen gemeinsam nach Lösungen. Bitte stellen Sie sich einmal in den Suchraum und schildern mir kurz und knapp, um was es geht. Dann legen Sie bitte fünf weitere Seilkreise für mögliche Zugänge zum Problem in spontan gewählten Farben. Suchen Sie für alle Räume gute Plätze. Sie dürfen nun die Kreise benennen – stellen Sie sich abwechselnd in die Kreise und benennen sie schnell. Der erste ist ein Buchtitel, der zweite ein Filmtitel, der dritte eine Landschaft, der vierte ein Tier und der fünfte ist ein freundlicher Joker. Denken Sie nicht nach, lassen Sie uns zusammen spielen und Spaß haben!*

FRAGEN:
ABC-Impulsfragen
Wie geht es Ihnen nach diesem Spiel? Wo sind Sie gelandet?

2. SINNFREIES PLAPPERN. Der Klient wird ermuntert, sich in sein Problem zu stellen und zu berichten, wie es ihm geht. Körperempfindungen, Metaphern, Bilder sind für die Aktivierung unbewusster Prozesse geeignet. Dann stellt er sich in die unterschiedlichen Kreise und plappert munter drauf los, was man in diesem Film, Buch etc. so tut oder was das Tier tut oder was in der Landschaft zu sehen ist. Das sollte spielerisch in schnellem Wechsel passieren. Im Jokerkreis soll er berichten, welche Gedanken ihm gerade kommen. Er kann auch angeregt werden, ein Lied zu summen – wenn ihm das zu peinlich ist, kann er ermuntert werden, einen Witz zu erzählen oder eine Grimasse zu schneiden.

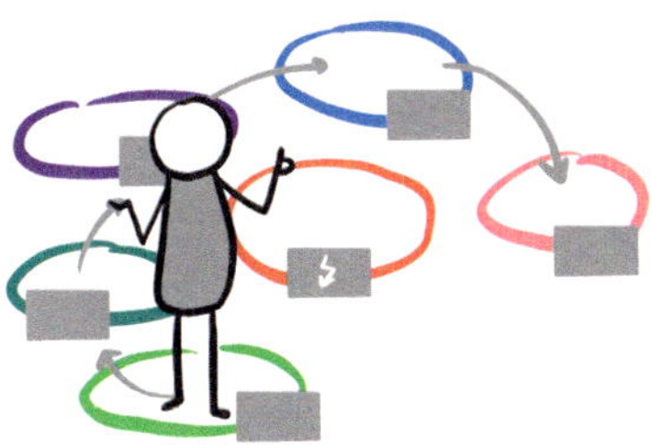

2. INSTRUKTIONEN: *Stellen Sie sich einmal in Ihren Suchraum. Machen Sie sich bitte klar, dass Sie noch viel mehr sind als Ihr Problem. Nur jetzt geht es einmal darum. Wie fühlt es sich an, was für Gedanken kommen Ihnen? Dann wechseln Sie bitte schnell nacheinander in die anderen Kreise und erzählen mir dann zügig und ungefiltert alles, was Ihnen zu dem Filmtitel etc. einfällt. Es muss gar nichts mit dem Problem zu tun haben, sondern plappern Sie doch einfach mal munter drauflos, was Sie mit dem Kreis verbinden: Erzählen Sie Bilder, Assoziationen, Anekdoten – alles ist erlaubt. Auf der Position des Jokers können Sie mir bitte einmal erzählen, was Ihnen so spontan in den Sinn kommt. Sie dürfen hier aber auch einmal etwas Verrücktes tun: Sie können eine Grimasse schneiden, ein Lied summen oder singen – lassen Sie mal Ihr Inneres Kind spielen!*

FRAGEN:
ABC-Impulsfragen

3. UNGEFRAGTE MEINUNGEN. Der Klient stellt sich zurück in seinen Suchkreis und formuliert von da aus, wie in einem Spiel, immer wieder die Frage an die jeweiligen Kreise: »Wie kannst du mir helfen?« Er wechselt dann von seinem Kreis in den nächsten Kreis und spricht aus der Perspektive der Rolle. Wenn das Problem beispielsweise Schlafstörungen sind, könnte der Landschaftskreis sagen: »Denk doch mal kurz vor dem Einschlafen an die schönste Landschaft, die dir einfällt« oder »Zirbenöl findest du doch so toll – wie wäre ein Zirbenkissen?« oder »Dein Leben ist eine viel zu schnelle Berg-und-Tal-Fahrt – fahr doch mal Fahrrad an einem Flussufer«. Und der Filmtitelkreis könnte sagen: »Ich würde den Fernseher eine halbe Stunde vorm Einschlafen ausschalten« oder »Dein Leben ist ein Musical – du musst jedoch noch tanzen lernen«. Der Klient wird ermuntert, auch völlig verrückte, schräge und impertinente, übergriffige Lösungen zu entwickeln. Der Therapeut sollte sich hier mit Bewertungen zurückhalten, das heißt, auch Ideen wie »Besauf dich sinnlos, dann wirst du schon schlafen« zulassen und nicht bewerten. Sollte gar nichts vom Klienten kommen, kann der Therapeut ein Märchenbuch nehmen und es irgendwo aufschlagen und die ersten zwei Zeilen vorlesen.

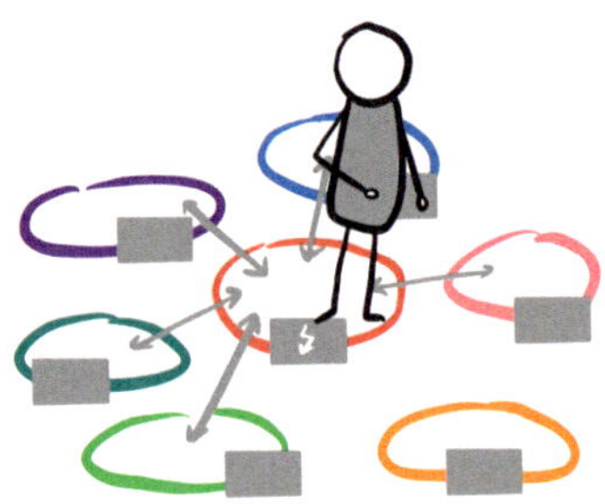

3. INSTRUKTIONEN: *Stellen Sie sich bitte zurück in Ihren Suchkreis und sprechen alle Außenkreise nacheinander, wie in einem Spiel, immer wieder an: »Wie kannst du mir helfen?« Dann wechseln Sie in den Kreis des Angesprochenen und sprechen von da aus in Richtung Suchkreis aus der Perspektive des Kreises. Sie können realistische, aber auch völlig verrückte, schräge, impertinente und übergriffige Lösungen anbieten.*

FRAGEN:

ABC-Impulsfragen

Wie geht es Ihnen nach diesem Spiel? Wo sind Sie gelandet?

4. AUF DEM BODEN ANGEKOMMEN. Der Klient sucht sich ein weiteres Seil für die Position des bodenständigen Bewerters. Seine Aufgabe ist es, einen milden, aber rationalen Blick auf alle Gedanken zu richten und die besten Impulse auszuwählen. Welche Impulse könnte er sich aufschreiben? Wo entstand, bei allem Spiel, die Idee einer Lösung? Falls Lösungen entstanden sind, kann der Therapeut dabei helfen, an Umsetzungen zu arbeiten: »Wann und unter welchen Umständen könnten Sie das umsetzen? Wen oder was bräuchten Sie dafür?«

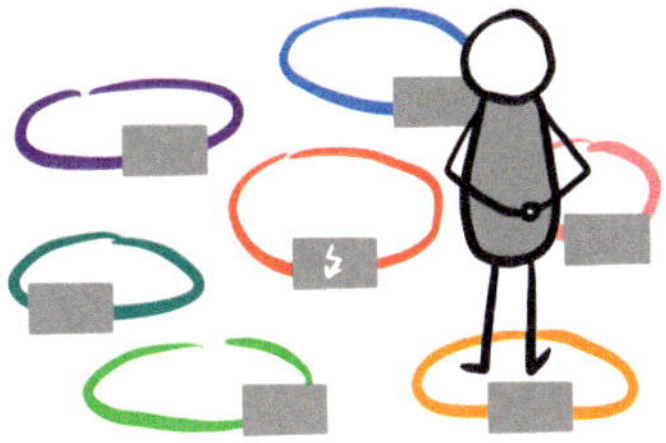

4. INSTRUKTIONEN: *Suchen Sie sich ein weiteres Seil für die Position des bodenständigen Bewerters/der bodenständigen Bewerterin. Seine oder ihre Aufgabe ist es, einen milden, aber rationalen Blick auf alle Gedanken zu richten und die besten Impulse auszuwählen. Welche Impulse können Sie hier mitnehmen? Wo entstand, bei allem Spiel, die Idee einer Lösung? Falls Lösungen entstanden sind: Wann und unter welchen Umständen könnten Sie das umsetzen? Wen oder was bräuchten Sie dafür?*

FRAGEN:

ABC-Impulsfragen

Aufmerksamkeitsfoki

Stabilität. Diese Übung ist eher für stabile Systeme gedacht, die nicht stark belastet erscheinen. Allerdings kann sie auch, mit einem weniger witzigen Framing, für Menschen genutzt werden, die sich in Krisen befinden. Dann könnte das »Plappern« in Schritt 2 eher »Brainstorming« genannt werden und man könnte die Metapher des »Spiels« weglassen. Hier ist allerdings, wie oben bereits beschrieben, eine vorgeschaltete Stabilisierung notwendig. Damit kreatives Denken stattfinden kann, braucht es ein Minimum an subjektiver Sicherheit.

Variationen

Hobbys. Die Kreise können auch anders benannt werden. Wenn der Klient viele Hobbys hat, können die Kreise die unterschiedlichen Hobbys bedeuten. Hier könnte gefragt werden, wie das Problem aus der Sicht des Hobbys gesehen werden könnte und welche Lösungen daraus entstehen. Um ein Beispiel zu geben: Jemand, der sehr viel Stress im Beruf hat, könnte aus der Perspektive des Ruderers Impulse entwickeln wie »Eskimorollen sind anregend, aber sehr viele sollte man davon nicht machen, weil sie auch anstrengend sind« oder aus der Perspektive des Hobbykochs: »Die Vorspeise ist gut gelungen, aber das Hauptgericht ist stark versalzen – nimm dir mehr Zeit für die wichtigen Aspekte des Lebens.«

ÜBUNG 32: Wanderung durch High- und Lowlands. Bilanzierung am Ende der Therapie

WANN: Hier handelt es sich um eine Bilanzierungsmethode. In der letzten Sitzung eines Coaching- oder Therapieprozesses kann die Beraterin spezifische Sitzungen noch einmal in Erinnerung rufen. Ziel ist die Aktivierung gelungener Schritte im Prozess. Falls es wichtige Aha-Momente gab, können diese verankert werden, damit sie nachhaltig, auch außerhalb des Coachingprozesses aktiviert werden können und verfügbar sind. In manchen Fällen kann auch das Zurückblicken auf unangenehme Erlebnisse die Selbstwirksamkeit stärken, indem dies den Blick auf Therapie entmystifizieren kann. Ein Lerneffekt könnte darin bestehen zu erkennen, dass »geglückte« oder als »erfolgreich« bewertete Prozesse durchaus schwierige Phasen haben können. Auch ein Beratungsprozess ist ein Auf und Ab und nicht alles war immer angenehm oder nützlich. Auch Therapeut:innen sind nicht perfekt und nicht jede Sitzung wird als gelungen empfunden. Die Übung kann allerdings auch reduziert werden und allein auf einzelne positive Aspekte fokussieren. Es kommt hier auf die eigene Einschätzung an, was nützlich für einen bestimmten Klienten sein könnte.

Die Übung spielt mit Theorien des Gehirns: In bestimmten Hirnregionen scheinen Bilder und positive Emotionen miteinander verlinkt zu sein, während in anderen sprachliche und analytische Codes und negative Emotionen zusammen gespeichert und verarbeitet werden (s. Wakslak, Trope, Liberman u. Alony, 2006). Daher werden hier negative Erlebnisse sprachlich bearbeitet, während mit positiven bildlich gearbeitet wird.

Aus systemischer Perspektive erscheint es mir wichtig, eventuelle Therapieerfolge auf den Klienten zu attribuieren: »*Sie* haben hier viel geleistet, es ist *Ihr* Verdienst, dass es Ihnen besser geht, *Sie* hatten an einigen Stellen so tolle Ideen, *Sie* haben Ressourcen und Talente und Stärken mitgebracht, die ich hier beobachten konnte.« Wir haben den Klienten nur begleitet, er hat gearbeitet. Er hat sich beraten und therapiert. Diese autopoietische Leistung sollte hervorgehoben werden. Dies kann Nachhaltigkeit sichern und uns für die Zukunft überflüssig machen. Zum Schluss kann ein gemeinsamer Ausblick stehen.

SCHRITTE:

1. REISE DURCH DIE BERATUNG. Der Klient wird eingeladen, ein Seil für sein jetziges Ich zu wählen und einen Kreis für sich an die Stelle im Raum zu legen, die sich wie das »Hier und Jetzt« anfühlt. Dann überlegt er, welche Sitzungen für ihn einen Unterschied gemacht haben, im positiven wie im negativen Sinne. Welche Sitzung hat zu einer positiven Wende, zu einem Schritt nach vorn geführt, hat einen wichtigen Impuls gegeben? Er legt für jede dieser Sitzungen ein Seil und markiert, falls es viele sind, mit Moderationskarten, welcher Kreis mit welcher Sitzung gemeint ist. Bei Zeitmangel kann man die Zahl der Kreise begrenzen, zum Beispiel auf drei positive und drei negative.

Dann stellt der Klient sich in seinen Ichkreis und beschreibt seine Befindlichkeit. Er bilanziert einmal spontan, wo er im Hier und Heute nach der gemeinsamen Zeit gelandet ist. ABC-Impulsfragen sind nützlich.

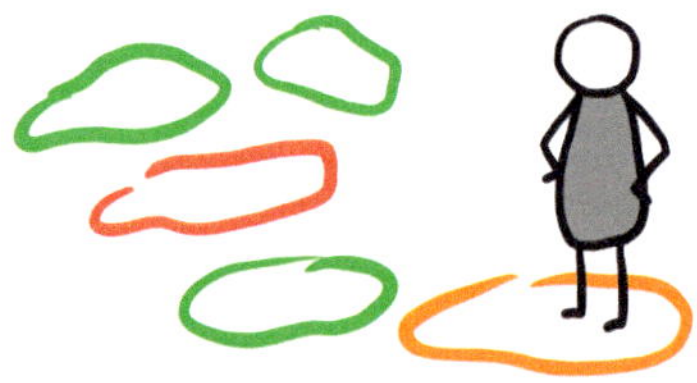

1. INSTRUKTIONEN: *Ich möchte Sie einladen, ein Seil für Ihr jetziges Ich zu wählen und einen Kreis für sich an der Stelle im Raum zu legen, der sich wie das »Hier und Jetzt« anfühlt. Dies ist Ihr Ichkreis. Zudem können wir uns heute zum Ende des Beratungsprozesses einmal an die Sitzungen erinnern, die für Sie einen signifikanten Unterschied gemacht haben, im positiven wie im negativen Sinne. Welche Sitzung hat zu einer positiven Wende geführt, hat einen Schritt nach vorn geführt, hat einen wichtigen Impuls gegeben? Welche war schwierig oder herausfordernd oder unangenehm? Legen Sie bitte für jede dieser Sitzungen einen Seilkreis, wobei die Form unterschiedlich sein kann. Stellen Sie sich dann in Ihren Ichkreis und erzählen mir doch einmal, wie es Ihnen geht.*

FRAGEN:

ABC-Impulsfragen

Wo sind Sie nach unserer gemeinsamen Zeit gelandet? Wo sind Sie jetzt?

2. REISE DURCH LOWLIGHTS (falls keine negativen Sitzungen erfragt wurden, kann direkt mit Schritt 3 fortgefahren werden). Der Klient stellt sich nacheinander in die negativ besetzten Kreise und spricht über die Erfahrungen und warum sie so schwierig beziehungsweise so unangenehm oder herausfordernd waren. Die Frage nach dem Guten im Schlechten könnte hilfreich sein: »Wozu könnte die Erfahrung wertvoll gewesen sein?« Es kann kurz zwischen »wichtig« und »angenehm« differenziert werden[26], in dem Sinne, dass Unangenehmes eine wichtige Erfahrung gewesen sein könnte. Eine

26 Siehe die motivationspsychologische Unterscheidung zwischen »fun« und »importance« (Bianco, Higgins u. Klem, 2003; Higgins, 2006).

Differenzierung der Gefühle, je nach Situation, könnte ebenfalls hilfreiche Impulse geben. Danach kann der Klient wieder auf seinen Ichkreis gehen und wiederum zusammenfassen, wie es ihm jetzt nach der ersten Runde geht.

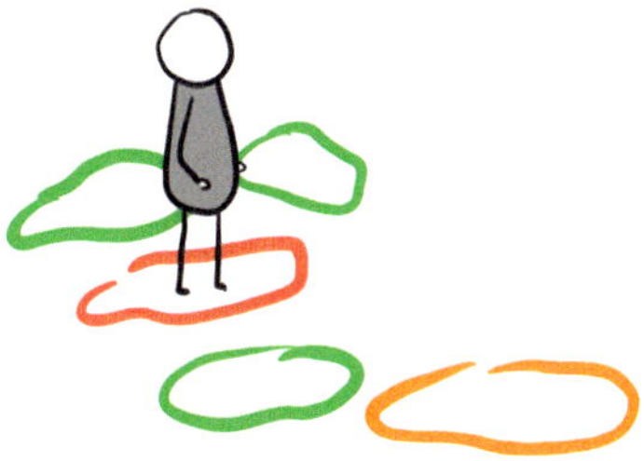

2. INSTRUKTIONEN (nur, wenn mit negativen Erfahrungen gearbeitet wird): *Nun schauen wir einmal auf die schwierigen Sitzungen und Situationen. Gehen Sie doch bitte einmal nacheinander in die Kreise, die für negative Erfahrungen stehen, und beschreiben Sie, wie es Ihnen ging. Und warum die Situation so unangenehm oder herausfordernd oder schwierig war. Danach gehen Sie bitte wieder in Ihren Ichkreis und schauen Sie einmal, wo Sie gelandet sind.*

FRAGEN:

ABC-Impulsfragen

Wozu könnte die Erfahrung wertvoll gewesen sein?

Nehmen wir einmal an, dass wir beide etwas daraus gelernt haben, was könnte das eventuell sein?

Ist die Situation für Sie im Nachhinein betrachtet rund oder sind da noch offene Fragen? Brauchen Sie noch etwas von mir?

3. REISE DURCH HIGHLIGHTS. Der Klient läuft nun die positiven Stationen nacheinander ab. Hier lohnen sich Nachfragen nach konkreten Details, um die positiven Impulse möglichst gut für die Zukunft zu verankern. »Welche Bilder entstehen? Wer oder was ist darauf zu sehen?« Sollte der Klient dafür empfänglich sein, können auch hypnosystemische Fragen nützlich sein: »Welcher Geruch entsteht da? Welche Geräusche sind da möglicherweise? Gibt es Geschmäcker? Welche Farben sind vor dem inneren Auge zu sehen? Wie hell ist es da? Kommen Gedanken oder Bilder an andere Menschen auf?« Etc. Vielleicht gibt es auch eine Stelle im Körper, die sich gerade gut anfühlt. Diese Stelle könnte ein Anker, eine Erinnerungsstütze für die Zukunft sein. Es kann auch eine Mikrobewegung entwickelt werden. Wenn sich zum Beispiel der Magen warm und gut anfühlt, kann der Klient ermuntert werden, darüber zu streichen und sich diese Bewegung als Ressourcenaktivierung zu merken. Ansonsten kann jedes Einfühlen in die Situation mit einem bildlichen Symbol abgeschlossen werden. Dazu kann der Klient ein Symbol auf eine Moderationskarte malen oder sich aus verfügbaren Kartensets eine Karte heraussuchen. Körperstelle, Symbol oder Mikrobewegung könnten »an Regentagen« als Erinnerungsstütze herausgeholt werden, um an wichtige Impulse zu erinnern. Zum Schluss geht der Klient wieder in den Ichkreis.

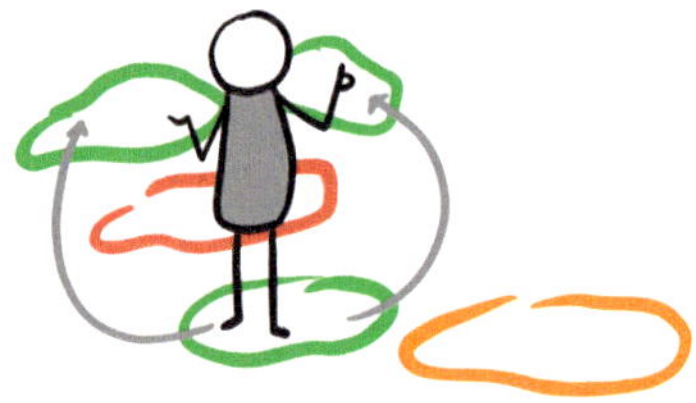

3. INSTRUKTIONEN: *Nun stellen Sie sich einmal nacheinander in die positiven Situationen. Welche Bilder entstehen? Bitte schildern Sie mir alles, was entsteht, ganz genau. Sie können dazu die Augen schließen. Wir können jedes Einleben, jede positive Erfahrung mit einem bildlichen Symbol abschließen. Welches Symbol passt auf das gute, positive Empfinden? Malen Sie doch einmal ein Zeichen auf eine Moderationskarte. Dies können Sie als Erinnerungsstütze nutzen, damit Sie an »Regentagen«, bzw. wenn die nächste Krise ins Haus steht, nicht vergessen, was hier passiert ist. Es soll ein Symbol sein, dass Sie in Ihre Stärke bringt. Zum Schluss gehen Sie bitte wieder auf den Ausgangspunkt.*

FRAGEN:

ABC-Impulsfragen

Welche Farben sind vor dem inneren Auge zu sehen? Wie hell ist es da? Wer oder was ist noch darauf zu sehen? Blenden Sie einmal in alle Ecken und Nischen.
Gesetzt den Fall, es gäbe eine Stelle im Körper, die sich gerade gut anfühlt: Welche wäre das? Wie können Sie das Gefühl in der Zukunft wieder hervorrufen?

4. BILANZ UND AUSBLICK. Auf einer Außenposition kann der Klient noch einmal zusammenfassen, was er erlebt hat. Der Berater kann mit ihm besprechen, welche Anker wie im Alltag gut platziert sind, sodass sie als Erinnerungen in zukünftigen Krisen verfügbar sind.

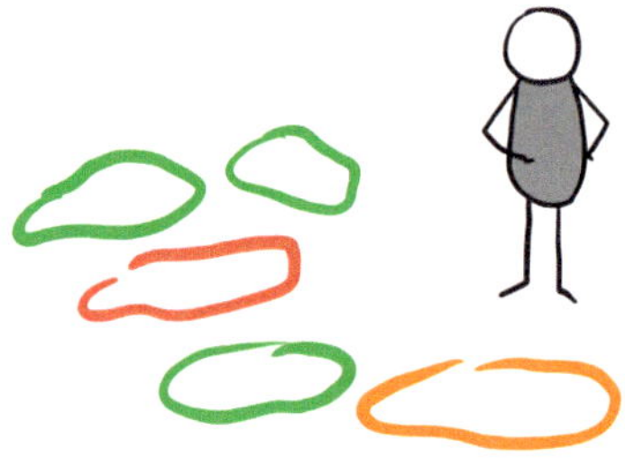

4. INSTRUKTIONEN: *Zum Schluss können Sie sich noch einmal eine Außenposition suchen. Fassen Sie doch einmal bitte von hier draußen zusammen, was Sie erlebt haben. Welche Anker können Sie im Alltag platzieren, sodass sie als Erinnerungen an »Regentagen« verfügbar sind? Zudem, wenn Sie Lust haben, können wir uns eine neue Frage überlegen, die Sie mitnehmen.*

FRAGEN:

ABC-Impulsfragen

Wo sind Sie jetzt, nach der Sitzung, gelandet?

Was steht jetzt an?

Welche Frage möchten Sie von mir zum Abschluss noch gestellt bekommen?

Aufmerksamkeitsfoki

Haltung. Meiner Meinung nach sollte Beratung auf Nachhaltigkeit bauen. Mein Anspruch ist es, Klient:innen so zu stärken, dass sie mich nicht mehr brauchen, auch in der Zukunft nicht. Aus diesem Grund mag ich Verankerungen, weil sie den Klienten idealerweise an die selbst entwickelten oder entdeckten Stärken oder an gute Ideen, die während des Prozesses entstanden sind, erinnern. Auf der anderen Seite fühle ich aber auch eine Verantwortung, die Tür für kommende Probleme offen zu halten. Schließlich besteht bereits eine Beziehung zwischen mir und den Klient:innen, an der wir schnell ansetzen können, wenn das alte Thema wieder auftaucht oder ein neues aufkommt. Es ist für mich die Kunst, beides zu vermitteln: »Ich hoffe, auf der einen Seite, dass Sie mich nie wieder brauchen, und auf der anderen Seite sind Sie herzlich willkommen, falls Sie mich brauchen.«

Variationen

Fokus auf positiven Lernerfahrungen. Die Übung beinhaltet in dieser Version auch den Rückblick auf negative Ereignisse. Es spricht nichts dagegen, sie zu kürzen und allein auf positive Lernerfahrungen zu fokussieren: Der Käse macht satter als die Löcher. Das, was da ist, die Ressourcen, sind nahrhafter als die Defizite. Vor allem, wenn Klient:innen ohnehin schon die Neigung haben, das halbleere statt das halbvolle Glas zu sehen, bietet es sich an, zum Schluss auf die nährenden Impulse zu blicken.

Timeline. Alternativ kann auch ein Zeitstrahl gelegt werden, wobei ein Seilende als Beginn der Beratung und eines als Ende der Beratung genutzt wird. Hier kann der Klient die Therapie von vorne bis hinten abwandern und positive (und negative) Eindrücke in chronologischer Reihenfolge schildern.

ÜBUNG 33: Selbstführungs-Sprünge. Wie grenze ich meine Arbeit von meinem Privatleben ab?

WANN: Wenn Arbeit und Privatleben zu verschmelzen scheinen. Eine Klientin berichtet, dass Arbeitsthemen in ihr Privatleben eindringen und sie darüber keine Kontrolle hat. Sie könne nicht abschalten, sie schleppe Sätze, Bilder, Themen, Probleme mit in ihren privaten Bereich. Ebenso kann es sein, dass Themen des Privatlebens zu sehr in den Berufsalltag dringen, sodass es schwierig wird, sich auf die Arbeit zu konzentrieren. Wünschenswert wäre hier, eine dichtere oder klarere Grenze zwischen Arbeit und Privatleben zu haben. Themen sind: »Ich nehme die Konflikte des Teams mit ins Bett«, »Die Probleme meiner Klient:innen wirken noch so lange nach«, »Ich kann nicht abschalten« oder »Soll ich den Kund:innen meine Handynummer geben?«.

In dieser Übung werden Seilgrenzen so verwendet, dass sie einen rituellen Einstieg in das und Ausstieg aus dem Privat- oder Arbeitsleben erlauben.

Ich mache die Übung selbst jeden Abend und jeden Morgen, um gut in den Tag und gut in den Abend zu kommen.

SCHRITTE:

1. TRAINING. Die Klientin legt einen Kreis für zwei Ichsysteme, das berufliche und das private. Sie wählt zur Unterscheidung zwei unterschiedliche Farben. Die Seile wird sie mit nach Hause nehmen, um dort ein Ritual durchzuführen: nach Dienstbeginn aus dem Privatkreis in den Arbeitskreis steigen und nach Dienstschluss aus dem Arbeitskreis in den Privatkreis. In der Coachingsitzung stellt sich die Klientin abwechselnd in die beiden Kreise und übt sich in Unterschiedsbildung auf allen möglichen Ebenen: ABC (Affect, Behavior and Cognition). Der Prozess darf lange dauern. Die Coachin kann ein Unterschiedsprotokoll führen – dabei sollte sie möglichst wortwörtlich wiedergeben, was sie gehört hat, statt eigene Worte zu verwenden. Sie sollte alles Geschriebene mit der Klientin abgleichen. Die Klientin darf im Sinne der Unterschiedsbildung Positionen einüben, gar Tänze, wenn das anschlussfähig ist, Bilder entwickeln, Melodien singen – alles ist okay, was ihr dient, um das Ritual schlüssig zu gestalten.

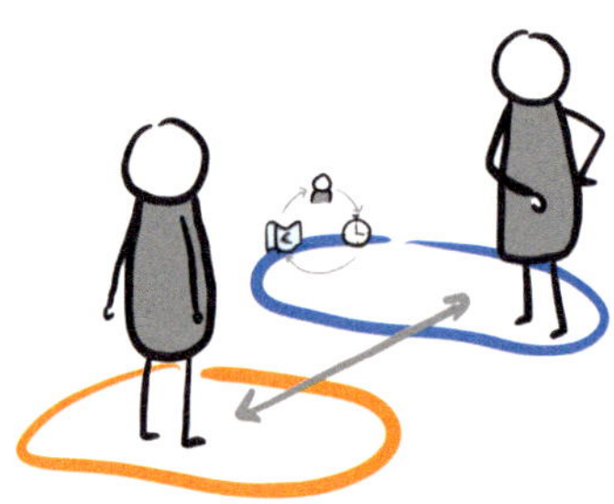

1. INSTRUKTIONEN: *Formen Sie bitte einen Kreis für Ihr Arbeits-Ich und einen für Ihr privates Ich. Wählen Sie dazu Farben, die Ihnen spontan aus dem Bauch heraus passend erscheinen. Stellen Sie sich bitte abwechselnd einmal in Ihre Systeme. Es geht darum, dass wir ein Ritual entwickeln, damit Sie leichter aus Ihrem Arbeits-Ich in Ihr Privat-Ich und zurück wechseln können. Dafür wäre es gut, wenn wir möglichst viele Unterschiede zwischen den beiden Kreisen entwickeln. Üben sie beim Wechseln der Kreise mental und gefühlsmäßig den Abschied vom einem System in das andere. Alles, was Sie denken oder fühlen, ist okay! Sie haben dazu Zeit! Und damit wir noch mehr Unterschiede herausbilden, dürfen Sie auch körperlich herumexperimentieren, welche Bewegungen, Körperhaltungen, Gesten in die jeweiligen Kreise gehören.*

FRAGEN:

ABC-Impulsfragen

Welche Bilder, Metaphern, Gefühle, Geschmäcker, Gerüche, Filme, entstehen in den einzelnen Kreisen? Welche Bewegungen oder Körperpositionen verbinden Sie damit?

2. UMSETZUNG IM ALLTAG. Die weiteren Phasen finden zwischen den Sitzungen, also im Alltag der Klientin statt. Die Klientin probiert das Ritual im Alltag aus. So steigt sie zum Beispiel zu Dienstbeginn im Arbeitskontext aus dem Privatkreis in den Arbeitskreis und am Ende vom Arbeitskreis in den Privatkreis. Sie probiert dabei alles, was der Unterschiedsbildung dient. Sie darf sich schütteln, abstreifen, massieren, einen Laut ausstoßen, mit den Händen durchs Gesicht wischen, als ob sie sich das Gesicht wäscht, ein Gebet oder Gedicht sprechen – alles geht. Sie darf in die jeweiligen Kreise gehen, springen, tanzen – alles geht. Es ist oft nützlich, dies im Geheimen zu tun, manchmal nützt aber auch eine Zeug:innenschaft. Manchmal finden Klient:innen sogar eine Ausweitung auf ein Teamritual nützlich, das heißt, sie zeigen ihr Ritual anderen oder führen es zum Beispiel als Team morgens und abends gemeinsam aus.

3. RÜCKKOPPLUNG. In der folgenden Coachingsitzung berichtet die Klientin, wie es ihr ergangen ist: Was geht gut, wo braucht sie Hilfe? Welche Symptome sind noch spürbar? Die Coachin kann nach dem Motto arbeiten: »Wenn etwas funktioniert, mach mehr desselben, wenn etwas nicht funktioniert, verfolge die Spur nicht weiter.« Sie kann Ideen einspeisen, wie Unterschiedsbildung gelingen könnte, im Sinne von: »Eine Klientin hat dies einmal versucht.« Das Wording ist wichtig. Tipps im Sinne von »Sie sollten mal« oder gar »Sie müssen« sollten vermieden werden, weil sie selten nützlich sind. Danach übt die Klientin wieder zu Hause.

Aufmerksamkeitsfoki

Prozessorientierung. Es ist wichtig, der Klientin alle Freiheiten zu lassen. Selbst wenn am Ende bei dem Ritual Seile keine Rolle mehr spielen sollten, ist das gut. Eine Methode ist schließlich vor allem dazu da, Anschlusskommunikation zu ermöglichen. Zudem sind diese Rituale sehr persönlich und dem soll Rechnung getragen werden. Wenn absolut keine Verbesserung der beschriebenen Symptomatiken eintreten sollte, kann die Arbeit auch abgebrochen werden. Allerdings habe ich es noch nie erlebt, dass überhaupt keine Impulse bei diesen Arbeiten entstanden sind.

Variationen

Abschiedsrituale. Die Methode kann durch alles Wissen um (systemische) Abschiedsrituale angereichert werden. Dafür ist eine systemische Weiterbildung hilfreich (z.B. Schmid, 2014).

Und wie geht deine Seileübung?

Mein Ziel war es, eine Reihe von praktischen Übungen vorzustellen, die in viele Therapie- und Coachingkontexte passen. Mit ihrer Hilfe können wir Inneres externalisieren, um es greifbar und begreifbar zu machen. Bei diesen Übungen ging es um Grenzen setzen, sortieren, priorisieren und, kurz gesagt, darum, Unterschiede zu bilden. Es war von Anfang an nicht meine Absicht, Übungen zu präsentieren, die im Sinne eines Manuals Zeile für Zeile abgearbeitet werden müssten. Im Gegenteil würde es mich freuen, wenn Sie dieses Buch dazu inspiriert hat, eigene Übungen zu konstruieren. Sie werden ja sowieso Fragen hinzufügen oder streichen, Sie werden unterschiedlich mit Zeiten umgehen, Sie werden Moderationskarten anders beschriften, als ich hier vorgeschlagen habe. Und ich könnte wetten, dass auch Ihre Klient:innen die Übung in irgendeiner Weise verändern.

Es hält Sie also nichts davon ab, für jede Klientin und für jeden Klienten eine eigene Übung zu kreieren. Sie werden sie vermutlich sowieso *zusammen* mit ihm oder ihr erschaffen, in einem co-kreativen Prozess. So wird aus der Praxis eine Werkstatt, aus dem Kleid von der Stange ein wertvoller Maßanzug, aus dem gepflügten Feld ein Traktor, den Sie Ihrer Kundschaft auf den Acker stellen, mit der Idee, dass sie das Feld gemeinsam bestellen können. Variieren Sie ruhig Werte-, Ressourcen- und Krisenkarten, kombinieren Sie sie, wenn das nützlich für den Prozess ist. Nehmen Sie statt Seilen Kabel, Perlenketten, Klebebänder oder Sprühsahne. Nutzen Sie Blumenvasen, Mülleimer, Kaffeetassen und Aktenordner für kleine Aufstellungen. In einem Beratungsprozess sagte mal ein Klient, sein Leben sei so fad, wo er doch selbst so viel Pfeffer im Hintern hätte. Da ich eine Pfeffermühle in der Küche der Praxis hatte, gab ich ihm die Mühle, damit er seinen Ichkreis aus Pfeffer streuen konnte. Eine andere Klientin mokierte sich über die Politik und wählte einen leeren Flaschenkasten als Objekt ihrer Aufstellung. Kreativität schafft Lösungen. Wir dürfen kreativ sein.

Allerdings arbeite ich nicht aleatorisch, also rein willkürlich, das heißt, Externalisierungen sind für mich selten zufällig. Sie entstehen vielmehr im Zuhören. Wir dürfen zuhören und aus den gebotenen Metaphern mit den Klient:innen Skulpturen bauen, die ihre Situation individuell darstellen. Ein kreativer Umgang mit den Anliegen der Menschen kann ihre eigene Problemlösungskompetenz fördern. Die entstehenden Bilder, Skulpturen oder Objekte können ein neuer Zugang zu alten Problemen sein.

Indikation, Kontraindikation

Die Frage nach Indikation und Kontraindikation beinhaltet die Frage danach, was richtig und was falsch ist. Als Systemiker halte ich diese Frage im Coaching- und Therapiekontext für wenig nützlich, da ich Systeme sowieso nicht kontrollieren oder instruieren kann – es gibt keine Sicherheit dafür, dass eine Intervention zu einer gewünschten Veränderung führt. Bei der Therapie, dem Coaching und der Supervision handelt es sich keinesfalls um lineare Prozesse, die eine Wenn-dann-Analyse zuließen. Beratung ist immer zirkulär. Ich kann therapeutischen Erfolg nicht herbeiführen.[27] Ich kann mich allerdings bemühen, einen sicheren Raum in der Therapie zu kreieren, in dem Impulse für Verbesserungen entstehen können. Was ein sicherer Raum und was eine Verbesserung ist, bestimmt wiederum vor allem das Klient:innensystem.

Allerdings würde ich sagen: Alle Methoden sollten aus einer systemischen Haltung durchgeführt werden, für deren Entwicklung häufig eine grundständige Ausbildung an einem SG- oder DGSF-zertifizierten Institut nötig ist. Diese Haltung beinhaltet die eingangs genannten Faktoren. Wenn die Übungen in einem systemischen Rahmen durchgeführt werden, halte ich sie für »safe enough to try«, das heißt, sie sind relativ sicher. Aus meiner Erfahrung führen sie häufig zu wichtigen Impulsen und neuen Ideen in Richtung Verbesserung der derzeitigen Situation.

Manchmal waren in meiner Praxis Seileübungen der Moment, in dem aus meiner therapeutischen Sicht ein großer Sprung eingeleitet wurde. Menschen berichteten mir, dass es ihnen danach deutlich besser ging. Sie kamen auf neue Ideen. Sie waren sortierter. Sie konnten sich besser abgrenzen, Nein sagen. Sie konnten besser für sich einstehen und hatten in diesen Bereichen mehr Handlungs- und Kommunikationsoptionen zur Verfügung. Mir fällt kein einziger Fall ein, in dem nichts passierte.

---

27 Zirkulär gedacht wüsste ich auch nicht, was ein therapeutischer Erfolg bedeuten sollte, denn ich müsste mich ja immer fragen: Für wen und für wen nicht? Eine angenehme Veränderung für den Klienten kann ja durchaus eine Katastrophe für seine Systeme bedeuten: Wenn ein Klient durch Übung XY mit mir Methoden des Neinsagens entwickelt – ist das dann ein Erfolg für das System zu Hause, wenn sie plötzlich die Arbeit im Haushalt verweigert? Wenn sich seine Frau deswegen von ihm trennt und sein Sohn die Scheidung nicht verkraftet? Ein therapeutischer Erfolg ist, wie alles, eine Sache der Perspektive.

Als schädigend für die Klient:innen habe ich die Übungen nicht erlebt, wohl manchmal als irritierend. Wobei ich leichte Verstörungen innerhalb einer Therapie oder eines Beratungsprozesses durchaus für wichtig erachte (s. Ludewig, 1992). Verstörungen sind Irritationen gewohnter Denkweisen und führen immer mal wieder zu Verunsicherungen. Verstörungen wirken sich vor allem dann günstig auf den Therapieverlauf aus, wenn sie relativ stabile Systeme betreffen. Bevor eine Methode zum Einsatz kommt, sollte eine Stabilisierung stattgefunden haben. Stabilisierungsphasen, in denen Joining, Informationssammlung, die Würdigung des Leids, die Rekonstruktion des Gesagten und die Systemerkundung stattfinden, können kurz sein. Ich schaffe das manchmal in 20 Minuten. Es kann aber auch mehrere Sitzungen erfordern.

Wie oben bereits besprochen sollten immer wieder Rückkopplungen erfolgen, nicht nur, wenn sich Unsicherheiten einstellen. Dies können Fragen sein wie »Wie geht es Ihnen mit der Sitzung?«, »Ist das noch zumutbar?«, »Sollen wir hier einmal eine Pause einlegen?« oder ähnliche. Mit anderen Worten ist Metakommunikation über den Prozess immer wieder erforderlich: »Wie geht es Ihnen mit mir?«, »Sind wir noch auf dem richtigen Weg?«, »War das hilfreich und wenn ja, was war daran wohl nützlich?« Auch dies ergibt sich aus einem Grundverständnis einer systemischen Haltung. Mit anderen Worten: Der Klient arbeitet aktiv mit daran, ob die Methode ein Erfolg wird.

Zu guter Letzt können die Methoden auch immer und zu jedem Zeitpunkt des Prozesses abgebrochen werden. Allerdings stellt sich dann die Frage für mich: Was ist besser daran, das Thema einfach nur zu besprechen? Was ist an einem Gespräch weniger »riskant«, wenn man schon die Frage nach Kontraindikationen in den Raum stellt? Und wenn man die Luhmann'sche Losung »Missverständnisse sind häufiger als Verstehen« einmal ernst nimmt? Auch über die sprachliche, digitale Kommunikation haben wir keine Kontrolle. Und dennoch wissen wir, dass Therapie, Coaching und Supervision für so viele Menschen hilfreich sind. Externalisierungen, wie sie in den Seileübungen umgesetzt werden, führen aus meiner Erfahrung heraus oftmals zu aktivierenden, katalysierenden, klärenden Impulsen. Und sie machen einfach Spaß!

Dank

Ich danke dem Schicksal dafür, dass ich nun, im neunten Jahr meiner Selbstständigkeit angekommen, ein so gutes Leben habe. Mein Leben war ein Auf und Ab und beides ist wichtig und inspirierend – jedoch hat das Erleben von Glück und Zufriedenheit durchaus Vorteile.

Ich danke meinen Klient:innen für die vielen co-kreativen Sitzungen, die ich gemeinsam mit ihnen erleben durfte. Sie haben maßgebliche Inspirationen für dieses Buch geleistet.

Am IF Weinheim, Institut für systemische Ausbildung und Entwicklung, konnte ich die Übungen hoch motivierten Fachkolleg:innen und den Teilnehmenden meiner Kurse und Ausbildungen zur Verfügung stellen. Sie haben die Diamanten geschliffen.

Meine Kolleg:innen am IF Weinheim haben zudem immer wieder kritisch und wohlwollend beobachtet, wie ich mich und meine Methoden entwickle. Sie unterstützen mich beim Herausbilden meiner Haltung, die mir Orientierung gibt als Therapeut, Coach, Supervisor und Organisations- und Teamentwickler.

Mein Dank geht an Hagen Böser, Angelika Pannen-Burchartz, Kristina Ehret, Anja Gierse, Bettina Grote, Dennis Haase, Conni Hennecke, Eva Kaiser-Nolden, Christopher Klütmann, Andreas Klink, Barbara Ollefs, Hans Lieb, Haja Molter, Martina Pestinger, Tom Pinkall, Ramona Prins, Stephan Theiling und Claudia Terrahé-Hecking.

Ich bin stolz, dass ich Teil eines großartigen Instituts, dem IF Weinheim, werden durfte. Als Gesellschafter kann ich mich auf eine exzellente Geschäftsstelle verlassen. So kann ich mich in dem sicheren Raum, den mir das IF Weinheim von allen Seiten gibt, immer wieder neu erfinden.

Ich danke Ulrike Rastin für das sorgfältige Lektorat und die kooperative Betreuung dieses Buchs und ebenso Sandra Englisch von Vandenhoeck & Ruprecht für die Verwirklichung des Projekts. Wiebke Lückert danke ich für die tollen Zeichnungen.

Besonders danke ich Dir, mein lieber Manfred. Als Mann, Partner, Freund, Co-Dozent, Kollege und Co-Direktor im Systemischen Institut für Positive Psychologie in Köln bist du mir genauso vertraut wie immer wieder eine Überraschung. Und letztendlich hast du irgendwann einmal gesagt: »Willst du wirklich bis zum Ende an der Uni bleiben? Mach doch einmal eine systemische Weiterbildung. Das passt zu dir!« Das war der Beginn eines schönen Lebens.

Literatur

Bateson, G. (1979/2014). Geist und Natur. Eine notwendige Einheit (10. Auflage). Frankfurt a.M.: Suhrkamp.

Bateson, Gregory (1972). Ökologie des Geistes. Frankfurt a.M.: Suhrkamp.

Bandura, A. (2013). Self-efficacy: The foundation of agency. In W. J. Perrig, A. Grob (Eds.), Control of human behavior, mental processes, and consciousness (pp. 16–30). New York: Psychology Press.

Beckmann, J., Heckhausen, H. (2018). Motivation durch Erwartung und Anreiz. In J. Heckhausen, H. Heckhausen (Hrsg.), Motivation und Handeln (5., überarb. u. erw. Auflage; S. 119–162). Berlin: Springer.

Bianco, A. T., Higgins, E. T., Klem, A. (2003). How »fun/importance« fit affects performance: Relating implicit theories to instructions. Personality and Social Psychology Bulletin, 29 (9), 1091–1103.

Brandler, R., Grinder, R. (1975). The structure of magic I: A book about language and therapy. Palo Alto, CA: Science and Behavior Book.

Brüggemann, H., Ehret, K., Klütmann, C. (2016). Systemische Beratung in fünf Gängen. Ein Leitfaden (6., überarb. Auflage). Göttingen: Vandenhoeck & Ruprecht.

Bucci, W. (2002). The referential process, consciousness, and the sense of self. Psychoanalytic Inquiry, 22, 766–793.

Bungay, S. (2022). The art of action. How leaders close the gaps between plans, actions, and results. London/Boston: Nicholas Brealey Publishing.

Carr, A. (1998). Michael White's narrative therapy. Contemporary Family Therapy, 20, 485–503.

Covey, S. R. (2020). The 7 habits of highly effective people. New York: Simon & Schuster.

Damasio, A. R. (2011). Selbst ist der Mensch. Körper, Geist und die Entstehung des menschlichen Bewusstseins. München: Siedler.

de Dreu, C. K., Nijstad, B. A., Baas, M. (2024). Human creativity: Functions, mechanisms, and social conditioning. In Advances in Experimental Social Psychology, Vol. 69 (pp. 203–262). Cambridge, MA: Academic Press.

de Shazer, S., Dolan, Y. (2024). Mehr als ein Wunder. Lösungsfokussierte Kurztherapie heute. Heidelberg: Carl-Auer.

Dilts, R. (2006). Die Veränderung von Glaubenssystemen. NLP-Glaubensarbeit. Paderborn: Junfermann.

Dilts, R. B.; Epstein, T., Dilts, R. W. (1994). Know-how für Träumer. Strategien der Kreativität, NLP & modelling, Struktur der Innovation. Paderborn: Junfermann.

Drucker, P. (1959; 2012). The practice of management. London: Routledge.

Foerster, H. von (1993). KybernEthik. Berlin: Merve.

Förster, J. (1993). Autofahrerinnen oder Autofahrer? Das generische Maskulinum primt männliche Stereotype. Unveröffentlichter Datensatz an der Universität Trier.

Förster, J. (2000). Psychologische Passung: Kompatibilität von Körperrückmeldung und Reizvalenz beeinflußt Motivation und Kognition. Habilitation im Fach Psychologie an der Universität Würzburg.

Förster, J. (2012). Unser Autopilot. Wie wir Wünsche verwirklichen und Ziele erreichen können – von der Motivationspsychologie lernen. München: DVA.

Förster, J. (2017). Der kleine Krisenkiller. 12 Wege, schwierige Lebenssituationen zu meistern. München: Pattloch.

Förster, J. (2018). Warum wir tun, was wir tun. Wie die Psychologie unseren Alltag bestimmt. München: Droemer.
Förster, J. (2020). Jens Förster – Systemisch relevant: II. Jens Förster erklärt die Ressourcenorientierung. https://www.youtube.com/watch?v=RTpxcFzOqCM
Förster, J. (2021). Lehrvideo zum systemischen Arbeiten. Systemisch relevant: III. Prozessgestaltung. Wie man Widersprüche im Coaching nutzt. https://www.youtube.com/watch?v=OS7czmltLdM
Förster, J. (2024a). Haltungsfragen. Tautologische Verstrickungen, ethische Turbulenzen und ein Gedankenexperiment: »Wie würde es klingen, wenn Klient*innen ein Recht auf eine systemische Haltung hätten?« Systhema, 2, 121–133.
Förster, J. (2024b). Systemisch relevant: VIII. Was wäre, wenn Patient:innen ein Recht auf systemische Haltung hätten? https://www.youtube.com/watch?v=ouC023cyPYw&t=399s
Förster, J. (2024c). Black-Box-Methoden. Mit systemischer Haltung therapieren, coachen und beraten, ohne das Problem zu kennen. Göttingen: Vandenhoeck & Ruprecht.
Förster, J., Dannenberg, L. (2010a). GLOMOsys: A systems account of global versus local processing. Psychological Inquiry, target article, 21, 175–197.
Förster, J., Dannenberg, L. (2010b). GLOMOsys: Specifications of a global model on processing styles. Psychological Inquiry, reply to the commentaries, 21, 257–269.
Förster, J., Denzler, M. (2006). Selbst-Regulation. In W. Bierhoff, D. Frey (Hrsg.), Handbuch der Psychologie, Band »Sozialpsychologie« (S. 128–132). Göttingen: Hogrefe.
Förster, J., Liberman, N. (2007). Knowledge activation. In E. T. Higgins, A. W. Kruglanski (Eds.), Social psychology: Handbook of basic principles (2nd ed.; pp. 201–231). New York: Guilford.
Förster, J., Marguc, J., Gillebaart, M. (2010). Novelty categorization theory. Social and Personality Psychology Compass, 4/9, 736–755.
Förster, J., Nußbaum, M. (2018). Körperweisheit trifft Vorurteil: Der Einsatz von Embodiment bei Trainings zu Empathie und fairer Personenbeurteilung. In M. Brohm-Brady, C. Peifer, J. Greve (Hrsg.), Wie Menschen wachsen. Positiv-Psychologische Entwicklung von Individuum, Organisation und Gesellschaft (S. 181–192). Pabst: Lengerich.
Förster, J., Nußbaum, M. (2022). Vorsicht, Diskriminierung! Sozialpsychologische Forschung zu unbewusstem Stereotypen-Priming und ihr Nutzen für die Familientherapie. Familiendynamik, 47, 124–132.
Förster, J., Nußbaum, M. (2025/in Vorb.). Ich, Du, meine Werte, Deine Werte – wie kann ich mich abgrenzen? Beziehungsarbeit mit Seilen in Therapie, Coaching und Supervision.
Förster, J., Strack, F. (1996). The influence of overt head movements on memory for valenced words: A case of conceptual-motor compatibility. Journal of Personality and Social Psychology, 71, 421–430.
Fredrickson, B. L. (2004). The broaden-and-build theory of positive emotions. Philosophical transactions of the royal society of London. Series B: Biological Sciences, 359 (1449), 1367–1377.
Friedman, R., Förster, J. (2000). The effects of approach and avoidance motor actions on the elements of creative insight. Journal of Personality and Social Psychology, 79, 477–492.
Friedman, R., Förster, J. (2005). Effects of motivational cues on perceptual asymmetry: Implications for creativity and analytical problem solving. Journal of Personality and Social Psychology, 88, 263–275.
Friedman, R., Förster, J. (2010). Implicit affective cues and attentional tuning: An integrative review. Psychological Bulletin, 136, 875–893.
Gollwitzer, P. M., Brandstätter, V. (1997). Implementation intentions and effective goal pursuit. Journal of Personality and Social Psychology, 73 (1), 186–199.
Hennecke, C. (2022). Quellen unserer systemischen Praxis: Ein Heft für Gesa Jürgens. Thermenheft Systhema, 3, 2022.
Higgins, E. T. (2006). How regulatory fit creates value. In D. de Cremer, M. Zeelenberg, J. K. Murnighan (Eds.), Social psychology and economics (S. 79–94). New York: Guilford.
Horx, M. (2024). Das Regnose-Prinzip. Willkommen im Futur 2 oder Wie man die Zukunft in sich selbst erkennt. https://www.horx.com/zukunftsforschung/das-regnose-prinzip/ (abgerufen am 19.11.2024).

Kashima, Y., Yamaguchi, S., Kim, U., Choi, S. C., Gelfand, M. J., Yuki, M. (1995). Culture, gender, and self: a perspective from individualism-collectivism research. Journal of Personality and Social Psychology, 69 (5), 925.
Keller, L., Bieleke, M., Gollwitzer, P. M. (2023). Mindset-Theorie der Handlungsphasen und Wenn-Dann-Pläne. In Sozialpsychologie: Von der Theorie zur Anwendung (S. 23–39). Cham: Springer International Publishing.
Kriz, J., Schlippe, A. von (1996). Das »Auftragskarussell«. Eine Möglichkeit der Selbstsupervision in der systemischen Therapie und Beratung. System Familie, 9 (3), 106–110.
Lakoff, G., Johnson, M. (1980/2008). Metaphors we live by. Chicago: University of Chicago Press.
Lee, J. A. (1973). The colors of love: An exploration of the ways of loving. Ontario: New Press.
Lee, J. A. (1977). A typology of styles of loving. Personality and Social Psychology Bulletin, 3 (2), 173–182.
Lewin, K. (1951). Field theory in social science: Selected theoretical papers. Ed. D. Cartwright. New York: Harper & Row.
Liberman, N., Trope, Y. (1998). The role of feasibility and desirability considerations in near and distant future decisions: A test of temporal construal theory. Journal of Personality and social psychology, 75 (1), 5–18.
Locke, E. A., Latham, G. P. (2002). Building a practically useful theory of goal setting and task motivation: A 35-year odyssey. American Psychologist, 57 (9), 705–717.
Loftus, G. R., Loftus, E. F. (2018). Human memory: The processing of information. London: Routledge.
Loth, W. (2007). Endlich anfangen. PiD – Psychotherapie im Dialog, 8 (02), 148–152.
Ludewig, K. (1992). Systemische Therapie. Grundlagen klinischer Theorie und Praxis. Stuttgart: Klett-Cotta.
Luhmann, N. (1984). Soziale Systeme. Grundriß einer allgemeinen Theorie. Frankfurt a. M.: Suhrkamp.
Luhmann, N., Luhmann, N. (1981). Die Unwahrscheinlichkeit der Kommunikation. Soziologische Aufklärung 3: Soziales System, Gesellschaft, Organisation, 25–34.
Marguc, J., Van Kleef, G. A., Förster, J. (2015). Welcome interferences: Dealing with obstacles promotes creative thought in goal pursuit. Creativity and Innovation Management, 24 (2), 207–216.
Minuchin, S. (1997). Familie und Familientherapie. Theorie und Praxis struktureller Familientherapie (10. Auflage). Freiburg: Lambertus.
Natho, F. (2013). Gespräche mit dem inneren Schweinehund. Arbeit mit Tierfiguren in systemischer Beratung und Therapie. Göttingen: Vandenhoeck & Ruprecht.
Natho, F., Pohl, S. (2020). Lebenslinien und andere Arbeiten mit Seilen in Beratung, Gruppenarbeit und Pädagogik. Halberstadt: Congress Edition.
Norcross, J. C., Lambert, M. J. (2018). Psychotherapy relationships that work III. Psychotherapy – Theory, Research & Practice, 55 (4), 303–315.
Oettingen, G., Mayer, D., Timur Sevincer, A., Stephens, E. J., Pak, H., Hagenah, M. (2009). Mental contrasting and goal commitment: The mediating role of energization. Personality and Social Psychology Bulletin, 35 (5), 608–622.
Pisarsky, B. C. (2000). Die Mailänder Schule. Systemische Therapie von der paradoxen Intervention zum epigenetischen Ansatz. Göttingen: Vandenhoeck & Ruprecht.
Reddemann, L. (2021). Die Welt als unsicherer Ort. Psychotherapeutisches Handeln in Krisenzeiten. Stuttgart: Klett-Cotta.
Ryan, R. M., Deci, E. L. (2000). Intrinsic and extrinsic motivations: Classic definitions and new directions«. Contemporary Educational Psychology, 25 (1), S. 54–67.
Rogers, C. (1942/1972). Die nicht-direktive Beratung. Kindler: München.
Satir, V., Banmen, J., Gerber, J. (1995). Das Satir-Modell: Familientherapie und ihre Erweiterung. Paderborn: Junfermann.
Sedikides, C., Spencer, S. J. (Eds.) (2011). The self. New York: Psychology Press.
Satir, V. (2019). Selbstwert und Kommunikation: Familientherapie für Berater und zur Selbsthilfe (24. Auflage). Stuttgart: Klett-Cotta.
Schlippe, A. von, Schweitzer, J. (2012). Lehrbuch der systemischen Therapie und Beratung I. Das Grundlagenwissen. Göttingen: Vandenhoeck & Ruprecht.

Schmid, U. (2014). Abschiedsrituale. In S. Kränzle, U. Schmid, C. Seeger (Hrsg.), Palliative Care: Handbuch für Pflege und Begleitung (S. 395–402). Berlin, Heidelberg: SpringerMedizin.
Stahl, S. (2015). Das Kind in dir muss Heimat finden. Der Schlüssel zur Lösung (fast) aller Probleme. München: Kailash.
Storch, M., Krause, F., Weber, J. (2022). Selbstmanagement–ressourcenorientiert: Theoretische Grundlagen und Trainingsmanual für die Arbeit mit dem Zürcher Ressourcen Modell (ZRM®). Göttingen: Hogrefe.
Sparrer, I. (2006). Systemische Strukturaufstellungen. Theorie und Praxis. Heidelberg: Carl-Auer.
Tversky, A., Kahneman, D. (1974). Judgment under Uncertainty: Heuristics and Biases: Biases in judgments reveal some heuristics of thinking under uncertainty. Science, 185 (4157), 1124–1131.
Van Gennep, A. (1909/2005). Übergangsriten (les rites de passage). Frankfurt a.M./New York: Campus.
Varga von Kibéd, M., Sparrer, I. (2000). Ganz im Gegenteil – Die Lösung liegt im Problem. Strukturaufstellungen in Therapie und Beratung. Heidelberg: Carl-Auer.
Wakslak, C. J., Trope, Y., Liberman, N., Alony, R. (2006). Seeing the forest when entry is unlikely: probability and the mental representation of events. Journal of Experimental Psychology: General, 135 (4), 641–653.
Watzlawick, P., Beavin, J., Jackson, D. (2016). Menschliche Kommunikation: Formen, Störungen, Paradoxien. Göttingen: Hogrefe.
White, M. (2011). Narrative practice: Continuing the conversations. New York: WW Norton & Company.
White, M. (2024). Maps of narrative practice. New York: WW Norton & Company.
White, M., Epston, D., Balkenhol, M. (1990). Die Zähmung der Monster. Heidelberg: Carl-Auer.

Das **DOWNLOADMATERIAL** finden Sie im Verlagswebshop beim Buchtitel.

Passwort: mSe133aAtxuy